神 经 症

Neuroses

（第 2 版）

许又新 著

北京大学医学出版社

SHENJINGZHENG

图书在版编目（CIP）数据

神经症/许又新著. —2 版. —北京：北京大学医学出版社，2008.6（2025.3 重印）

ISBN 978-7-81071-642-0

Ⅰ. 神… Ⅱ. 许… Ⅲ. 神经官能症—诊疗 Ⅳ. R749.7

中国版本图书馆 CIP 数据核字（2007）第 197053 号

神经症（第 2 版）

许又新 著

出版发行：北京大学医学出版社

地　　址：（100191）北京市海淀区学院路 38 号　北京大学医学部院内

电　　话：发行部 010-82802230；图书邮购 010-82802495

网　　址：http://www.pumpress.com.cn

E - mail：booksale@bjmu.edu.cn

印　　刷：北京信彩瑞禾印刷厂

经　　销：新华书店

责任编辑：冯智勇　　**责任校对**：金彤文　　**责任印制**：罗德刚

开　　本：880 mm×1230 mm　1/32　　**印张**：11.25　　**字数**：318 千字

版　　次：2008 年 6 月第 2 版　2025 年 3 月第 10 次印刷

书　　号：ISBN 978-7-81071-642-0

定　　价：35.00 元

代前言：神经症与路径依赖

美国精神病学会于1980年出版的《精神障碍诊断统计手册》第3版（DSM-Ⅲ）取消了神经症（Neurosis）这个术语和概念。说得更详细一些，在类别命名上，不再使用神经症这个术语，在分类方法上，不再使用神经症这个概念。这一做法已逐渐为英语精神病学出版物所接受，尽管《国际疾病分类（第10版）》（ICD-10，1992）还是保留了神经症（性障碍）作为第五章F4标题的一部分。

我国医生（包括精神科和非精神科的）迄今仍普遍使用神经症这个术语和概念。

本文企图从历史的角度考察神经症这一术语和概念。

众所周知，Neuroses一语是英国医生W. Cullen（1769）首先创制的，但神经系统疾病这个概念（Cullen的神经症就是这个意思）却早在T. Willis（1622—1675）和T. Sydenham（1629—1689）的著作中就已经十分明确。可见，神经症概念已有三百多年的历史了，那时是神经说对四种体液说的胜利。

对当代医学影响最大最深的是19世纪有关神经症的历史发展路径。

精神科医生不难从书刊中发现，作为精神障碍的神经症之各种临床类型都是19世纪确立并加以描述的。可简述如下：

P. Briquet《论歇斯底里之临床与治疗》（1859），被Psychiatric Dictionary（R. J. Campbell，1989）称为“关于歇斯底里的一部纪念碑式的著作”。J. M. Charcot（1885）用暗示催眠治愈外伤后出现的瘫痪，从而不仅证实了那种瘫痪是歇斯底里性的，并有效地消除了它。J. Breuer和S. Freud（1893）发表的《歇斯底里之研究》，提出了有关的理论。以上是歇斯底里在19世纪的三件大事。同样古老的名词疑病症（hypochondria）也在19世纪被视为一种神经症。

B. A. Morel（1861）所创强迫症（obsession）一词，迄今仍在沿用。C. Westphal（1871）创“场所恐惧症”（agoraphobia）一语，从此各种形式的恐惧症迅速为医生们所认识。

G. M. Beard（1869）在《波士顿内外科杂志》上发表论神经衰弱（neurasthenia）的文章，1880 年发表神经衰弱的专著。从此，这个病名也就为医生们普遍使用。

S. Frcud（1894）发表论文，确认把焦虑神经症（anxiety neurosis）从神经衰弱里划分出来是有正当理由的。从此，焦虑症得到了公认。

L. Dugas（1898）创人格解体（depersonalization）一语，也成为精神病理学上公认的术语和概念。

上述名单鲜明地反映了精神病学中神经症概念在 19 世纪的重大发展。但也引起了疑问：作为精神障碍的神经症迄今没有公认的、令人满意的定义，它的边界也不清楚。

如果认为，像某些人所说，其所以抛弃神经症这个术语和概念，只是由于精神病学界缺乏公认定义的缘故，那就把问题过于简单化了，也是缺乏历史眼光的肤浅之见。精神分裂症也没有公认的令人满意的定义，它的边界也不清楚，为什么不抛弃它呢？至少，从临床医学的历史分科来看，我们容易看出，精神分裂症属于精神病学的“内政”，而神经症却涉及“国际”问题，不是精神科一家说了算的。

神经症概念的历史，在 19 世纪走着两条不同的路径。一条已如前述，是临床精神病学的发展，是精神病理学或精神症状学的发展。另一条路径是神经病理解剖（尤其是显微镜和切片染色技术的发展）和神经病学的发展，即，神经症从“神经系统疾病”发展成为“神经系统无器质性病变的功能性疾病”。显然，精神症状并不是神经科和内科医生专业的重点所在，他们所特别关注的是躯体症状。这样一来，神经功能障碍便一分为二：有精神症状的神经功能障碍；没有精神症状的神经功能障碍，后一概念的神经症长期一直在神经科和内科医生的头脑中占据重要地位，如植物神经功能紊乱、胃神经症等。

还有一个情况必须特别加以关注，这就是从19世纪中叶起，所谓心因性学说对整个医学的影响逐渐增长。既然心理因素致病一事是精神科医生的专长，内科和神经科医生遇到用解剖生理学难以解释的躯体症状病人时把他们往精神科转诊，便是合理而自然的事了。这在专业教学分工上也是如此，如20世纪初出版的神经病学教科书（R. Brain的神经病学就是一例）在书末尾还有关于斜颈和职业性痉挛等神经症的专章，后来，神经症就从神经病学教科书里消失了。其实，很多功能性躯体症状病人究竟有什么心因，心因究竟起多大作用，以及如何治疗这些病人，精神科医生也很头痛。尽管头痛，精神科却不能不管。DSM-Ⅲ创造出“躯体形式障碍”这一术语，虽然有点儿不伦不类，却绝非只是精神科（分类和命名上）的尴尬。

道格拉斯·诺斯（1993年诺贝尔经济学奖得主）的“路径依赖”理论（大意说，一个国家或地区的经济制度“依赖”于它过去走过的“路径”）不仅适用于经济制度，也适用于包括教科文在内的广阔领域。

按严格的心身二元论说，如果“躯体形式障碍”没有精神症状，它就不能放在精神障碍的分类系统里；如果“躯体形式障碍”有其特征性的（即足以构成精神障碍一个特殊类别的）精神症状，那么，以“躯体形式障碍”命名，恐怕只能乱人耳目。

分类是理论观点的体现。因此，出路在于克服心身二元的医学观。否则，分类形式和命名变来变去，并不解决根本问题。

下面举神经衰弱作为例子。

“神经衰弱”一词是美国人的发明，也曾在美国大出风头（曾被称为“美国病”），可也是美国人对它“不认账”最为著名。有趣的是，在DSM-Ⅳ里，已判死刑的神经衰弱又放了出来，说可以把它归到“未分化的躯体形式障碍”里。

1988年，美国疾病控制和预防中心宣布辨认出了一种新的临床形式，名叫“慢性疲劳综合征”（chronic fatigue syndrome），其特征是令人什么也干不了的疲劳、注意和睡眠障碍等等。从此，美国专业人员和公众都把眼球投向了这个“时髦病”。据专门研究，在美国成人中，约有 25%的人有过持续至少 2 周的疲劳，疲劳持续一年及一年以上者在基层卫生机构的病人中占 24%（见 Kaplan and Sadock. Synopsis of Psychiatry. eighth edition. 1997：650）。这不是神经衰弱借尸还魂又是什么？可见，随意抹杀历史的人难免自打耳光。

总之，神经症今天的尴尬处境是 19 世纪这个概念的两条不同发展路径的延续。神经症是精神障碍吗？答曰：是的，但也不完全是。神经症是躯体障碍吗？答曰：是的，但也不完全是。现在医生们关于神经症观点的混乱，根源在于心身二元的医学观，这种医学观是从 19 世纪开始凸现出来的，也是根深蒂固的。生物学研究与心理社会研究唱对台戏只不过是又一种表现形式。据 N. C. Andreasen 所言（见其所著 Brave New Brain. Oxford University Press，2001：338），近几十年来，精神病学摆向生物学一极已经有些过分了。这和 20 世纪前半叶精神分析风靡欧美形式完全一样，只是内容不同。

（原载《中国心理卫生杂志》2006 年第 3 期第 198—199 页）

目　录

第一章　神经症概念的简史

- Thomas Willis（1622—1675）著书专门捍卫歇斯底里和疑病症的神经起源学说，反对以体液改变为病源的盖仑学说
- Thomas Sydenham（1624—1689）进行临床总结："所有慢性疾病中，歇斯底里是最常见的。各种热病占所有慢性疾病的2/3，而歇斯底里这一种病就占了其余的一半。"
- 1769年苏格兰医生 William Cullen 首先提出"神经症"（neuroses）这个名词。Cullen 的神经症概念泛指"神经系统的一般性疾病"，包括今天器质性的和非器质性的神经系统疾病，还包括一些后来证实不属于神经系统的病
- 19世纪，随着病理解剖学的发展，神经症这个概念用来指神经系统的功能性疾病。因而出现了"植物神经症"这样的概念
- 19世纪末至20世纪初，神经症的心理成因逐渐流行。逐渐趋向于将神经症归于一种"精神障碍"
- 然而，神经功能障碍不仅见于精神障碍，还可见于器质性病变出现前后，更多见于心理生理障碍（其心理活动本身并不构成精神障碍）
- 精神障碍中哪些属于神经症，至今没有公认的描述性定义

第一节 神经症是神经系统的疾病

神经症（neuroses）这个术语是苏格兰医生 William Cullen（1710—1790）在 1769 年首先提出来的。现代生物医学中关于神经系统病的概念实际上可以追溯到 17 世纪。这并不奇怪。其他疾病概念的历史也常有类似的情况。举一个例子。精神分裂症这个术语是 1911 年瑞士医生 E. Bleuler 创造的，但是，连 Bleuler 本人也承认，精神分裂症的概念，应当归功于 E. Kraepelin，他称其为早发性痴呆，而那是 19 世纪末发展形成起来的。要说明的一点是，上文所说的现代生物医学，系与盖伦医学相对而言的，它建立在生理学的观察和实验基础之上，尤其是尸体解剖发现与临床相二者之间的联系，并且偏好归纳法和还原主义的思想方法。

Cullen 在他的著作《疾病分类学概要》（Synopsis Nosologia. vol. Ⅳ. p. 182，转引自 Lopez-Pinero JM. 1983。本书关于 20 世纪以前的历史主要引自此书）中写道："从 Willis 起，英国医生一直把某些疾病归成一类，称为神经疾病。"实际上，对于 Cullen 来说，神经症只不过是神经疾病的别名或简称。可见，Willis 是 Cullen 神经症概念的先驱。

Thomas Willis（1622—1675）是 17 世纪后半叶欧洲医学的主要代表人物之一。他的"全集"（Opera Omnia）共六卷，其中四卷讨论神经系统的解剖生理和疾病。Willis 还专门撰写了一本书，捍卫歇斯底里和疑病症的神经起源学说，反对以体液改变为病源的盖伦学说。

Willis 已经充分认识到，神经系统的功能直接涉及人的感觉和运动，而神经系统的病变导致头痛、嗜睡、昏睡、失眠、眩晕、卒中发作、瘫痪、谵妄、忧郁和躁狂等。

与 Willis 同时代的 Thomas Sydenham（1624—1689）也是神经疾病这一概念的先驱。他写道："在所有慢性疾病中，歇斯底里是最常见的。各种热病占所有慢性疾病的 2/3，而歇斯底里这一种病就占了其余的一半。”他强调了歇斯底里临床相的多变性：见于女性者是狭义的歇斯底里，而见于男性则是疑病症。Sydenham 明确指出，歇斯底里是一种神经系统的疾病。

认为歇斯底里和疑病症是神经系统的病，这在 17 世纪是一种新观点。在此以前，人们普遍相信传统的盖伦学说，认为歇斯底里是子宫里腐败的液体发出的一种气体所致，而疑病症是来源于黑胆汁的一种气体所致，这种黑胆汁是脾、肝和胃等肋缘下的（placed in the hypochondria）器官淤积的血液腐败而成。

欧洲文艺复兴时期已经试图辨认出某种单一的东西作为多种体液的最高调节者。随着生理学的发展，这个单一的最高调节者被确认为是神经系统。从 Willis 到 Cullen，人们相信，神经疾病乃是单一的最高调节者的病。在此以前，人们认为，某种功能障碍总是某一器官的局部病变所致。神经疾病是整个身体的最高调节者的病，它是全身性的或一般性的病，而不是任何局部器官的病。

Cullen 是 18 世纪末叶英国最有名的医生之一。他先后在格拉斯哥和爱丁堡大学担任教授长达 40 年之久。他的著作通过翻译广泛流传于欧洲大陆许多国家，影响很大。

Cullen 关于疾病性质的观点既是解剖学的同时又是生理学的。这一点，今天进行历史回顾时在医生中间颇引起了混乱。本章以后将对此加以阐明。

Cullen 对以后的影响主要是他关于神经症的观点。

在当时的所谓神经的病理学（neural pathology）里，神经力（vis nervosa）、易激惹性（irritability）和张力（tone）是几个很重要的概念。Cullen 吸取了他的前辈们发展的这些很有解释力的概念。当时的有关神经的学说带有明显的活力论（vitalism），这在解剖知识不足的情况下应该说是有积极意义的。例如，力的供应不足导致张力缺乏（atonia），过分则导致痉挛（spasm），而这两个极端成了神经系统两种基本的病理状态。

Cullen 特别重视全身性疾病与局部疾病的区别。全身性疾病包括他的分类系统中的三大类：第一类，热病（pyrexias）；第二类，神经症（neuroses）；第三类，耗竭病（caquexiae）。而局部疾病只有一类，就是第四类，局部病（locales）。

Cullen 关于神经症的定义是，“没有发热和没有局部病变的感觉和运动的病”，是“神经系统的一般性的病”。

Cullen 将神经症分成四个“目”（orders）。按当时流行的做法，这些目又进一步分成“属”（genera）和“种”（species）。这四个“目”是：

1. 昏迷病（comata）：包括卒中、瘫痪和各种意识丧失状态。

2. 动力减退病（adynamiae）：包括晕厥、消化不良、疑病症等。

3. 痉挛病（spasmi）：包括手足搐搦、癫痫、心悸、支气管哮喘、百日咳、腹泻、糖尿病、狂犬病、歇斯底里等。

4. 精神失常病（vesaniae）：包括心神丧失（amentia）、忧郁病（melancholiae）、躁狂病（maniae）、昏睡病等。

用今天通用的术语来说，Cullen 的神经症既包括神经系统有病理形态学改变的病，也包括没有病理形态学改变的神经疾病；既包括各种精神病（psychoses），也包括不属于精神病的较轻的精神障碍。当然，它还包括了一些现在不属于神经病学和精神病学领域的病，例如糖尿病。但这一部分历史的错误对后来神经症概念的发展史没有起什么作用。

德国学者 G. E. Stahl（1660—1734）相信，有些精神疾病没有任何躯体（包括神经系统在内）病变作为基础，它们是纯粹精神上的或心灵的病。就这一点而言，Cullen 的观点跟 Stahl 的观点是对立的。因此，在医学史上，Cullen 被称为器质性学派（Organicist），而 Stahl 被称为功能性学派（functionalist）。显然，这跟今天的器质性与功能性之分是含义不同的，值得注意，否则就会导致混乱。

就歇斯底里和疑病症而言，以盖伦为代表的传统医学认为，它们是局部器官（子宫或肋缘下的器官）的病，而 Cullen 认为，它们不是神经系统以外任何局部器官的病，而是神经系统或全身性的病。这就使以后的学者把 Cullen 视为神经系统功能性障碍这个概念的先驱。其实，在 Cullen 那个时代，微观神经病理学（microscopic neuropathology）还没有发展，今天的关于神经系统器质性病和功能性病的对立还不存在。据 K. Menninger（1963），首先使用功能性（functional）这个术语的是 Phillipe Pinel，当时是在 19 世纪初。而据 W. Riese（1959），首先使用功能性这个术语的是 Littré 和 Robin，当时是在 1855 年，那就更晚了。

Cullen 的功绩主要在于，他提出了神经症的概念，在理论上把神经症明确地区别于神经系统以外的器官的病。至于神经系统器质性病与功能性病的明确区分，则是 19 世纪医学的成就。

第二节　功能性疾病和器质性疾病

在 19 世纪的医学里，病理解剖学占据着统治地位。医生们普遍相信，疾病总是有细胞结构的病理变化作为基础的，即使当时没有发现，将来迟早也会发现的。

尽管如此，病理生理学还是平行地有一定的发展，只是在许多医生的理论思考中没有什么地位罢了。

首先值得一提的是法国人 F. J. V. Broussais（1772—1838）的《生理学的医学》。由于当时的知识有限，这部著作中有不少猜测性的论断。但是，Broussais 对病理解剖学唯我独尊的批评，现在看来仍然是相当有道理的。他所提出的“刺激”（irritation）概念对医学思想的发展产生了深远的影响。例如，他认为肠胃炎是很多全身性疾病的原发性病灶，这种原发性病灶造成神经系统异常的“刺激”，从而导致各式各样的症状。Broussais 认为，在解剖病变和临床症状之间必须插入生理学的解释。这种关于功能性概念的理解，对神经症概念的发展产生了重大的影响。例如，19 世纪 Louis C. Roche（1790—1895）的疾病分类几乎完全是病理解剖学的，但有两类病却明显受了 Broussais 的影响：刺激病（irritations）和衰弱病（asthenias）。在六种刺激病里，有一种叫做神经刺激病或神经症（nervous irritation or neurosis）。与此对立的衰弱病则被视为“体液的流量少于自然状态，以致易激惹性降低”所引起的病。这里，我们看到了兴奋和抑制这两个现代生理学概念的萌芽。

有趣的是，“神经症”一词源于英国且首先广泛流传于英国，在后来相当长时期的英国医学文献里却几乎消失不见了。1844 年出版的《医学词典》（A Dictionary of Practical Medicine，3 vols.，by J. Copland）以及 1880—1895 年陆续出版的《军医署图书索引目录》（Index-Catalogue of the Library of the Surgeon-General's Office）的第一套里都没有神经症这个词。这种现象显然跟病理解剖学占绝对优势和神经症概念不断缩小且不稳定密切相关。神经症在英国文献里重新出现是在这个概念的所谓心理学化（psychologization）时期。

神经症这个名词似乎不走运了，神经症的概念却以别的多种形式出现而引起医生们的注意和争论。最重要的有两个：脊髓刺激（spinal irritation），反射功能性神经疾病（reflex functional nervous diseases）。下面依次加以讨论。

Benjamin Travers 在 1824 年提出体质性刺激（constitutional irritation）的概念。他认为，这是全身性症状的一种发病机制，通过神经系统而起作用。它可以说明，为什么很小的局部病变能够引起全身性的症状。十年以后，这个概念发展了，许多神经性症状都用这一机制加以说明。Travers 的观点显然来源于 Broussais 以及 Charles Bell 的神经生理学说。

1821 年，外科医生 R. F. Players 发表了一篇专著《对脊髓神经的刺激》（On irritation of the spinal nerves），提示某些神经痛（neuralgias）和神经症可以是颈椎压迫脊髓所致。他对脊髓究竟发生了什么变化存而不论，只是笼统地称为脊髓病，但他断言不是炎症。

1828 年，C. Brown 发表了一本与 Players 的著作同名的书。Brown 认为，脊柱旁边肌肉的痉挛性收缩引起脊椎移位以致压迫了脊神经。

Travers、Players 和 Brown 这三个人的观点和著作是彼此独立的，并非谁受了谁的影响。显然，这些著作体现了同一医学思想的发展趋势，这就是，神经受刺激可以引起症状。

脊髓刺激逐渐被公认为处于歇斯底里和神经痛这两种病的中间过渡地位。因此，在当时的许多教科书里（Axenfeld 1863；Hammond，1871；Erb，1875；Erichsen，1875；Rosenthal，1878）都有中间神经症（intermediate neurosis）的讨论。这跟神经衰弱概念的提出和流传是有密切联系的（请参阅“神经衰弱”一章）。

用反射机制解释瘫痪和其他神经本身的功能是很早就有的理论。将反射学说加以充分发展而应用于解释多种不同疾病的症状，英国人 Robert Whytt（1714—1766）是一位先驱。他虽比 Cullen 小 4 岁，却是 Cullen 在爱丁堡教授职位的前任。和 Cullen 一样，Whytt 也是神经疾病这个概念的积极鼓吹者。Whytt 的一个重要贡献，是他描述了内脏疾病引起的神经功能紊乱，他称此为“感应性”（sympathetic）病。

破坏脊髓灰白质可以使士的宁（strychnine）引起的肌肉收缩不出现。这个实验使人们以为反射作用只局限于脊髓。从此，许多全身性症状都被视为反射机制引起的功能障碍。爱尔兰医生 R. J. Graves 的著作《有关医学实践的临床讲座》（第 2 版，1848）（Clinical Lectures on the Practice of Medicine，second edition，1848）也许是 19 世纪前半叶欧洲使用最广泛的一本教科书，尤其是它的法文译本。在这本书里，Graves 把反射的致病机制一般化了。19 世纪 40 年代，这个学说的影响达到了顶峰，医生们采用各种手术治疗神经疾病，包括拔牙、子宫摘除，甚至肾摘除，为的是去掉引起反射症状的假想的病灶。由于滥施手术，并且效果远非理想，许多医生开始怀疑反射学说的正确性。M. H. Romberg 的教科书的修订清楚地反映了这一转变。在 1840 年的第一版里，Romberg 把瘫痪和其他多种神经症状分为三类，即肠、肾、子宫通过反射机制所致。到 1857 年的第 3 版，这方面的讨论完全变了：一部分症状归于歇斯底里，一部分症状归于感染所致的神经疾病，而反射机制的致病作用完全删掉了。但是，反射机制的各种改头换面的形式所致的功能性神经疾病的说法，一直到 20 世纪仍然常见于医学文献，在通俗书刊上那就更不用说了。

还有一个概念：血管运动和营养性神经症（vasomotor and trophic neurosis），也必须在这里提一下，因为它在神经症概念的发展史中占有重要地位。这个概念在19世纪初第一次出现于德国医生的著作中。有关植物神经的知识的发展和这个概念的形成有密切的关系。肢端发绀症（acrocyanosis）、血管神经性水肿（angioneurotic edema）、硬皮病（scleroderma）、偏头痛（migraine）、心绞痛（angina pectoris）、Basedow病等，都曾经在一个时期里被视为血管运动和营养性神经症。如果神经症意味着神经系统的功能性障碍，把找不到病理形态学变化的各种植物神经功能障碍看做一种神经症（所谓植物神经症），那当然是合理的。但是，从上面列举的病名可以看出，医学史已经一再表明植物神经症是一个容易导致误解的和弊多于利的概念。随着各种心理学学说对神经症概念的冲击，从19世纪末到20世纪初，神经症的含义又一次发生了深刻的改变。尽管一直到现在仍然有些医生在采用植物神经症之类的诊断，这恐怕只能视为一种历史的遗迹，大多数精神病学家已经无法接受了。

第三节 神经症是一种精神障碍

在19世纪，临床神经病学有很大的发展。这跟神经病理学（包括显微镜、切片和染色等技术）的进步分不开。神经系统各式各样的器质性疾病陆续从神经症里区分了出去，Cullen的神经症的范围日益缩小。神经症的概念随之发生了改变：从神经系统的疾病变成了神经系统的功能性疾病。

另一方面，随着精神病学的发展，神经症又增添了不少新的相当确定的病态形式。1861年Morel首先使用强迫症（obsession）一词。1871年，C. Westphal创造“场所恐惧”（agoraphobia）一词，标志着各种恐惧症命名的开端。1894年，S. Freud将焦虑症视为一种神经症。一直到现在，这三者仍然是公认的神经症。

法国人Jean-Martin Charcot（1825—1893）关于歇斯底里的

研究对神经症理论的发展起了巨大的推动作用。他用催眠暗示能够在病人身上制造和消除歇斯底里症状，引起了医学界的震动。1885年，Charcot证实了某些外伤后瘫痪病例具有歇斯底里性质，用催眠暗示消除了症状，瘫痪病人一下子变得像正常人一样活动自如了。

Charcot关于歇斯底里的研究成果并不限于歇斯底里本身，它使医生们看到了心理因素对人体的戏剧性作用，从而拉开了心理因素致病这一现代研究的序幕。1894年，德国人Robert Sommer首次将“心因性”（psychogenie）一语引入精神病学，可以看做这一研究领域蓬勃发展的标志。

功能性和心因性是两个完全不同的概念，下面分别加以简短的讨论。

功能性系相对于器质性而言，但是，器质性疾病照例同时伴有功能性障碍。实际上，功能性疾病只不过是一个否定的概念，即没有病理形态改变的疾病。由于临床各科都要跟功能性疾病打交道，功能性疾病作为分类系统里的一个类别显然跟传统临床分科很不相适应。

器质性与功能性之分不是病因学的。因此，在遵循病因学分类原则的系统里，功能性疾病不能构成一个疾病实体，也找不到一个确定的位置。

呼吸道急性感染引起高热以致意识障碍但不久以痊愈告终，这是器质性的呢？还是功能性的呢？就呼吸道而言，这无疑是器质性的，而就神经系统而言，却完全可以是功能性的。一次急性酒精中毒或一次末梢血循环衰竭发作（休克），不论就身体还是神经而言，从形态学病理改变看来都是功能性的。在本章第二节里，我们看到了刺激、衰弱和反射机制这些概念对神经功能障碍这一概念造成模糊不清和混乱的可能性。

即使从临床实践的角度看来，神经功能障碍至少包括以下四种大不相同的情况：

1. 器质性病变消失后的功能障碍　例如，外眼病变消失后长期残留的眨眼皮症状，支气管炎症消失后残留的干咳症状，膀胱炎症消失后残留的尿急、尿频症状等，都可以用痕迹反应解释，也都可以说是神经功能性的。

2. 不少器质性疾病的早期只有功能障碍而没有任何器质性病变 例如，高血压病的早期只有血管舒张收缩的调节障碍，血液和血管本身都没有器质性病变。20 世纪 50 年代前苏联学者把高血压病的第一期称为神经症期，意思是说，此期只有神经对血管运动调节的功能性障碍。也许，消化性溃疡病的溃疡病变前期也可以这样说。其他类似的情况恐怕还不少。

3. 心理生理障碍 失眠、头痛、食欲不振等生理功能障碍可以不伴有任何器质性病变，它们的出现和消失，恶化和减轻，和人的心理状态有密切的关系，这叫做心理生理障碍。许多内科医生把心理生理障碍跟神经症混为一谈，是不正确的。心理生理障碍病人的心理活动本身并不构成一种精神科病，而神经症则是举世公认的一种精神科病。

4. 非器质性精神障碍 这里包括精神分裂症、情感性障碍、反应性精神障碍等，也包括神经症。

顺便在此提一下名词的翻译。新中国成立后，由于前苏联医学思想的影响，neurosis 长期一直被译成神经官能症。应该说，这是一个错误的译名。从文字上说，neurosis 并没有“官能”的含义。nephrosis（肾病）能译成“肾官能症”吗？从历史上说，Cullen 的 neurosis 泛指神经系统疾病，并不限于功能性障碍。从现状来说，《国际疾病分类（第 9 版）》（ICD-9，1978）明确指出，神经症是一种精神障碍，根本不提它是神经功能障碍。正因为如此，1984 年中华医学会神经精神科分会制订的分类系统里已经正式定名为神经症，不用神经官能症这一错误的译名了。

从 19 世纪末起，神经症是一种心因性障碍的说法开始广泛流传。遗憾的是，围绕这个问题，人们理论上的分歧很大。什么叫做心因性，不同学派的说法极不一致，几乎没有共同语言。这对临床经验总结和学术交流是十分不利的。

神经症是心理的原因所致，这种说法有一强有力的对立面，其历史比现代心因学说要古老得多，这就是体质人格学说。事实上，遭受精神上的打击而发病的只是神经症病人中的一部分，甚至只是一小部分，如果我们只考虑异乎寻常的重大打击的话。在差不多的生活经历和生活处境下的人们中，少数人患神经症而大多数人却不患此病，单纯强调心理致病因素是无法解释的。

由于迄今在理论上无法取得一致，为了实践的需要，我们只能满足于用公认的临床事实对神经症下定义。神经症是一种没有任何可证实的器质性病变基础的精神障碍，这就是目前公认的说法，但显然是一个不完全的定义。没有器质性病变基础的精神障碍是各种各样的，其中有一些（例如躁狂症）毫无疑问不是神经症。那么，神经症区别于其他非器质性精神障碍的特征是什么？对此迄今还没有公认的和令人满意的答案。与此相联系，抛弃神经症这个术语和概念的思潮近年来颇为流行。1980年美国精神病学会出版的分类和诊断标准——《诊断统计手册·第3版》，简称DSM-Ⅲ——已经取消了神经症这个类别，只是为了照顾习惯，在某些类别的名称后面附上了神经症一类的字眼放在括弧里。

然而，神经症毕竟是一个有重大实践和理论意义的术语和概念。弃而不用诚然省事，但绝不是个好办法。本书的下一章将试图解决这个问题。

第二章　神经症的描述性定义

- 描述的重要性
- D. O. Hebb 的描述要点：①不愉快的；②情绪状态；③广泛性；④持久的；⑤只见于人口中的少数；⑥没有明显的神经病变作为起源
- H. M. van Praag 带有病因学观点的定义：①病人无法解决的慢性冲突处境；②病人具有人格弱点可以解释为什么冲突处境不能解决；③可以从心理发育过程中追溯出病人人格弱点的由来；④存在明显的精神病理症状
- ICD-9的定义：没有涉及不同神经症的共同阳性特征
- 歇斯底里不是神经症
- 本书描述性神经症的定义：①意识的心理冲突；②精神痛苦；③持久性；④心理功能和社会功能受损；⑤没有器质性病变作为基础

第一节　描述的重要性

让我们先看 W. James 讲述的一段小故事：

几年前，我和一群露营的人住在山上，我独自漫步回来，发现大家正在热烈地进行一场形而上学的争论。争论的主题是一只松鼠——一只活松鼠假定它攀着一棵树干的一面，而又想象有一个人站在树干的另一面。这人绕着树干跑想看那松鼠，但是不论他跑得多么快，那松鼠总是用同样的速度跑到反面去，松鼠和那人中间总是隔着一棵树，一点也没有让他看到。最后，产生这样一个形而上学的问题：这个人是否绕着松鼠走？人的确绕着树走，而松鼠是在树上，但人是绕着松鼠跑的吗？在野地里，有的是空闲时间，争论来，争论去，再也没有什么好说的了。大家各袒一方，并且都很固执。两边人数相等。我一出现，他们都争取我，来取得多数。记得经院哲学家的箴言说，一旦遇到矛盾，一定要找出差别来。我当时立即寻找，就找到了这样一个差别。我说："哪一边对，要看你们所谓'绕着'松鼠跑的实际意义是什么。要是你们的意思是说从松鼠的北面到东面，再到南面和西面，然后再回到北面，那么这个人显然是绕着它跑的，因为这个人确实相继占据了这些方位。相反的，要是你的意思是说先在松鼠的前面，再到它的右面，再到它的后面，再到它的左面，然后回到前面，那么这个人显然并没有绕着这个松鼠跑，因为，由于松鼠也相对活动，它的肚子总是朝着这个人，背朝着外面。确定了这个差别后，就没有什么可争辩的了。你们两边都又对又不对，就看你们对'绕着跑'这个动词实际上是怎么理解的。"（引自威廉·詹姆士．实用主义．陈羽纶，孙瑞禾译．商务印书馆，1983：25）。

这个小故事很有启发性。"绕着跑"是一个简单的日常用语，争论的双方谁也没有想到它竟有两个完全不同的描述性定义，而双方争论不休，问题就发生在这里。

精神病学里的概念都是很复杂的，由于缺乏公认的描述性定义，过去的许多争论往往争不出结果来。问题的严重性还不限于此。

疾病的描述性定义决定它们的诊断标准。我们甚至可以说，一套诊断标准就是一个描述性定义。例如，诊断某病必须符合A、B、C、D四条。我们便可以这样下定义：某病是具有A、B、C、D四个特点的病。

由于不同研究者心目中神经症的描述性定义不同，他们搜集的资料，如患病率、人口学资料、人格特性、家族史、疗效、预后等实际上缺乏可比性。如果某位综述或专著作者以为文献中作者们研究的神经症是同一个东西，那就很容易得出错误的或互相矛盾的结论。

因此，研究者必须使自己心目中的描述性定义明确化，并且把它变成文字写进研究报告或论文里去，这样才会使读者知道你研究的究竟是个什么东西，也才有可能跟别的研究进行比较，也才能对你的结论进行评价。光说你研究的是神经症，那是不行的，因为神经症可以有大不相同的描述性定义或诊断标准。换句话说，人们研究的神经症很可能不是同一件事，甚至可以彼此相去很远。

历史的经验教训使今天的精神病学家聪明了一些。许多过去长期争论不休的问题近几十年很少提到了。并不是这些问题没有价值，也不是这些问题都已经解决，而是人们一旦看清楚了描述性定义的重要性，发现不同研究者的描述性定义很不一致，自然就感到要做的实际工作还很多，离事实的描述和数据较远的理论问题便退居到了次要地位。

幸运的是，我们已经认识到神经症的描述性定义是有关研究的出发点和基础。同时，描述性定义必然随着研究的深入而发展。只有这样，神经症的一些重要理论问题如病因和病理机制才有可能解决。

第二节　历史与现状

D. O. Hebb（1947）关于神经症的描述性定义也许是最早的了。再往前追，作者们的定义几乎都不是严格描述性的。即使有所描述，也跟病因和病理机制的推断混杂在一起而难以分开。

Hebb 写道：“神经症实际上是一种不愉快的情绪状态，这种情绪是广泛性的和持久的，它只见之于人口中的少数，没有明显的神经病变作为起源。”Hebb 认为，这个定义包含六个缺一不可的要素，去掉任何一个，定义就会失之太宽。Hebb 解释如下：

“不愉快的”意味着不好的评价；否则，异乎寻常地喜欢体育运动就成为神经症性的了。

“情绪状态”意味着它直接涉及情绪活动；否则，懒惰就成为神经症性的了。

“广泛性的”意味着表现为多种形式，而不只是对某个单一刺激物的反应；否则，讨厌猫就成为神经症性的了。

“持久的”意味着一定程度上是慢性的，尤其是在特定刺激停止作用以后仍持续存在；否则，短暂的易激惹或抑郁都成为神经症性的了。

“只见之于人口中的少数”意味着统计学上是异常的；否则，在情绪上装得作古正经就成为神经症性的了。

“没有明显的神经病变作为起源”意味着不是其他某种疾病或损伤所致；否则，大脑疾病所致的情绪改变就成为神经症性的了。

Hebb的定义强调了不愉快的情绪，这是自19世纪以来许多精神病学家临床经验的概括和总结，也是可以为今天精神科医生接受的。其毛病在于，“不愉快的情绪状态”太笼统了，包含的范围过于广泛。举例说，它把公认不属于神经症的内源性抑郁（可持续一两年甚至更长时间）也包括了进去，Hebb的定义未引起临床学家的重视和采纳，这是重要原因之一。

H. M. van Praag（1976）关于神经症的定义包括以下四条：

1. 确实存在某种慢性冲突处境，且病人本人无法解决。

2. 病人人格中确实有某些弱点，这些弱点可以解释冲突处境为什么不能解决。

3. 有可能从病人的心理发育过程中追溯出人格弱点的由来。

4. 存在明显的精神病理症状（例如恐惧症、强迫现象、焦虑），且病人认识到这些症状是病态的；或者，这些症状被病人体验为苦恼，但症状却是病人人格的组成部分。

Praag的上述定义强调了症状的冲突性质，病人对症状有自知力或者因症状而感到苦恼，这些都是可以接受的。但是，这个定义在很大程度上不是描述性的，它相当明确地表达了作者本人的病因学观点，即神经症是冲突处境作用于有弱点的人格的产物。

《国际疾病分类》第9版（ICD-9，1978）力图对精神障碍的每一类别进行描述。下面就来考察一下ICD-9关于神经症的定义：

“神经症是没有任何可证实的器质性基础的精神障碍，病人对病有相当的自知力，并且现实检验能力没有损害，这表现在病人通常不把病态主观体验和幻想跟外在现实混淆起来。行为可以大受影响，但通常仍保持在社会所能接受的限度之内，人格也没有瓦解。主要表现有过分焦虑、歇斯底里症状、恐惧症、强迫症状和抑郁”。

这个定义可以分解为六条：

1. 没有任何可证实的器质性基础。

2. 有自知力。

3. 现实检验能力没有损害。

4. 行为保持在社会所能接受的限度之内。

5. 人格没有瓦解。

6. 有精神障碍，主要表现为过分焦虑、歇斯底里症状、恐惧症、强迫症和抑郁。

不难看出，上述前五条都是阴性的，完全不涉及神经症的阳性特征。实际上，没有神经症的正常人都符合这五个条件。第6条是唯一的阳性描述，然而很遗憾，它只是列举了神经症常见的几种类型的症状，没有对不同类型神经症共同的临床特征作出概括，也就是没有描述神经症这种精神障碍究竟有什么阳性特征。

按传统，歇斯底里被视为一种神经症。但是上述Praag的定义和ICD-9的定义都不适用于歇斯底里，因为歇斯底里的典型精神障碍，不论是身份障碍还是遗忘症，都既无自知力也没有什么苦恼，且不能为社会所接受的行为常见。

ICD-10（1992）在“引言”里明确指出，神经症与精神病（psychosis）的二分法已废弃不用。这种二分法确实弊病很大，废弃不用是合理的。但ICD-10连神经症这个术语也废弃不用，却难免使人有因噎废食之感。在这个分类的F4里保留了“神经症性障碍”（neurotic disorders）作为类别和诊断术语，实际上等于保留了神经症这个概念。神经症和神经症性障碍有什么实质性的区别呢？这可以说明迄今为止，要抛弃神经症这个概念是不成功的和实际上行不通的。

还是世界卫生组织精神卫生处组织的一次专家会议（见 Current State of Diagnosis and Classification in the Mental Health Field，WHO/MNH/81，1981：25）说得好："大家都同意，尽管神经症这个术语没有一致同意的意义，保留它还是重要的。在各式各样的精神科障碍和躯体障碍中可以辨认出神经症性障碍的许多症状，但是，在神经症里，这些症状具有相对稳定的模式，其稳定的程度足以把神经症在分类中列为一个临床实体。"

ICD-10（1992）虽然有神经症性障碍这一分类和诊断术语，却干脆回避了给这个概念作出描述性定义的难题。

这么长的时期，这么多的精神病学家，弄来弄去，却始终未能对神经症这一概念作出差强人意的描述性定义，究竟是什么缘故呢？

显然，症结就发生在歇斯底里上面。简而言之，从临床和描述的角度看，歇斯底里跟所有其他神经症都大不相同。

F. Fish（见 M. Hamilton，1978）在谈到神经症和精神病这两个概念的价值时指出，歇斯底里者常常没有自知力，生活于幻想之中，不能区分主观体验与外在现实等。因此，Fish 认为，神经症与精神病之分不适用于歇斯底里。

文献里常常提到歇斯底里性精神病（hysterical psychosis）。V. Siomopoulos（1971）对此作过症状学的分析。总之，歇斯底里可以有不同于神经症的各种精神病性症状。ICD-9采用了歇斯底里性精神病这一诊断类别，把它归在其他非器质性精神病这一较大的类别里，编码为 298.8。把歇斯底里分别归到神经症和精神病两个不同的类别，这足以说明，歇斯底里可以具有不同于其他神经症的特殊之处。

第三节　歇斯底里不是神经症

歇斯底里一语至少有以下 10 种不同的含义或用法：

1. 转换症状　转换（conversion）是 S. Freud 的一种理论构

想，用以说明歇斯底里躯体症状发生的机制。本书作者不同意Freud的这种理论，但确认他描述了歇斯底里症状的一个特征。转换症状的描述性定义如下：某一生活事件或生活处境引起了病人一定的情绪反应，通常是明显的，看上去是强烈的，接着，出现某种躯体功能障碍（例如瘫痪、失明、失聪等），而躯体症状一出现，情绪反应便消失，并且病人往往不能回忆发生过的情绪，甚至连引起情绪反应的生活事件也不能回忆，这样的躯体功能障碍便叫做转换症状。转换症状的关键在于，先有情绪，后有躯体症状，且躯体症状一出现，情绪便消失。这和心理生理障碍根本不同，例如，我因某事而大怒，接着我就完全不想吃饭（食欲和消化功能障碍），可是，在不想吃饭的同时我仍然在生气，情绪不愉快并不消失。这是心理生理障碍而不是转换症状。

2. 与解剖生理学不仅不符合，并且明显地有直接相矛盾的躯体症状　例如，病人躺在床上双下肢活动自如，神经系统检查无任何阳性体征，但病人不能站立和行走；手套形或袜形感觉缺失，界线分明。

3. 可以用暗示引起和用暗示消除的症状，或者，一位成人有很高的暗示性　顺便在此一提，单纯或主要根据暗示性高而诊断歇斯底里是危险的，近几十年来，国内已经发生过多起这种诊断方法造成的严重医疗事故。

4. 法国学者描述的对身体症状漠不关心或泰然处之的态度(la belle indifférence)　病人对表面上很严重的身体症状（如双下肢完全瘫痪）满不在乎，不主动求治，不主动提及，即使是病人力所能及的事也不主动配合医生的治疗，甚至拒绝尝试（例如拒绝医生、护士扶抱病人下地试着站立行走）。与此同时，病人对他的病人角色却相当重视，要求周围人对他在物质生活和精神生活上给予特殊的关怀与照顾；否则，病人表现出不满和抱怨。如果医护人员或家属对病人关心体贴，病人的情感反应是生动的和合作的。这就是说，除了对身体症状以外，病人并没有情感淡漠。

5. 游离症状　游离（dissociation）现一般译作分离，因 separation 也译作分离，而分离焦虑是儿童常见的一种情绪障碍，故改译成游离。游离是 P. Janet 首先提出的一个概念，带有 Janet 所特有的理论含义，目前似乎还无人给出过令人满意的描述性定义。这里只能满足于列举几种比较公认的精神症状或精神病理状态。例如，发作性身份障碍、附体体验、发作性意识改变状态（altered state of consciousness）、心因性遗忘症（指对精神创伤性事件或经历的遗忘，如结婚已年余的妻子忘记自己结过婚，视丈夫为陌生人，但近一年多发生的与婚姻无关的事都能回忆）。

6. 一种特殊的情绪障碍　情绪爆发或所谓短路反应，带有明显发泄的性质；表面上显得生动强烈但给人以肤浅、缺乏真情实感和做作夸张印象的情绪；所谓情感逻辑，即凭一时的情感评断别人的好坏，一下子把人家捧上天，一下子又可以把人家说得一文不值，同时以受骗上当者自居；缺乏稳定的心情，情绪几乎完全是反应性的；等等。

7. 反应的原始性　在精神打击下立即出现僵住不动，或假死，或机械地模仿别人的言语动作，或盲目的躁动，或非癫痫性全身抽动，或童样痴呆等。

8. 反应的目的性　行为具有满足愿望的性质或有明显的目的，但显然是异常的。例如，死了婴儿的母亲把枕头当孩子抱在怀里，喂奶把尿，像对待活着的孩子一样忙个不停；逃避现实困难处境的病人每次面临某种处境便犯病，使病人无法履行职责义务或跟人竞赛，而在其他场合下却不犯病。

9. 自我戏剧化　用幻想代替现实，用想象激发情绪使自己感到满意，“进入角色”，“假戏真做”，沉溺于体验戏剧化的主观效应。

10. 引人注意　经常把自己放在生活舞台的中心或聚光灯之下，极力引人注意，受重视时洋洋自得，不被注意时则十分不快或感到空虚无聊，也可能产生强烈的嫉妒或仇恨；喜欢凑热闹，赶时髦，出风头，追求刺激，热衷于激动人心的场面；为了引人注意，不惜说谎，捏造传奇式的经历，扮演“英雄”或小丑，可以不顾面子，甚至伤害自己的身体；行为的动机和设计几乎完全为了“剧场效果”。

在上述10个不同的定义中，有的只限于身体症状，有的只限于精神症状，有的只限于人格，但也有些兼指二者或三者。当然，这些定义所涉及的病例事实上常常有重叠。然而，不论是哪一种定义，都跟其他神经症的典型症状和临床相大不相同，格格不入。

许多精神病学家对歇斯底里与其他神经症之间的显著不同这一事实熟视无睹，主要有以下三方面的原因：

1. 随着19世纪神经病学的进步，各种器质性疾病陆续从神经症里区分了出去，神经症逐渐被公认为神经系统的功能性障碍。由于这一共同的阴性特征（无器质性病变作为基础），歇斯底里跟其他神经症的差异被掩盖了。

2. 神经症的心因性学说首先而主要的是关于歇斯底里研究的发展产物。理论上设想的共同病因掩盖了临床事实和症状上的差异。

3. 自20世纪以来，S. Freud的精神分析学说在神经症领域里长期居于统治地位。正是Freud的无往而不利的无意识概念掩盖了歇斯底里和其他神经症在临床事实和症状上的巨大差异。

描述性定义要求我们把有争议的病因学说和病理机制学说暂时搁置一旁而只考虑对病人行为的客观观察和病人对体验的叙述，也就是只考虑临床事实和症状。这样一来，歇斯底里便突出地成了神经症里的一个异物。换言之，包括歇斯底里在内的神经症是症状学上或现象学上无法概括的一个杂类。摆在我们面前的有两条路：第一条路是坚持把歇斯底里看做一种神经症。这样一来，神经症的描述性定义就成为不可能，结果反而毁了神经症这个概念。DSM-Ⅲ和DSM-Ⅲ-R的做法就是最好的例证，在DSM-Ⅲ和DSM-Ⅲ-R中神经症这个术语和概念被抛弃了。ICD-10草案看来也在步美国的后尘。第二条路是把歇斯底里从神经症里区分出去。这对歇斯底里和神经症（不包括歇斯底里的神经症）的理论和实践都大有好处。在理论上，两者描述性定义的发展将促进病因、病理等许多问题的解决。在实践上，歇斯底里与诈病的区别、歇斯底里与多种神经科疾病的鉴别诊断、歇斯底里的特殊治疗，都将更有效地发展。

其实，把歇斯底里从神经症里区分出去并非本书作者的独创见解。1927 年即 E. Kraepelin 去世的第二年，由 J. Lange 编辑出版的《精神病学》第 9 版的分类里，歇斯底里就是独立于神经症以外的一个临床类型。

第四节　本书对神经症的描述性定义

神经症是一种精神障碍，主要表现为持久的心理冲突，病人觉察到或体验到这种冲突并因之而深感痛苦且妨碍心理功能或社会功能，但没有任何可证实的器质性病理基础。

按上述定义，神经症具有以下五个特点：

1. 意识的心理冲突　神经症病人觉察到他处于一种无力自拔的自相矛盾的心理状态，其典型体验是，病人感到不能控制他自认应该加以控制的心理活动，如焦虑、持续的紧张心情、恐惧、缠人的烦恼、易激惹、自认毫无意义的胡思乱想、强迫观念等。通俗地说，病人总是自己跟自己过不去，自己跟自己为难，自己折磨自己，自己打自己的耳光。受教育程度高的病人往往可以明确地说出他的心理冲突：势不两立的两种情绪、欲望、行动倾向、态度或价值观在他们的心灵里不断进行着争斗，病人既无法抛弃任何一方也无法把两者协调统一起来，他们力图摆脱这样狼狈的两难心态却一而再再而三地失败了。病人知道这种心理是不正常的或病态的："我过去并不是这样"。也就是说，病人对症状的事实方面有自知力。

2. 精神痛苦　神经症是一种痛苦的精神障碍。没有精神痛苦，就根本不是神经症。因此，病人往往主动就医或求助于心理治疗者或心理咨询者。喜欢诉苦是神经症病人普遍而突出的表现之一。有人称为诉苦病（complaint disorder）。

3. 持久性　神经症是一种持久的精神障碍，不同于各种短暂的（最多不超过几个月）精神障碍。国内文献常常把神经症说成是神经功能的“暂时性”失调，这主要是由于误用了巴甫洛夫的术语。巴甫洛夫称条件反射为暂时性联系，是与在种族演化过程中形成的永久性联系或无条件反射相对而言的。不应该用巴甫洛夫的“暂时性”一语来描述神经症的病程。按巴甫洛夫本人所赋予的含义来说，除了代代相传的遗传性疾病以外，所有的疾病都可以说是“暂时性”的。这样用“暂时性”描述病程就毫无意义了。还有什么习惯比言语习惯更顽固的么？然而，从幼年起一直持续终生的言语习惯也不过是一种暂时性联系而已。

4. 作为一种精神障碍，神经症妨碍着病人的心理功能或社会功能 一般的说，人生是不能免于心理冲突的。哲人的心理冲突迸发出智慧的火花；文学家的心理冲突产生出感人的诗篇；建设者的心理冲突凝结成人类的文明大厦；战士的心理冲突使他们在痛苦中勇往直前。总之，健康人并非没有心理冲突和痛苦，而是心理冲突和痛苦成了他们建设性和创造性活动的动力，心理冲突的内容从较低层次向较高层次发展。神经症性心理冲突却不然，它的内容可以是固定不变的，致使病人老是在原地踏步不前；它的内容也可以经常变化，从人生现实的重大事件变成生活中的鸡毛蒜皮，或者在几件事情上反复来回兜圈子。尤有甚者，神经症性心理冲突中的两个对立面互相强化，形成所谓恶性循环，日益严重地妨碍着病人的心理功能或社会功能。一言以蔽之，神经症性心理冲突是破坏性的，而健康的心理冲突却是建设性的。

5. 没有任何器质性病变作为基础 这条阴性标准至少在目前的诊断实践中是必要的，因为单纯着眼于心理冲突，我们现在还不能有把握地将神经症区别于其他疾病造成的类似神经症的症状。

没有神经系统器质性病变作为基础，不等于神经症患者不可以患其他器质性疾病。因此，在临床工作中，医生必须重视神经症与其他疾病共病性（co-morbidity）的可能，对于老年人，尤其如此。

第三章　神经症的分类

- 精神障碍分类的评价——用处与效度
- 神经症分类比较：前苏联分类、法国分类、美国分类、ICD-9、ICD-10和中国分类
- 本书分类：神经衰弱、焦虑症、恐惧症、强迫症、疑病性神经症、抑郁性神经症、人格解体神经症、其他类型和无法分型的神经症

第一节　精神障碍分类的评价

分类是揭示概念外延的一种逻辑方法。严格地说，分类的规则只有一条，就是按单一的标准把概念的外延揭示出来，既不超出概念的外延，也不限于外延的一部分。只要符合这条规则，分类便是合乎逻辑性的。采用不同的标准对同一概念进行不同的分类都是合乎逻辑的，并无好坏之分，因为价值评定是逻辑以外的事。

然而，实际上，精神障碍已有的所有分类没有一种是严格逻辑性的。这是由于，精神障碍这个概念的内涵（揭示它的逻辑方法叫做定义）不清楚、不确定，外延也含糊不清。因此，我们不得不丢开严格的逻辑从另外的角度来考虑。

对精神障碍分类的评价有两种不同的标准。换言之，可以从两个不同的角度对分类进行评价，这就是用处和效度。下面就此二者分别加以讨论。

一、用　　处

分类是一种有目的的活动。人们自然要问：某种分类有些什么用处？

一般的说，精神障碍的分类有以下10种用处：

1. 交流情报　医生以及其他专业工作者之间如果没有共同的分类，情报交流就会大受限制，甚至造成混乱和导致误解。好的分类可以促进情报交流，提高其效率。

2. 教学和培训　其实，这也是一种情报交流，只不过主要在教员和学生之间或训练者和受训者之间进行而已。如果没有共同的分类，“一个师父一道符”，不同教员的教学就很难统一或规范化，也很难交流教学经验和提高教学质量。更糟糕的是，学生们将感到无所适从。

3. 治疗　分类对于临床工作来说，最重要的莫过于为病人安排适当的治疗。有人说，假如我们不能区分不同细菌引起的传染病，青霉素的疗效很可能被埋没了。这里可以看出分类对治疗的巨大促进作用。

4. 护理　到目前为止，疾病分类几乎都是医生制订的。这种分类对于给病人设计和安排适当的护理并不理想，有时甚至很不适用。因此，护士有必要从自己的专业需要出发制订特殊的分类，使护理发挥更大的作用。

5. 预防　如果不同类别的精神障碍意味着需采用不同的预防措施，这样的分类对预防来说就是最有用的。

6. 康复　目前已有的分类对这一方面仍然重视很不够，甚至几乎完全不加考虑。康复医学要求不同类别有相应的不同康复原则和措施。按现有的分类是很难为不同类别的病人安排生活、工作和学习的。

7. 卫生行政　从卫生规划、财政预算、卫生教育一直到卫生服务机构的运营和日常管理，都离不开卫生统计。显然，按不同分类系统所作出的统计是大不相同的，用处也因之而大异其趣。从卫生服务系统的计划制订来说，与其说需要知道精神分裂症、躁郁症和心因性精神障碍的现患病率各是多少，毋宁说更重要的是要弄清楚不同卫生服务形式（治疗病床、慢性休养病床、门诊、日间住院、工娱疗站等）的需要量各是多少。

8. 司法鉴定　这里要解决的课题与其说是疾病的分类学诊断，不如说是被鉴定人在特定处境下认识和控制自己行为的能力如何。民间有文疯、武疯和花疯之分，对公安人员相当有用，是引人深思的。

9. 总结经验　总的说，分类是为解决精神障碍有关问题服务的，这就需要不断地总结经验和教训。因此，有利于总结经验教训的分类便是有用的分类。

10. 探索未知　精神医学有许多未知数，需要进行研究。分类的重大用处之一是制订可行的研究计划和方法。

要求一个分类系统在上述10个方面都同样有用几乎是不可能的。不同分类系统的优劣长短往往是相对的。一个分类系统在这一方面服务得较好，另一个分类系统在那一方面服务得较好，这是很常见的情况。再者，不同国家、民族和地区的情况不同，同一分类系统的适用性往往差异很大。分类的目的性意味着为了某一特殊的目的完全可以而且应该制订特殊的分类。

二、效　度

效度（validity）也可以叫做真实性。意思是说，分类中的类别在哪些方面和在多大的程度上反映了客观真实。

至少可以从三个方面考察效度，这就是症状学效度、预测效度、构想效度。

1. 症状学效度　主要是指一个类别有没有稳定的症状群和特征性的精神症状。Syndrome 这个词由两节构成，syn-的意思是“共同”、“在一起”，而-drome 的原义是“跑”，引申义为“进程”、“过程”。可见，综合征这个词的意思是说，若干症状具有共同的病程。综合征和临床实体（clinical entity）可视为同义语。大体说来，若孤立地考察单个的神经症性症状，特异性是相当低的，但是，临床医生们一致诊断的神经症往往是相当稳定的症状群。这是视神经症为一临床实体的公认的理由和根据。

关于病程，我们将在下面的预测效度里进一步讨论。

不妨从制订诊断标准这一临床实践的角度来考察一下症状学效度。设想某一诊断类别的病例常常有相当多的症状，而其中三个症状最重要。这里所谓重要，说的是只要存在这三个症状，其余症状同时出现的可能性就很大。这样，我们便可以把这三个症状列在诊断标准里。这叫做症状学上的同时性效度（concurrent validity），也可以叫做相关效度（correlation validity）。

如果某些症状几乎只见于某一诊断类别，而几乎不见于其他诊断类别，我们就说，这些症状具有很高的特异性。举例说，对特殊客体或处境的回避行为是恐惧神经症的特征性症状。一般的说，回避行为愈典型，恐惧神经症的临床相也愈典型。反之，如果没有回避行为，恐惧神经症的诊断就很难成立。事实上，强迫观念是无法回避的，慢性广泛性焦虑也是无法回避的。

当然，神经症不同亚型的症状学效度是有差异的。最突出的是神经衰弱，它的症状的特异性很低。抑郁心情和焦虑心情也都是特异性相当低的症状。

某些神经症病例的症状或症状群是高度稳定的，例如强迫性神经症往往持续存在多年。但是，稳定并不等于一成不变。一种病在它的全部病程中可以有不同的阶段。仍以强迫症为例，在持续多年的病例中，前一阶段照例伴有明显的焦虑心情，病人精神上很痛苦，仪式化的强迫动作往往并不固定且渐趋复杂而弥散；而到了后期，病人可以不感觉有什么痛苦，整天完全花在严格程序化的仪式化活动之中，病人似乎在用毫无社会效益的僵化的生活方式消磨着他一生的岁月。如果不同阶段的相继出现有一定的规律性，则症状学效度还是高的。自然，这里涉及预测效度。

2. 预测效度 预测效度（predictive validity）包括两个方面，一是自然病程，一是对人为干预（如治疗和改变生活环境等）的反应。

大家都知道，Kraepelin 的分类系统很重视疾病的自然病程。精神分裂症和躁狂抑郁性精神病的区分，在很大程度上便是基于二者具有不同的病程。在神经症范围内，也有类似的情况，恐惧神经症之区分为若干亚型，病程是重要的。社交恐惧症照例起病于青春期和青年期，而随着年龄的增长，尤其是进入中年以后，症状便自然缓解。神经衰弱不论起病于青年或中年，精神上的痛苦大多在持续一年至数年后便减轻，病人似乎迟早会从情绪上和态度上的自我折磨中吸取教训，最后走上“听其自然”的道路。

很多神经症病人在生活、工作处境改善后病情便处于缓解。所谓人为的干预，主要是指治疗。如果一种病有特效治疗，预测效度可以说是高的。预测效度对于医生来说非常重要是无需解释的，因为医生的职责使他们特别关心疾病的结局。值得一提的是，人们往往只重视有效的治疗而往往忽视无效的治疗。其实，某种治疗对某病无效也是一种预测。这种预测如果为病人所接受，可以避免人力和物力上的浪费，可以使病人免于怀抱不切实际的期望，从而防止病人产生幻灭的痛苦。

3. 构想效度　所谓构想（construct），通俗地说就是理论。有关疾病的理论，最重要的自然要数病因和病理的理论，但构想效度并不一定直接涉及病因和病理。一般的说，构想效度有以下几个方面：

（1）人口学变量：举例说，Alzheimer 病主要见于上了年纪的人（50 岁以前起病的很少见）。又例如，神经性厌食病人几乎都是年轻的女性。显然，疾病的人口学特点有利于构筑理论。

（2）社会学变量：包括教育程度、职业、社会阶层、经济状况、宗教信仰、婚姻状况、家庭结构和生活模式等，精神障碍的不同类别之间其社会学变量往往有显著的统计学差异。所谓与文化密切相联系的综合征，如恐缩症（koro），尤其如此。这对于深入探索不同病态的不同性质是大有帮助的。

（3）人格特性：有关神经症的理论几乎都涉及病人的病前人格。这跟神经症病人多有一个或几个远离常态的人格特性这一事实有关。可以说，每一种关于神经症的理论都有与它相应的人格理论，即使作者不明说也是如此。不同亚型的神经症也往往有不同的病前人格特性，这本身就足以构筑特殊的理论。

(4) 生物学效度：疾病在遗传、病理解剖、病理生理、生化、免疫学和药理学等方面有无特殊性，是衡量一个类别效度高低的重要依据。遗憾的是，神经症有关这方面的研究大多是阴性的或不确定的。我们迄今还没有任何可靠的生物学方法可以用来诊断神经症。但是，没有生物学效度就谈不上什么效度的纯粹生物学观点是片面的，因为今天已不是生物医学一统天下的时代了。

第二节 神经症几种分类的比较

一、前苏联的分类

从新中国成立起，前苏联精神病学就一直对我国精神病学界产生着很大的影响。所谓“一边倒”使我们无条件地接受了前苏联的一套并奉之为圭臬。这种情况一直到 20 世纪 70 年代末才开始改变。

1950 年代前苏联神经症分类的一个突出特点是，不承认焦虑神经症是一个临床诊断类别。这一点跟所有西方国家都不同，也跟国际疾病分类不一致。确实，焦虑是几乎所有神经症病人都有的症状，只是轻重久暂不同。但是，以焦虑症状为主要临床相的神经症并不少见，症状也相当稳定。可见，焦虑神经症作为神经症的一个亚型是站得住脚的。我国现行的分类采取了国际通行的做法。

前苏联分类的另一个特点是，过分迁就巴甫洛夫关于高级神经活动类型和两个信号系统的学说，从而在神经症的分类上有些简单化和公式化。他们只愿意承认三种神经症，即歇斯底里、强迫性神经症和神经衰弱。这一分类对我国影响深远。我国医生长期对神经衰弱这个诊断用得太滥，一方面把焦虑神经症和程度较轻的各种抑郁状态都诊断为神经衰弱；另一方面把没有精神障碍的心理生理障碍也诊断为神经衰弱，这些就是这种影响的结果之一。

二、法国的分类（引自 WHO，1981）

法国的分类也比较简单，但对我国影响很小。神经症的正式类别只有五种（所谓无法分类的神经症状态不计）：焦虑神经症、歇斯底里、强迫性神经症、神经症性疑病状态、具有神经症性症状的慢性反应性或处境性状态（etat chronique reactionnel ou situationnel *à* symptomatologie nevrotique）。可以看出，法国分类不承认神经衰弱。最后一类是法国所特有的，它把以反应状态起病或与处境密切相联系的神经症列为独立的一个类别。这从病因学和治疗的角度来说都是相当有道理的。困难在于，对人格或心理社会诱因在神经症发病中的作用持相反的理论观点的人很难同样情愿地接受这一类别，诊断的一致性也会相当低。

三、国际疾病分类第九版

ICD-9将神经症区分为以下类别：

300.0　焦虑状态

300.1　歇斯底里

300.2　恐惧状态

300.3　强迫性障碍

300.4　神经症性抑郁

300.5　神经衰弱

300.6　人格解体综合征

300.7　疑病症

300.8　其他神经症性障碍

300.9　未定型或无法定型

不难看出，ICD-9是兼收并蓄的，什么都有。这显然是国际会议上调和折衷的产物，不这样，大概也通不过。

四、美国分类

美国分类值得研究，理由至少有二：①它力图打破传统而有所创新，这种精神在科学上是可贵的，并且美国动员了大量的人力物力，使迅速更新的分类建立在流行学调查和临床测试的基础上；②它对国际分类产生了很大的影响，待我们考察ICD-10分类时就可以看出来。

美国分类大胆抛弃了神经症这个术语和概念。对此，有高唱赞歌的，也有极力反对的。在学术上如何评价，还得看它经不经得起时间的考验。因为分类和命名上的反复在精神病学史上并不少见。

在DSM-Ⅲ-R里，神经症这个术语虽然不见了，但实质性的内容却保留了下来，只不过用不同的术语归到了几个不同的类别里罢了。这一点，DSM-Ⅲ-R的作者心里一定很清楚，因为ICD-9的相应编码还是照用不误。

在DSM-Ⅲ-R里，神经症被分解成为四组：焦虑障碍，躯体形式障碍，游离障碍，做作障碍。小的类别如下：

焦虑障碍（anxiety disorders）

300.21　伴有场所恐惧的惊恐障碍
300.01　不伴场所恐惧的惊恐障碍
300.22　无惊恐障碍史的场所恐惧
300.23　社交恐惧
300.29　简单的恐惧
300.30　强迫性障碍
309.89　精神创伤后的应激障碍
300.02　广泛性焦虑障碍
300.00　无法归类的焦虑障碍

躯体形式障碍（somatoform disorders）

300.70　身体畸形性障碍
300.11　转换障碍
300.70　疑病症
300.81　躯体化障碍
307.80　躯体形式的疼痛障碍
300.81　未分化的躯体形式障碍
300.70　无法归类的躯体形式障碍

游离性障碍（dissociative disorders）

300.12　心因性遗忘症

300.13　心因性漫游症

300.14　多重人格障碍

300.60　人格解体障碍

300.15　无法归类的游离性障碍

做作性障碍（factitious disorders）

300.15　伴有躯体症状的做作性障碍

300.16　伴有精神症状的做作性障碍

300.19　无法归类的做作性障碍

此外，ICD-9的神经症性抑郁（300.4）换了个名词，叫做心境恶劣障碍（dysthymia），与躁狂和抑郁一同归在心境障碍那一组里。

可以看出，DSM-Ⅲ-R 比ICD-9分得更细一些，后者只用 4 位数编码，前者却用了 5 位数，有些同一 5 位编码还包含几个不同的更细的类别。分类分得细往往对研究工作有好处，但过细的分类缺乏稳定性，它随着研究的发展而变化不定，这对临床实践是不方便的，甚至造成混乱。

DSM-Ⅳ（1994）较 DSM-Ⅲ-R 在神经症性障碍的分类上并无实质性变化。

至于把神经症分成上述四组，作者有以下不同的意见：

把恐惧和焦虑归到一组是有道理的，但把强迫症也归到这同一组里并不见得有什么优越性。不错，强迫症病人几乎都有焦虑，尤其是急性起病的和在患病的初期，但它跟焦虑神经症的无名焦虑（既无确定的客观对象，也无明确的观念内容）显然不同，病人的焦虑是和强迫观念直接相联系的，内容往往相对固定。两种病人的应付方式也不同：焦虑症病人的活动带有盲目性（如坐立不安，来回走动），往往伴有不随意运动（如震颤）；而强迫动作是随意的，具有仪式化的一定模式。长期不愈的焦虑症倾向于逐渐接近易焦虑的人格。如果植物神经功能紊乱和运动不安趋于消失，作为状态的焦虑可以说已经消失，易焦虑的心情很可能是原来就有的人格特性，充其量只是人格特性变得尖锐化了。强迫症如果持续多年不愈，仪式化便日益突出且固定化，焦虑则逐渐减轻。强迫症最常见的伴发情况是心情抑郁，往往达到足以诊断抑郁症的程度，而焦虑症病人焦虑愈严重，抑郁愈不显。在未发现共同的病理以前，将强迫症与焦虑症合并成一组，很难说是一种进步。

把歇斯底里转换症状跟疑病症归在一组，是很不恰当的。前者的病人对躯体障碍持泰然处之和漠不关心的态度，这跟疑病症者过分注意和担心身体正好是两个极端。DSM-Ⅲ-R 只看见两者都有躯体症状而忽视两者心理状态的巨大差异，简直可说是把精神病学“躯体化”了。

同样不恰当的是，把持续存在的人格解体跟歇斯底里发作性精神障碍归在一起。在这里，DSM-Ⅲ-R 违背了它的描述性立场，而屈从于 P. Janet 和 S. Freud 关于游离（dissociation）的假设的机制学说。什么叫做游离？DSM-Ⅲ-R 并未给出描述性定义。从描述症状学的角度说，人格解体跟歇斯底里性精神症状大不相同。人格解体病人用“好像”、“似乎”一类的词描述他们的体验，他们知道这种体验是异常的和病态的，并且，人格解体是一种不愉快的甚至痛苦的体验。歇斯底里病人却不同，当他们有身份障碍或遗忘症时，并不自以为是异常的，即缺乏症状自知力；同时，病人并没有什么苦恼和不快的体验，尤其是当病人感到什么仙姑附体时，情绪是亢奋昂扬的。可以说，歇斯底里性身份障碍和遗忘症在效果上使病人逃避了现实的苦恼或在幻想中满足了他们的欲望。

至于所谓做作性障碍，目前单独列出这样一组，似乎利弊参半。在典型的歇斯底里和毫无疑问的诈病装疯之间，确实存在着各种过渡和混合形式，做作性障碍的提出有利于进一步研究。然而，它同时也模糊了真病与诈病的界线，使鉴别问题复杂化了。

五、国际疾病分类第10版

经过多次修改，ICD-10于1992年出版，中译本也于1993年9月正式出版。它关于神经症的分类明显地受了DSM-Ⅲ-R的影响。分类如下：

F40　恐惧焦虑障碍

F40.0　场所恐惧

F40.1　社交恐惧

F40.2　特定的（孤立的）恐惧

F40.8　其他

F40.9　无法归类的

F41　其他焦虑障碍

F41.0　惊恐障碍

F41.1　广泛性焦虑障碍

F41.2　混合性焦虑和抑郁障碍

F41.3　其他混合性焦虑障碍

F41.8　其他特殊形式

F41.9　无法归类的

F42　强迫性障碍

F42.0　以强迫观念或思维反刍为主的

F42.1　以强迫动作（仪式化）为主的

F42.2　混合性强迫观念和动作

F42.8　其他

F42.9　无法归类的

F43　严重应激反应以及适应障碍

（较小的类别从略——本书作者）

F44　游离（转换）障碍

F44.0　游离性遗忘症

F44.1　游离性漫游症

F44.2　游离性木僵
F44.3　出神（trance）和附体障碍
F44.4　游离性运动障碍
F44.5　游离性抽搐
F44.6　游离性感觉脱失
F44.7　混合性游离障碍
F44.8　其他
F44.9　无法归类的

F45　躯体形式障碍

F45.0　躯体化障碍
F45.1　未分化的躯体形式障碍
F45.2　疑病性障碍
F45.3　躯体形式的植物神经功能紊乱
F45.4　持久的躯体形式疼痛障碍
F45.8　其他
F45.9　无法归类的

F48　其他神经症性障碍

F48.0　神经衰弱（疲劳综合征）
F48.1　人格解体现实解体综合征
F48.8　其他特殊类型
F48.9　无法归类的

六、中国精神疾病分类方案与诊断标准（第2版）

在“神经症”标题下，有下述编码和类别名词：

54　癔症性神经症（癔症）
54.0　癔症性精神障碍（分离型癔症）
54.1　癔症性躯体障碍（转换型癔症）
55.0　焦虑性神经症（焦虑症）
55.00　广泛性焦虑症

55.01　惊恐发作

55.1　强迫性神经症

55.2　恐惧性神经症（恐惧症）

56.0　抑郁性神经症

56.1　疑病性神经症（疑病症）

56.2　神经衰弱

56.9　其他神经症

从类别名词看，这个分类与国际通行或公认的类别大体一致，也符合我国精神病学界的传统和现状，是可行的。每一类别都规定了相当具体的诊断标准，并且在制订和修订过程中做了大量测试工作，这是一大进步。遗憾的是，定稿中的上述编码是混乱的。54 表示癔症，55 和 56 表示什么呢？谁也不知道。把焦虑症、恐惧症和强迫症三者归于一组，把抑郁性神经症、疑病症、神经衰弱和其他神经症归于一组，并且这两组都没有名称，是很不恰当的。在总的十大类编码中，50 表示心理生理障碍，神经症与心因性精神障碍，而 54、55 和 56 却表示神经症，这是自相矛盾的。

《中国精神障碍分类与诊断标准》第 3 版（CCMD-3），对神经症的分类更靠近ICD-10，并明确将癔症与神经症分列。只是仍都在编码 4 下，具体如下：

4　癔症、应激相关障碍、神经症

40　癔症

40.1　癔症性精神障碍

40.2　癔症性躯体障碍

41　应激

41.1　急性应激障碍

41.2　创伤后应激障碍

41.3　适应障碍

42　文化相关的精神障碍

42.1　气功所致精神障碍

42.2　巫术所致精神障碍

42.3 恐缩症

42.4 其他或待分类的与文化相关的精神障碍

43 神经症

43.1 恐惧症

43.11 场所恐惧症

43.12 社交恐惧症（社交焦虑症）

43.13 特定的恐惧症

43.2 焦虑症

43.21 惊恐障碍

43.22 广泛焦虑障碍

43.3 强迫症

43.4 躯体形式障碍

43.41 躯体化障碍

43.42 未分化的躯体形式障碍

43.43 疑病症

43.44 躯体形式植物神经紊乱

43.45 持续性躯体形式疼痛障碍

43.49 其他或待分类躯体形式障碍

43.5 神经衰弱

43.9 其他或待分类的神经症

另一点值得注意的是，CCMD-2中抑郁性神经症已不包括在神经症类别下，而是和ICD-10一样，将其归入心境障碍 33.2 恶劣心境。

注：对于 phobia 的翻译，各种中译本曾译为“恐怖症”。现根据学界统一意见，在本书中均改为“恐惧症”；而 agrophobia 的译名则改为“场所恐惧症”。

七、本书神经症的分类

1. 神经衰弱
2. 焦虑神经症
3. 恐惧神经症

4. 强迫性神经症
5. 疑病性神经症
6. 抑郁性神经症
7. 人格解体神经症
8. 其他类型
9. 无法分型的神经症

第四章　神经衰弱

- 历史与现状
- 临床表现：①与精神易兴奋相联系的精神易疲劳；②情绪症状（烦恼、易激惹和紧张感）；③心理生理障碍
- 诊断与鉴别诊断
- 治疗（心理治疗和药物治疗）
- 一般精神卫生措施
- 关于失眠

第一节　历史与现状

早在18世纪末，神经症就被分为两类：重神经症（major neuroses）和轻神经症（minor neuroses）。前者主要包括歇斯底里和疑病症，后者主要包括各种神经痛。到1840—1880年间，上述神经症的分类发生了重大变化。所谓重神经症几乎成了歇斯底里的代称，而疑病症则分成了许多病，分别归到了忧郁症、以妄想为主要症状的病以及慢性不愈的精神失常或痴呆等不同的类别。神经痛也不再被视为一种神经症。与此同时，在轻重两类神经症之间出现了若干中间神经症（intermediate neuroses）。其中之一，Valleix在1841年称为全身性神经痛（general neuralgia）。这也许是现代医学中有关神经衰弱的最早描述之一，但一直并未引起重视。

在19世纪神经衰弱概念的发展史中，可以看出下述三个过程或概念的变迁：

第一，脊髓刺激和反射性功能紊乱两者相结合的学说，促成

了所谓脊髓神经症（spinal neuroses）的概念，用以概括和解释神经系统的各种功能性症状。

其次，反射理论原来只限于末梢神经功能，逐渐扩大而揽括了全部中枢神经系统。1872 年，法国医生 M. Krishaber 发展了 Brown-Séquard 的血管运动学说，提出大脑心脏神经症（cerebro-cardiac neurosis）的概念（收入 1873 年巴黎出版的法文《医学百科全书词典》第一套第 14 卷第 100～142 页）。1879 年，G. Leven 提出的大脑胃神经症（cerebrogastric neurosis）的概念，显然也是基于同样的理论假设（这个病以 Gastralgia 作为条目收入 1881 年出版的《医学百科全书词典》第四套第 7 卷第 2～13 页）。

第三，脊髓刺激的症状被进一步分为强力型（esthenic forms）和衰弱型（asthenic forms），相当于中枢的功能亢进和功能低下。这种分型的结果使衰弱变成了中心概念，因为过分的刺激迟早要导致功能的衰弱。这样一来，早期冗长的术语衰弱性脊髓刺激（asthenic spinal irritation）遂被简短的术语所取代，这便是脊髓神经衰弱（spinal neurasthenia）。G. M. Beard 在 1868 年和 1869 年发表的有关神经衰弱的论文提到，他说的大脑衰竭跟公认的脊髓衰竭是同一机制。因此，在英文文献里，有一个相当长的时期，大脑神经衰弱与脊髓神经衰弱几乎是同义语而为医生们所任意采用。

应该指出的是，神经衰弱（neurasthenia）这个术语并不是 G. M. Beard 创造和首先使用的。早在 19 世纪初，这个术语就已经为学者们所采用。Kraus（1831）以及 Most（1836—1837）编撰的医学词典里都收有神经衰弱这个名词。在德文文献里，当时还出现了它的反义词 neuroesthenia，指神经功能过于兴奋或亢进。

1880 年 Beard 发表了神经衰弱的专著。次年，S. W. Mitchell 提出了一个详细而极有诱惑力的治疗方案，即在优美舒适的条件下静养，佐以丰富的营养、按摩等等，称为休养治疗（rest cure）。从此，神经衰弱这个病名开始广泛流传起来。

Huchard 是在法国传播神经衰弱概念的第一人。他在编撰

Axenfeld的名著《神经症论丛》（Treatise on Neurosis）的再版（1883）中介绍了神经衰弱以及Mitchell的治疗方法。

Ziemssen（1887）的专著使神经衰弱在德国以及其他说德语的国家里流传起了主要的作用。

但是，不应该忽略Charcot对神经衰弱概念的确立和传播也起了重大作用。在Charcot的名著《疾病讲座》（Leçons du Mardi，1888—1889）里，神经衰弱是他的分类系统里一个重要的类别。Charcot认为，歇斯底里和神经衰弱有同时存在的混合形式，他称之为歇斯底里神经衰弱（hysteroneurasthenia），并且认为是精神创伤所致。

Beard和Charcot关于神经衰弱的概念，除了典型的歇斯底里以外，几乎无所不包，各种神经症性症状都可以有。在此以前人们诊断用的所谓神经过敏（nervousness）、各种中间神经症，以及大脑心脏神经症、大脑胃神经症等都成了神经衰弱的不同表现形式。

由于神经衰弱的症状包罗万象，概念不明确，分界线模糊不清，这就注定了这个概念盛极一时（19世纪末至20世纪初）之后它的范围必然要缩小。从1930年左右起，神经衰弱这个诊断的使用频率在西方开始急剧下降。

20世纪神经衰弱概念的变化，尤其是在近60年里，主要是跟焦虑和抑郁两个概念的发展密切相联系的。简单地说，主要的趋势是，焦虑和抑郁这两个概念扩大，神经衰弱的概念缩小甚至被抛弃。

S. Freud的焦虑概念实际上是除了抑郁以外几乎一切不良心境和情绪反应的总称，它可以是外界现实事件引起的（所谓现实焦虑），可以是本能冲动引起的（所谓原我焦虑），也可以是道德约束引起的（所谓超我焦虑）。随着精神分析在全世界的传播，也就是在20世纪30～50年代，神经衰弱几乎被焦虑所取代了。

20世纪60年代以来，随着抗抑郁药物的发展和抑郁量表的广泛采用，神经衰弱再一次蜕变成了抑郁症。A. Kleinman（1981）把湖南医学院精神科医生诊断的100例神经衰弱绝大多数都重新诊断为抑郁症，就是一个有代表性和突出的例子。

显然，不论把神经衰弱完全视为焦虑症还是抑郁症，都忽略了一些最基本的临床事实和社区健康调查数据。

非特异性的心情不快，如烦恼、后悔、易激惹、不满、心情紧张等，是非常普遍的人类经验，但持续存在的典型的焦虑和抑郁却少见得多。在人群中，有一名符合严格诊断标准的焦虑症或抑郁症，便有好几名甚至十名以上症状较轻和不典型的神经症，并且这些病例很少发展为焦虑或抑郁的典型临床相。M. Gelder 等（1983）提到的有关神经症的流行病学数据和对未分化的神经症（undifferentiated neurosis）的描述，可以视为神经衰弱这个诊断类别的合理性和有用性的一番很好的论证。人们可以抛弃神经衰弱这个术语，却无法抹杀大量存在的未分化的神经症病例，这些病例不能诊断为任何一种特殊的神经症。

ICD-9（1978）的神经症（300）有神经衰弱（300.5）这个类别，并且明确提出要排除焦虑状态（300.0）、神经症性抑郁（300.4）和心理生理障碍（306）等。

ICD-10（1992）仍然保留了神经衰弱这个诊断类别（编码改为 F48.0）。它指出，神经衰弱只有轻微程度的焦虑和抑郁。其实，相对健康的人也难免有时会有轻微的焦虑和抑郁。可见，把神经衰弱一概而论全都视为焦虑症或抑郁症，显然是不恰当的。

第二节　临床表现

神经衰弱的症状可以分为三组：

一、与精神易兴奋相联系的精神易疲劳

老的专著和教科书把精神易兴奋与情绪易激惹混为一谈，把这组症状称为易激惹性软弱（irritable weakness），是不恰当的。

精神易兴奋的主要表现是联想和回忆增多而且杂乱。不论是工作学习或看书报，还是看电视听广播或与人晤谈，都可以引起许多杂乱的联想和回忆。这是一种主观体验，病人感到分心和控

制不住，但不伴有言语运动增多，因此不同于轻躁狂的心情高涨和精神运动性兴奋。引起兴奋的事件并不一定是令人不快的，甚至可以是令人愉快的，例如与久别重逢的亲友晤谈，但由此而引起的兴奋本身却被病人体验为不快，尤其是持续较久而病人觉得控制不住的时候。还有一点不同于躁狂的地方是，思想倾向于兜圈子和重复，杂乱无意义而使病人苦恼，而躁狂病人的思想内容具有新奇性甚至创造性，不断推陈出新，引人入胜。精神兴奋可以没有明显的诱因，如独自静坐或卧床休息时立即出现许多杂乱的联想和回忆，没完没了，使病人感到无法控制。但是，临床病例最常见的情况是病人的思想活动伴有烦恼的内容，病人联想和回忆的内容几乎都是过去不愉快的经历、现在使人苦恼的事件和处境以及将来可能发生的风险、失败和意外事故。躁狂病人的心情愉快，所以不存在需要加以控制的问题。神经衰弱病人明知胡思乱想无补于实际，却陷在里面出不来，自认控制不住却又极力想控制它，这是一种心理冲突，也许是神经症性心理冲突最简单的形式。

注意不集中与精神易兴奋往往是同一件事。注意不集中有两个方面，一个方面是病人容易因外在环境的偶然无关刺激或变动而被动地转移了注意；另一方面是思考不能专注于某一个主题，联想和回忆不断地把思想引入歧途，甚至远离当前思想的中心。对于后一情况，病人往往把它描述为“脑子乱”。

精神易兴奋的另一表现是感觉过敏。不少病人畏光，喜欢留在比较阴暗的地方，出门戴有色眼镜，在家里白天也喜欢放下窗帘，甚至连鲜艳的色彩也可以使病人感到不快。对声音过敏也很常见。病人怕吵闹，喜安静，讨厌孩子和人多，家里人开放收音机或录音机往往使病人厌烦，甚至感到受不了。皮肤感觉过敏也不少见。有些神经衰弱病人不愿意穿浆洗过的硬领衣服，感到难受；裤带也总觉得太紧了，放松一些似乎才好受一些；有些病人刮胡子也感觉疼痛。一句话，健康人完全无所谓的普通刺激，病人却感到难受甚至疼痛。

某些神经衰弱病人在起病初期只有精神易兴奋而精神易疲劳

却不明显。大多数病人一开始起病就同时有精神易疲劳。

疲劳是每个人都有过的体验，它很少会使健康人感到强烈的不适，相反，疲劳后的休息常常是一种享受。健康人的疲劳是容易消除的，经过适当的休息，尤其是一夜睡眠以后，精力便恢复了过来。作为神经衰弱的症状，不仅是容易疲劳，而且疲劳使病人特别难受，休息和睡眠也不能消除它。

疲劳有三种：①正常的疲劳。一般的说，疲劳的程度与从事某种活动的持续时间成正比。如前述，它很少引起强烈的不适感，而且容易消除。②躯体疾病时的疲劳。多种躯体疾病，如急慢性传染病和各种消耗性疾病，都可伴有疲劳不适感。这种疲劳可以视为躯体疾病的一个症状。休息不能消除它，但随着疾病的好转，精神和体力也就恢复了原状。③情绪性疲劳。这种疲劳是跟各种不愉快的情绪或心情密切相联系的。休息不能消除这种疲劳，服用补品也无效。只有当心情舒畅了，疲劳才会减轻以至消失。医生所见到的神经衰弱病人的疲劳主要是情绪性的，这是长期心情紧张、烦恼、苦闷压抑感等引起的。

神经衰弱的疲劳具有弥散性。健康人看书看累了听听音乐可以消除疲劳，工作学习疲劳了，从事文娱体育活动照样可以兴致勃勃，甚至看专业书籍看累了换一本消闲读物接着看便不感觉累了。神经衰弱病人却不然，他们几乎干什么都觉得累。

神经衰弱性疲劳的另一个特点是它带有明显的情绪性。一位病人诉述她与人进行业务性交谈不能超过一刻钟，否则就“累极了”，“脑筋就转不动了”。可是，她在诊室里与医生交谈足足一小时始终兴趣盎然，没有任何所谓脑筋转不动的迹象。

还有一个特点，神经衰弱的疲劳不伴有欲望和动机的减退，相反，病人苦于“力不从心”或“心有余而力不足”，他们有抱负有追求，不甘心于混日子。这种心情跟抑郁症是不同的。当然，短暂的灰心丧气是难免的。但最典型的神经衰弱症状是疲劳与精神兴奋二者相结合，病人在感到疲劳的同时心里想得却很多，欲念十分活跃。

精神疲劳不一定伴有体力疲劳，而只有体力疲劳却没有精神疲劳便不是神经衰弱的症状。从事体力劳动的神经衰弱病人往往并不以精神疲劳为主诉，但一经医生仔细询问，仍然可以发现有精神疲劳的某些表现，如不像过去那么机警精明，自觉“容易犯迷糊”，算账容易出错，听戏、看电影稍久感到难受等。与此相反，知识分子患神经衰弱照例以精神疲劳为主诉，诉述脑力劳动效率下降，注意不集中或集中注意不能持久，感到思考困难、思想杂乱无条理，诉苦记忆差，如提笔忘字、刚看过的书报似乎一点也记不住等。尤其特征性的是，不愉快的经历连细节都记得很清楚，简直念念不忘，而工作学习方面的事却诉苦完全记不住。

二、情绪症状

迫切求治的神经衰弱病人几乎无例外地都有情绪障碍。神经衰弱的情绪障碍本身是痛苦的，它们同时又使其他症状加重而更加难受。

神经衰弱的情绪症状主要有三：烦恼、易激惹和心情紧张。这三种情绪是普通人都难免会有的，因此，从临床诊断的需要出发，规定一些经验的标准以区别病态与非病态是必要的和实用的。作为神经衰弱的症状，情绪必须具备以下三个特点，缺一不可：①病人感到痛苦，倾向于见人就诉苦或求助求治；②病人感到控制不住或摆脱不了；③情绪的强烈程度和持续时间之久与生活事件和处境不相称。例如，一点小事就大为生气或心情很紧张，或者整天为一些鸡毛蒜皮的事而烦恼，长时期老是如此。

1. 烦恼　大家都知道烦恼是怎么回事，但要下个定义却很难，A. Challman（1974）说，他始终未能找到一个烦恼的描述性定义，即使是语言学很有造诣的烦恼者也无法表达得令人满意。

重要的是必须将烦恼区别于焦虑。焦虑作为一个症状，是没有明确对象和具体观念内容的忐忑不安和提心吊胆。烦恼则不同，它总是有现实的内容。我们可以为柴米油盐或经济拮据而烦恼，也可以为住房太挤而烦恼。工作不顺心、学习成绩不佳、孩子不听话、夫妻闹别扭、各种人际关系不和等等，都可以是烦恼的内容。

烦恼似乎是自找苦吃。我们明明知道，麻烦和困难不可避免，烦恼无济于事，可我们还是照样烦恼。就这一点而言，健康人和神经衰弱者并没有什么根本的不同。理智对于烦恼似乎不起作用。40 年前，作者和一位病人多次长谈，发现病人哲学修养根底很深，颇受教益。原来他是位哲学专业工作者，曾留学法国，回国后从事西方古典哲学著作的翻译工作。尽管人生的哲理知道得很多，他的烦恼却丝毫也不减少。

精神科门诊的神经衰弱病人，至少有一半有显著而持久的烦恼。他们几乎一年四季一天到晚都在烦恼之中过日子。健康人区别于这种病人之处并非没有烦恼，而是有烦恼也有愉快和欢乐。一个人愈是企图通过思考去消除烦恼，他就会被烦恼缠得更紧而脱不了身，这是烦恼设下的陷阱。人们大多能看到，烦恼跟欲望直接相联系，神经衰弱病人也不例外。可是，事情的另外一面是，烦恼跟满足欲望的有效行动成反比，神经衰弱病人却很难领悟。神经衰弱的烦恼，关键并不在于烦恼本身，而在于未能将“我不要烦恼”的愿望变成“我要快乐”的实际有效行动。显然，病人的情欲受着过分的压抑或控制乃是症结之所在。病人的控制不住实际上是过分控制的结果。压抑并不能消灭情欲，相反，它势必造成情欲反抗地加强。这就使心理冲突尖锐化。过分压抑或控制意味着“我要”的意志受阻，有效行动遂被扼杀了。过分的压抑或控制使病人丧失自知之明，他们往往完全不明确自己所需要的和所追求的究竟是什么，行动遂失去了目标，不知道下一步该怎么走。病人在诉苦一大堆烦恼之后继之以问医生“我应该怎么办?”是非常典型的。而面对烦恼，各人自有一套摆脱它的行动办法，是健康人的共同特点。

2. 易激惹 易激惹指容易生气和发怒，容易急躁，一点小事就急得不得了，按捺不住。

要区别精神病性易激惹和神经症性易激惹。如果病人并没有难受和痛苦的内心体验，或者并不感到自己失控，甚至否认发脾气的行为事实，或者事后并不觉得不对或不好，甚至大怒之后马上就变得好像根本没有那么回事一样，便不是神经症性的。

神经衰弱病人的易激惹的典型形式是反复发生的三部曲：急躁发怒——后悔——加强压抑和控制，而经过长短不等的时间后这三部曲又重演一遍。病人在后悔和加强控制时还常常感到委屈。

易激惹很容易损害人际关系，而人际关系不融洽又使易激惹趋于恶化。

由于极力压抑自己的愤怒、怨恨和不满，易激惹可以发生变形，常见的有：①容易伤感。看电影、看戏剧或看小说忍不住流泪是典型的。病人说，他们过去并非如此，不知为什么病后变得这么脆弱了。②好打抱不平。在街上或公共汽车上遇见不讲理或仗势欺人的人，就忍不住跟人家争吵起来。病人本来是局外人，但往往比当事人更加气愤而且久久不能平静。对不正之风十分愤慨，谈起来愈说愈气愤，不能自已。③弥散性敌意。"瞅着什么都不顺眼"；有时不知为什么冒出幸灾乐祸的思想来。

和烦恼一样，易激惹也是过分压抑和过分控制的结果。

3. 心情紧张 持续的心情紧张而不能使自己松弛，是很难受的，往往伴有头痛、全身酸痛、疲劳感、失眠和脑力活动效率下降等痛苦的症状。

一部分神经衰弱病人以心情紧张而无法松弛为主诉。这种病人照例认为得病的原因是工作学习过度紧张。这是一种误解。每个健康人都有张弛自调节能力。在紧急情况下，在繁重困难的任务面前，我们自然会紧张起来，这是必要的，但紧急情况一过去或者工作暂告一段落，我们又可以使自己松弛下来。所谓过度紧张，实际上是指社会和客观情况允许甚至要求我们松弛的时候(例如吃饭、休息和睡觉的时候)，我们仍然保持持续的紧张而不能放松。这是张弛自调节能力发生了障碍，是神经衰弱的症状，是结果而不是原因。

过度紧张的人有以下几个特点：①紧迫感。感到任务迫在眉睫或事情太多而时间不够用，从来没有事情告一段落而可以松一口气的感觉。有些人甚至游公园逛商店也是匆匆忙忙的，下棋打牌也老着急催别人。②负担感。总担心事情做不好或失败，怕犯错误，怕丢面子，争强好胜，这样一来，生活、工作、学习全都成了负担，体会不到生活的乐趣，不能因工作、成绩和学习有心得而感到满意和愉悦。③自控感。感到必须加强自我控制，似乎稍有松懈，便会使工作学习失误，或者自认不应该和过激的言词和情绪就会迸发出来。④精神过敏。感到自己不冷静了，容易着急不耐烦，容易因偶然的刺激（如突然的关门声，闪过一个人影等）而产生惊跳反应。有人甚至常猜疑领导或老师不信任自己，或者人们在背后议论自己。⑤效率下降感。感到工作、学习进展缓慢，质量不佳，尤其是自认比过去更加努力成绩却下降了。实际上，至少别人还看不出来。

三、心理生理障碍

心理生理障碍实际上指的是生理功能障碍，只是这类症状跟病人的心理有密切的联系。常见的有：①睡眠障碍；②头部不适感；③个别内脏功能的轻度或中度障碍。

睡眠障碍的主要形式是失眠。ICD-10（1992）对非器质性失眠（F51.0）的定义是：失眠是一种睡眠的质和（或）量令人不满意的情况，且持续相当长一段时期。诊断失眠的首要考虑不是睡眠实际时间少于一般所谓正常睡眠，因为不少人（所谓短睡者）长期睡眠很少而并不自认为是失眠者，他们之中相当一部分人精力充沛，也没有任何痛苦。

难于入睡、诉苦多梦和醒后不解乏，使病人对睡眠的时间估计偏少。病人估计的睡眠时间和实际睡眠时间之差，可以叫做回顾性失眠。有些病人诉述整夜不眠，而他们的配偶却听见病人打鼾，这叫做睡眠感丧失。造成这两种情况的因素有：①对失眠过分担心和重视；②对做梦有误解，以为做梦等于没有睡甚至比不睡更坏，其实，做梦是人类的一种普遍现象；③躺下未入睡前思绪万千，烦躁不安，愈着急愈无法入睡，并且不良情绪使病人对卧床后入睡前这段时间估计过长；④把白天的各种不适感和不快情绪都归咎于失眠。有一位病人说："我现在唯一的问题就是失眠，只要你把我的失眠治好了，就什么事也没有了。"医生和病人谈起生活中长期存在的各种烦恼问题，病人说："这些我现在都根本不去想它了。"显然，为失眠而烦恼实际上起了回避现实的作用，也可以说对失眠的烦恼代替了现实生活中的烦恼。

神经衰弱的失眠最常见的情况是，与其说是夜间睡眠太少，毋宁说是睡眠和醒觉的节律紊乱。病人白天发困或打瞌睡，夜间却兴奋不眠。开会听报告或看书时很容易打盹，干脆上床去"正式"睡觉吧，却一点睡意也没有了。有些病人白天常卧床或靠在沙发上养神，这很像有些孩子一天到晚零食不断，而三顿饭却不好好吃。

神经衰弱的头部不适感主要是紧张性头痛。头皮下和后颈部的肌肉紧张被视为这种头痛的主要根源，但血管性头痛也可能同时存在。病人的典型诉述是持续的头痛和头昏，头顶有重压感，头上像箍了一个箍似的紧束感，后颈部发僵发硬地难受，脑袋发胀等。有时，病人把多而杂乱的联想和回忆以及并无成形的观念内容的精神兴奋描述为脑子里难受，头脑发昏和不清楚，像轻度醉酒似的，把它们和头痛混为一谈。

内脏功能障碍通常只限于个别的器官。如果症状很多，几乎遍及各处，则应考虑焦虑症、抑郁症和疑病症的可能。神经衰弱最常见的症状，首推消化系统和性功能障碍，心血管和呼吸功能障碍也不少见。

以上的描述主要限于横断面。下面简单讨论一下神经衰弱的病程。

总的说，神经衰弱起病较慢，病期迁延。少数病例是急性起病的，起病与重大生活事件相联系，如高考落第、失恋、亲人死亡等。如果病前人格相对健全，这种急性起病的病例预后良好，症状往往持续不太长便逐渐走向恢复。一部分病人病情轻重有明显的波动，令人烦恼和不如意的事情多病情便加重，反之则症状较轻。还有少数病人在病程中两种不同的临床相交替出现，一种状态以精神易兴奋为主，另一种状态以精神易疲劳为主，但都伴有不适感和不快体验。

病程和结局主要取决于人格和生活处境这两个因素。恰当的治疗可以促进康复。

第三节　诊断和鉴别诊断

典型的神经衰弱，也就是第二节描述的三组症状齐备且持续存在（例如一年以上），又没有任何其他精神障碍的症状，神经系统和身体检查无阳性发现，诊断是不困难的。

有三种纯粹的形式常常可以在医院外的人群中见到，辨认它们有助于掌握神经衰弱的要点。

第一种是精神易兴奋与精神易疲劳相结合的纯粹形式。这是从小逐渐发展形成的个人特点。既没有情绪症状，也没有任何心理生理症状。由于没有痛苦，他们并不就医，医生也不认为他们精神上的特点是病态。他们根据经验掌握了自己的特点，对生活有相应的妥善安排，做事待人不过分，脑力效率也不低，甚至很有创造性。精神易兴奋和精神易疲劳相结合的形式，作为一种素质跟其他特殊的素质一样，是各有长短的。儒家主张“君子自强不息”，老子相信“柔弱胜刚强”，各有一定的道理。普通人好像一般照相机用的胶卷，只能在白天或闪光灯下才能照出清晰的照片，巴甫洛夫学派所谓弱型的人则像是一种感光性极强的胶片，光圈稍大便容易照坏，但在暗处或万米高空中却可以照出清晰的地面照片来。一概而论地说弱型不好，是片面的。关键在于自知之明，知道自己是一种什么样的“胶卷”，应用得法，是可以照出好照片来的。显然，作为一种素质它本身并不使人痛苦，这跟作为一组症状而构成神经衰弱临床相的一部分是不同的。弄清楚这一点很重要。

第二种纯粹的形式可以视为一种特殊的脾气或气质，主要有以下三方面的表现：①易怒。与人相处容易生气、发脾气或与人争吵。发过脾气以后冷静下来难免有些后悔。②急躁。遇事不冷静，做事恨不得马上完成，没有耐心，怕麻烦，不耐等待（如候车、等人和排队购物等）。③烦恼多。易由于不良的社会处境而烦恼，如生活琐碎，经济不宽裕，各种人际关系问题等。显然，只有上述脾气特点而没有任何其他症状的人不会自认有病，也不会找医生。当然，医生也不认为这些脾气是病。

第三种纯粹的形式是容易失眠、头痛或有其他不适感的人，但他们既没有精神易兴奋和易疲劳，也没有任何情绪症状。这种情况充其量只能视为心理生理障碍，不能诊断为神经衰弱。

以上三种形式都可以单独出现。这个事实说明，这三者之间并没有必然的联系。有人脾气很坏却从来也不头痛，脑力效率也很高，也有人性情很温柔却经常头痛头昏。有人心里有一点儿事就睡不着，有人一闹情绪就蒙头大睡，夜里睡了白天还能继续睡。这些日常生活中可以碰到的各式各样的人充分说明了这一点。20 世纪 50～60 年代北医精神科有一位医生，经常睡眠不大好，难入睡，睡眠浅，易惊醒。但是，他脑子很好使，尤其难得的是，待人接物文质彬彬，作者从来没有见他发过脾气和与人争吵过。在重大政治运动的冲击下，他始终保持理智而冷静。所有这一切使作者感到，巴甫洛夫学派把高级神经活动及其类型的学说跟人类神经症直接联系起来，是过于简单化了。

神经衰弱病人的痛苦，不仅在于单个的症状本身，还在于症状之间互相影响和彼此加剧。这里，病人对待症状的态度和解释无疑起着重要的作用。

精神科门诊的神经衰弱病人照例症状丰富而且病程也比较长。走出精神科门诊，尤其是在基层保健室里，我们经常会碰到病情轻和症状少的人。那么，第二节描述的症状至少要有多少才能够诊断为神经衰弱呢？精神易疲劳和情绪症状这两者是诊断神经衰弱所必不可少的。符合这种标准的病人照例有多少和轻重不等的心理生理症状，但心理生理症状对于诊断神经衰弱却不是必需的。

但是，神经衰弱症状的特异性低，也就是说，很多其他疾病都可以有这类症状。举例说，脑动脉硬化的早期跟神经衰弱在症状上是很难区别的。因此，必须排除其他疾病才能确定神经衰弱的诊断。首先，要排除脑和躯体的各种器质性疾病。其次，要排除各种精神病和歇斯底里。最后，还要排除其他各种神经症。举例说，某病人完全符合神经衰弱的症状、病期和严重程度标准，同时，这位病人也符合焦虑神经症的症状、病期和严重程度标准，那么，诊断应该是焦虑神经症，而不是神经衰弱。

对焦虑神经症诊断较宽的医生往往把持续的心情紧张视为焦虑。确实，心情紧张可以是焦虑一种较轻的形式。但是，作为焦虑神经症的诊断根据，心情紧张必须具备以下两个特点：①病人不知道他为什么心情紧张；②伴有运动性不安或植物神经功能亢进的明显症状，如震颤、坐立不安、出汗、心悸等。反之，如果不具备这些特点，心情紧张就应视为神经衰弱症状。这里隐含着有关神经衰弱和焦虑神经症情绪障碍的某种确定的观点，即神经衰弱的情绪障碍是较浅层的，而焦虑症是较深层的。例如，病人自高三以来一直由于怕考不上大学而心情紧张，这种心情便接近烦恼，而如果病人根本不知道他为什么老是那么提心吊胆，这种莫名其妙的紧张便是焦虑。

精神易兴奋与精神易疲劳两种状态交替出现的神经衰弱病例跟所谓环性气质（cyclothymia）不容易区分清楚。如果病人诉苦脑力效率下降，即使处于兴奋状态也并无明显改善，诊断神经衰弱比较妥当。如果病人主诉心情不好，而且在两次心情不好之间有一些日子是心情轻松愉快的，诊断环性气质就比较合理。

1957 年，P. Kielholz 描述了抑郁症的一个类型，他称为衰竭抑郁症（exhaustion depression）。Kielholz 认为，这是一种心因性抑郁，是长期情绪紧张造成的。在抑郁症出现前有一心身障碍期，可延续多年，而在心身障碍期以前，也就是患病的第一阶段，则为感觉过敏期，主要表现为易激惹、过敏性疼痛和身体不适。这跟前苏联和我国医生 1950 年代描述的神经衰弱的阶段性发展实际上是一回事。按巴甫洛夫学说，神经衰弱可以分为三期。第一期为内抑制削弱，因此，兴奋过程相对亢进。这相当于上述的感觉过敏期。第二期兴奋、抑制过程都削弱了，同时出现皮层和内脏相互作用的障碍，这相当于上述的心身障碍期。第三期为抑制期，出现超限抑制或保护性抑制，这相当于上述的衰竭抑郁症。根据作者的临床经验，门诊神经衰弱病例经长期（10

年以上）追踪，约有10%出现持久的抑郁状态。作者认为，这种病例的第一和第二阶段应诊断为神经衰弱，而第三阶段则应诊断为抑郁症。

神经衰弱与抑郁神经症的鉴别，主要在于心情低落存在时间的长短。抑郁神经症的病程至少要两年才能确诊，并且在整个患病期中，全部或大部分时间都处于抑郁状态。如果抑郁状态在全部病程里只存在一半左右的时间，甚至还不到一半的时间，还应诊断为神经衰弱。

在门诊工作中，药物或酒精依赖的病人往往不被医生识别，这就容易误诊为神经衰弱。与此类似，人格障碍、与自我不协调的（egodystonic）性心理障碍也常常被神经衰弱症状所掩盖，这是值得注意的。对于每一位神经症病人，医生都应该尽可能详细地了解他的人格特性，确定有无人格障碍。这不仅是为了避免漏诊，也是估计神经症预后和安排恰当的治疗所必需的。

在临床工作中，神经衰弱与疲劳的鉴别问题实际上几乎不存在。但在学校、机关或居民中进行健康调查，这却是一个相当重要的问题。当然，标准总是人为的，它取决于调查的目的。一般地说，疲劳并无严重不适感，神经衰弱却使病人相当痛苦。疲劳伴有松弛，而神经衰弱往往有情绪紧张。疲劳导致动机减弱和疏懒，神经衰弱的特点却是疲劳伴随着精神兴奋，在感到很累的同时却想得很多，欲念活跃。除非继发于躯体疾病，疲劳不可能长期持续存在。因此，ICD-10（1992）把神经衰弱视为所谓疲劳综合征的同义语，本书作者无法表示赞同。

第四节　治　疗

在所有不同类型的神经症中，神经衰弱是预后最好的。大多数病人经过长短不等的病期自然走向缓解。这至少有三方面的原因：①比起其他神经症来，神经衰弱的社会功能受害较轻；②神经衰弱病人的心理冲突比较浅显；③大多数病人的人格不太偏，或者说，神经衰弱病人很少是有人格障碍的。正是由于这些原因，当诱发神经衰弱的生活事件和处境过去以后，病情自然会好起来。事实上，在医院外进行调查可以见到很多这种处于缓解过程的病人。

各种不同的治疗对神经衰弱的疗效究竟如何，医生们的见解分歧。看来，这个问题并不容易解决。这里至少有三个难处：①不同地区和医院的医生很难达到诊断标准一致或对病人有很高的诊断一致性；②即使有公认的诊断标准，神经衰弱病情的轻重、病程的长短、社会处境是否容易得到改善以及病人的人格等仍然差异很大，这些因素都对疗效有影响；③既有严格控制（如双盲对照），又经过长时间追踪观察的治疗研究很难办到。

但是，精神病学家几乎一致同意：心理治疗对神经衰弱是有效的。

因此，本节先从心理治疗谈起，然后再讨论其他治疗。

一、心理治疗

有关心理治疗的一般性讨论，请读者参阅专章，这里不再重复。

通常，摆在病人和医生面前的第一个问题就是所谓恶性循环。其实，这只是神经症性心理冲突的一种常见表现形式。病人对病着急、担心，顾虑重重，这种不恰当的态度与病人的情绪症状很难截然区分开来，这不仅使不良心情本身恶化，情绪与其他症状之间也存在着恶性循环。

心理治疗的内容，主要不是给病人提供生物医学的解释，而是和病人一道去体验人生。不错，不少病人听了某种生物医学解释以后，觉得心里踏实一些，感到宽慰，但这照例是短暂的。有一位病人最戏剧性了，他说，初次听到医生谈起巴甫洛夫学说，知道神经衰弱是条件反射失调，没有器质性病变，心里十分快慰，烦恼为之一扫，病也似乎好了一大半。但第二天症状还是老样子，病人便回想医生的话，果然有效，痛苦有所减轻。可惜，日子一久，“巴甫洛夫这道符完全不灵了”（病人语）。有时，所谓神经功能障碍的解释引起病人反感，因为他们听得太多了，而实际经验告诉他，器质性疾病（例如肺炎）倒是好得快，而神经衰弱却老是不见好。

心理治疗谈话可以根据病人的具体情况选择不同的内容和方式。

举一个例子。某男性病人，31岁，未婚。因神经衰弱十分苦恼，自称是“作茧自缚”，但总是经常考虑自己的病，无法自拔。病人大学毕业，相貌英俊，但一直避免跟未婚女子接触，害怕女方爱上了他，摆不脱，将来脾气性情合不来，一辈子痛苦。病人说，“先把神经衰弱治好，然后再去谈恋爱”。病人承认，他过去对爱人的条件要求太高，总怕未来的妻子不理想。“现在想通了，病好了以后决心放低标准”。显然，像这位病人那样，对人生的重大事情采取拖延和回避的态度，是不能不烦恼的。一旦出现失眠头痛，烦恼便很容易转移而固定在症状上面。愈烦恼，症状愈难受，反过来也一样。这种症状的恶性循环实际上取代了生活中的恶性循环：标准订得愈高，爱人愈是难找，愈是害怕将来夫妻合不来，行动愈是犹豫不决，而随着年龄的增长，心理冲突日益尖锐。如果病人真正体会到，只有面对人生的重大现实问题，用积极的态度和有效的行动去解决它，才能感到满意和愉快，所谓恶性循环也就被打破了。

这只是一个例子。类似的情况很多，有人在选择专业问题上采取回避态度，有人在考研究生和出国问题上长期犹豫不决，有人极力回避人际关系矛盾，内容不同，形式则一。这些人一旦出现失眠或感到记忆差，就陷在症状里出不来，那是完全可以理解的。

一部分神经衰弱病人似乎并没有回避什么人生重大问题，也同样陷在苦恼之中跳不出来。谈话可以发现，病人几乎什么兴趣爱好都没有，这是一些缺乏享乐能力的人，通俗地说，叫做有福不会享。他们的父母往往也是“干面包”式的人物，或者，他们从小受着严格的管教，追求欢乐的动机没有得到培养，欲望受着压制。其实，健康人并非没有烦恼，只是他们还有更多的欢乐。对于这种病人，改变生活态度和用行动在社交、娱乐、体育和各种文化生活中去体验生活的乐趣，是根本性的。

还有为数相当多的神经衰弱病人过分爱面子，起病的诱因往往是挫折或失败，或者是对面子有威胁的生活事件，如考试、就业、评级评薪之类。这种病人需要鼓励，鼓励他们重整旗鼓去学习和工作。由于丢面子使人非常痛苦，我们倾向于压抑或回避。这样一来，可耻的事或观念可能隐去，但感到可耻的痛苦情绪并不会消失，遂变成一种莫名其妙的不安和紧张。时间一久，神经衰弱的症状明显化了，这种不良心情就变成了为病而苦恼的情绪。如果病人把丢面子归咎于神经衰弱，面子可以保住，恶性循环却无法摆脱。如果病人体会到，事情恰巧相反，正是由于自己太爱面子，才得神经衰弱，就有可能把个人的荣辱看得淡一些。这样一来，不良情绪和其他症状都会随之减轻。实际上，有些病人受够了神经衰弱的折磨，逐渐变得不那么争强好胜了，病也就好起来。但是，这些病人付出的代价太高了，往往要经过好多年甚至一二十年才醒悟过来。心理治疗可以缩短这一过程。

总之，不论是恶性循环，还是情绪症状，都是心理冲突的表现。一般的说，我们谁也不能免于心理冲突，因为我们生活的这个世界充满着矛盾。如果我们敢于正视自己内心的现实，用积极的态度和有效的行动去面对客观现实，我们便可能在不断解决问题的过程中体验到成功和愉快，我们就是健康的。反之，心理冲突就成为神经症性的了。

烦恼本身就是一种心理冲突，恐怕谁也不能完全没有烦恼。有人看到，烦恼与欲望成正比，遂极力压抑自己的欲望。这只能使烦恼更甚，很可能发生变形。医生要启发病人看到事情的另一面：烦恼与满足欲望的有效行动成反比。一个人的烦恼，与其说取决于尚未满足的欲望的强烈程度，毋宁说取决于生活道路上欲望的满足过程。一个人体验到的自我满意愈强烈，烦恼就愈少，尽管未满足的欲望并未减少甚至有增无减。一句话，烦恼跟缺乏有效行动结有不解之缘。未成年前，也许由于父母对我们管教太严，要求太苛，以至我们满脑袋都是禁忌，很少追求欢乐的积极行动，或者，只是想去占有什么，而不能体验生活本身的意义。

现在成年了，为什么不来一次自我解放？只要无害于他人，追求愉快是我们每一个人的神圣权利。

易激惹也是一种冲突性情绪。首先，易激惹往往是长期压抑自己（情欲或独立自主精神）的结果，而这种压抑实际上是自己跟自己为难、作对。其次，易激惹意味着对别人和对自己都不接受、不宽容。瞧着人家不顺眼，这是对别人不宽容。发过脾气之后马上后悔自责不已，这是对自己不宽容，似乎自己“应该”比实际情况好得多。神经衰弱病人容易怨天尤人，也容易后悔。这种态度不是单纯讲道理可以改变的，因为每一种态度都有它自己在漫长生活经历中的发展过程。

在弄清楚了病人的内心体验以后，心理治疗性谈话要避免纠缠在病人的内心世界里，而要逐渐深入到人际关系上去。讨论病人与别人的人际关系，或者说，人格与社会的交接面往往是最有启发性的。心理治疗者和病人要共同追求这样一种愉快，就是通过坦诚的交谈和互相理解而双方都感到愉快。一般的说，神经症病人的一个大毛病，就是手段不能目的化。病人把他和医生的交谈仅仅看作是一种手段，目的是治他的病。他不知道，他的病的根源之一是不能体验人际交往的乐趣。医生无法用讲道理的方式使病人体会到这一点，他只有在交谈中去感动病人，激发病人交谈的兴趣。显然，医生如果过于急功近利，他就会陷于病人类似的处境，或者，把疗效不佳的责任往病人身上推，从而破坏医生病人之间的关系。

二、药物治疗

药物对于神经衰弱只有对症治疗效应，目前用得最多的是抗焦虑药，详见第五章第四节“治疗”。

所有抗焦虑药都有改善神经衰弱病人的心情、使肌肉松弛和镇静催眠等作用。因此，对心理生理症状有效。就心情而言，对紧张和易激惹效果较好，对烦恼效果较差。由于对上述症状有效，对精神易疲劳及脑力劳动效率下降也有一定的间接作用。但是，抗焦虑药只有短期使用才有较好的效果，长期服用不仅疗效不显，还容易造成药物依赖。药物依赖给病人以错误的印象，似乎药物有效，因为一停药就产生戒断反应，病人感到更加难受。抗焦虑药治疗以不超过两个月一疗程为宜。无限期地服药是错误和有害的。近几年来，持续服药一年以上的病人常见，这是利少弊多的。服用抗焦虑药使症状减轻当然是件好事，但也有不利的一面，就是使病人误以为情绪不好只是个医疗问题而不从改善人际关系着手努力去从根本上解决情绪障碍问题。

一般的说，神经症病人追求药物，是一种回避行为，为了暂时的利益不惜牺牲长远的利益。正因为服药具有神经症性行为的性质，神经症病人容易产生药物依赖也就不难理解。因此，在开处方之前，医生有必要向病人说明这一点，以防止药物依赖。

抗精神病药一般不适宜于治疗神经衰弱，应该避免使用。

现在，有了新型的抗抑郁药，如选择性 5-羟色胺再摄取抑制剂（SSRI），以及有双重作用的米氮平、文拉法新，还有复合制剂黛力新（氟哌噻吨＋美利曲辛），这些药物对于神经衰弱患者的易激惹和紧张症状也有效，而且可以长期用药（3 个月以上）而没有药物依赖问题。

但这不等于万事大吉了。无论是传统的苯二氮䓬类抗焦虑药，还是兼有抗焦虑作用的抗抑郁药以及复合制剂，都只对部分症状有效，而患者期盼出现持久的脑力活动“高效率”和“轻松舒畅”的感觉，靠药片是得不到的。正常情况下也不可能靠药物获得。在自我折磨的心理生活不改变的前提下，对于已经陷入心理困境、生理紊乱的患者，更不可能出现。不然，就不是治疗药物而是毒品兴奋剂。

上面提到的这些药物可以长期相对安全地用药，但又带来了一个新的问题：到底什么时候，或什么情况下可以安排减药和停药？这显然不单纯是药理学特性所能决定的。有人喜欢套用双相情感障碍临床试验的结果，说半年或一年。其实这是不恰当的。双相障碍中的抑郁相虽然也会受生活事件的影响，但毕竟与神经症性障碍有着不同的病程。神经症，特别是神经衰弱的病程与患者本人的生活态度和采取的行动关系更大。作为临床医生，如果看到患者生活中“自我折磨”风格确实有明显改善，患者不仅症状好转甚至消失，而且生活感受也向积极健康的方向转化了，并且相对更健康的风格稳定下来了，当然应当指导患者减药和停药。但遗憾的是，在精神科的临床工作中，这样的情况并不占多数。有时不得不和患者共进退，随着生活-心理状况的变动、症状的波动而调整治疗。这种情况下需要注意，有些患者不顾药理特性而是随着自己的担心程度作徒劳无益的“微调”。这时要以科学平实的态度提醒患者，这样的加加减减、试药换药对疾病的治疗并没有帮助。如果有心理治疗的功夫，可以让患者逐渐理解，这样的“调整”治疗，其实起到的是转移心理冲突的作用。

三、一般精神卫生措施

这似乎是老生常谈，但病人不一定懂得，尤其不一定照办。临床观察发现，不少病人的正常生活秩序病后完全打乱了，如害怕失眠而提早就寝，由于失眠而早晨睡懒觉，由于头痛心烦而不参加文娱体育活动，甚至把自己关在屋子里不愿意见人。如果医生和病人一起商量，为日常工作学习的合理安排、积极有效的消闲活动以及适当的体育活动制订切实可行的方案，帮助病人做到了这几项并且坚持下去，那么医生的时间肯定是不会白费的，在病人身上迟早会收到良好的效果的。支持性心理治疗应该结合指导病人开展精神卫生活动一起进行。

休假的好处是使病人从工作和学习的重负中暂时解脱出来，使病人放松。如果休息时病人根本放心不下工作和学习，并无轻松感，甚至顾虑重重（如担心学习赶不上，怕本人不在时工作积压或出问题，怕人议论等），那就不要休假。休假应该是积极的，它提供充裕的时间使人从容不迫地清理工作、学习和人际关系中各种问题，也可以在短期内接受多次心理治疗。如果休假主要是为了逃避现实，那就只会延缓神经症的恢复。有些病人视工作学习为畏途，长期休病假，很可能使病情加重。医生在决定是否给予病假证明时一定要考虑到这一点。休假前医生要和病人商量制订休假生活的具体方案以促进恢复。

四、关于失眠

大规模的调查发现，人口中有21%（E. C. Hammond，1964）至32%（M. D. Roctville，1970）的人报告他们有失眠。调查还发现，长睡者（平均每天睡眠多于8小时）、短睡者（平均每天睡眠少于7小时）和中睡者（平均每天睡眠7～8小时）大约各占人口的1/3。

E. Hartman等（1972）发现，短睡者组效率高，精力充沛，积极进取，而长睡者组较多精神苦恼，信心和干劲较差。W. B. Webb（1971，1979）认为，长睡者和短睡者两组在人格上并无显著差异。迄今还没有一个报告说明长睡者组优于短睡者组，可见，我们不必羡慕那些会睡觉的人，也无需为自己睡眠少而担心。

从A. Kales等（1984）的专著中，我们得知以下情况：

人们的最低睡眠需要（minimum sleep requirement，简写为MSR）是不同的。睡眠少于MSR效率便下降，且容易心情不佳，但只要达到了MSR，延长睡眠时间并不能提高效率和改善心情。不少人的经验表明，睡得太多反而不好，越睡越懒，没精神甚至浑身不舒服。

睡眠时间的移动也很重要。不论前移还是后移，只要达到3小时就会引起第二天脑力效率和心情的明显改变。洲际飞行造成的时差可以使人很不舒服。不论减少睡眠时间还是移动睡眠时间，只要是逐渐的，大多数人都能适应，当然不能低于MSR。

睡眠剥夺（用人为的方法使病人连续24～72小时完全不睡觉）对内源性抑郁有时可以产生戏剧性的良好效果，病人感到心情大为好转，抑郁为之一扫，尽管病人原来苦于失眠。对此迄今尚无令人满意的解释。

失眠者中大约3/4的人以难入睡为主诉，其余形式的主诉者只占约1/4。神经衰弱的失眠主要是入睡困难。

对失眠者的调查发现，4/5的人把他们失眠的开始跟不愉快的生活事件联系在一起，只有1/5的人认为失眠跟生活事件没有关系。后者很少找医生治疗和服药。这说明，失眠的痛苦恐怕主要源于不愉快的生活经历。

失眠一旦成为慢性，病人的生活风格便发生显著的改变，配偶和周围人对病人的态度也发生改变。这些改变对病人不利，使病人的社会适应发生困难。继发性不利因素不清除，失眠往往很难改善。

神经衰弱的失眠往往同时有昼夜节律紊乱。医生务必细心了解。很多病人诉白天“疲乏无力”、“没有精神”，实际上是发困，是多相性睡眠的表现。有一种完全不用药也不用特殊心理治疗的方法可以有效地改善失眠。方法的要点如下：根据病人近来失眠的情况确定就寝和起床的时间，使卧床时间与睡眠时间之差最多不到一小时，其余时间不仅不许卧床，并且必须从事活动，当然需人陪伴（谈话、散步或娱乐等）以防止发困打盹。随着睡眠时间延长而相应地延长卧床时间。一疗程为 4 星期，大多数失眠者睡眠有明显改善。

失眠的成功治疗以对失眠全面而正确的评定为前提。失眠的评定包括：①睡眠的历史。失眠的开始和病程，与失眠有关的各种变量，失眠的类型，昼夜节律与生活习惯，失眠与性生活的关系，失眠引起的继发性问题，病人对失眠的态度和应付措施。②内科情况。③服药的历史。④精神科情况，包括临床诊断和人格评定。

最后简单谈一下催眠药。催眠药的主要适应证是各种原因所致的急性和为期不长的失眠。不论原因为何，只要是不能立即消除但不久以后肯定能消除，服用催眠药便是一种可行的好办法。例如，急性支气管炎咳嗽严重而妨碍睡眠，长途旅行中生活不安定引起的失眠，近几天气温过高而无法入睡等。一般的说，慢性失眠不宜服用催眠药。道理很简单：往往不解决问题，且容易导致药物依赖。即使不造成依赖，长期服药往往使药效下降，副作用的害处迟早会超过好处。不少病人长期服用催眠药反而失眠加重。有些病人接受医生建议后停药，经短暂的严重失眠后，睡眠情况都比服药时有好转。可见，长期服用催眠药有可能使失眠加重，不妨称为催眠药物所致的失眠。

睡眠在相当大的程度上是一种习惯。因此，为了防止失眠和治疗失眠，养成和保持良好的睡眠习惯是很重要的。

最重要的是对睡眠的态度。过分重视睡眠和对失眠有顾虑，睡不着时心里烦躁不安，都是有害的态度。能够做到听其自然，失眠便不足为害。

第五章　焦虑神经症

- 焦虑是什么
- 焦虑症的临床表现：广泛性焦虑，急性焦虑（惊恐发作），创伤后应激障碍
- 诊断和鉴别诊断
  - 焦虑症与更年期或躯体疾病伴发的焦虑状态
  - “隐匿性”与“躯体化”
  - 焦虑症与抑郁症的关系
- 治疗
  - 药物治疗的历史教训
  - 药物治疗进展
  - 心理治疗

第一节　焦虑是什么

由于历史的演变、精神病学家观点的分歧，以及哲学对精神病学的影响，焦虑（anxiety）一词的含义已经有些难以捉摸了。

诚然，我们可以像 A. Lewis（1967）那样，把焦虑看做一个精神症状或精神病理状态，加以症状学的描述。这样一来，焦虑作为一个临床精神病学概念就可以明确化了。这是必要的，下一节我们将讨论这个问题。

但是，这样做并不是一切问题都解决了。在阅读有关文献和开展研究工作时，焦虑究竟是什么这个问题仍然会反复出现，也就有必要加以澄清。

让我们从一个最简单的实际问题出发。对焦虑症病人进行治

疗，目标当然是消除焦虑，这似乎是无需说明的。但是，仔细一想，德国精神病学家 Gebsattel（1938，转引自 Jaspers 1963）的话确实很有道理：没有焦虑的生活和没有恐惧的生活一样，并不是我们真正需要的。这就是说，一定程度的焦虑是有用的和可取的，甚至是必要的。确实，焦虑是对生活持冷漠态度的对抗剂，是自我满足而停滞不前的预防针，它促进个人的社会化和对文化的认同，推动着人格的发展。其实，很多事情都是如此。吃饭是必要的，但如果吃得太多，就会肚子痛。这样说来，精神卫生之道是不是就在于把焦虑控制在一定的限度之内呢？然而，强烈的焦虑也并不总是消极的。丹麦哲学家 S. A. Kierkegaard（1813—1855）就是一个很好的例子。哲学家写专著讨论焦虑，他大概是第一人。年轻时的 Kierkegaard 火热地爱着他的恋人，以至跟她缔结婚约。可是，经过痛苦的心理冲突，他终于又毁弃婚约，并且终身不娶。他关于焦虑的专著有好几本，几乎完全是他本人焦虑的哲学反思。可以说，他个人灵与肉的冲突被普遍化、深刻化而上升到了哲学的高度。这种严重的焦虑同时却是创造性的。焦虑迸发出了耀眼的思想火花。Kierkegaard 是一位富于宗教情感的人，人生态度极为严肃。他鄙弃廉价的妥协和表面的和谐，强调“非此即彼”，生于“恐怖与战栗”之中，一生之中经历过几次精神上的“飞跃”。他说过：“人生最大的不幸是，将来还会是，一个人不知道自己的痛苦究竟是心灵的疾病还是罪恶。”这是多么深刻的洞察。

S. Freud 之强调本能和焦虑，从历史源头说来，跟 Kierkegaard 的关系是明显的。

1894 年，Freud 发表了一篇论文，主张从神经衰弱里分出一个特殊的综合征：焦虑神经症。这标志着近一个世纪以来大规模研究焦虑的开端。Freud（1949）将焦虑分为三类：

1. 客体性焦虑（恐惧） 又再分为两种：①原发的客体性焦虑；②继发的客体性焦虑，这不是客体的出现或再现所引起，而是它出现的可能性引起的焦虑。

2. 神经症性焦虑 这是意识不到的焦虑，是阻抑（repressed）于无意识里的焦虑，造成焦虑的威胁来自本能冲动。

3. 道德性焦虑 危险来自超我，被体验为耻感和罪感。

Freud 的功绩是不可低估的。他唤起了全世界对焦虑的重视，他的思想刺激了广泛的研究。《心理学文摘》（Psychological Abstracts）著录的有关焦虑的论文，1927 年 3 篇，1934 年 14 篇，1956 年 37 篇，1960 年 222 篇。由此可以看出研究蓬勃发展的一个缩影。但是，Freud 关于无意识焦虑的学说给临床精神病学也带来了不利的影响。病人体验到的和别人可以观察到的焦虑，与无法观察和证实的理论构想，采用了焦虑这同一个术语，造成了混乱。在 Freud 的影响下，在许多研究者的心目中，焦虑成了多种不同情绪的代名词，至少恐惧、耻感和罪感这三种最重要的神经症性情感都被包括在焦虑的名下，这就阻碍了对这些不同情感的进一步深入的研究（I. J. Janis，1971）。

因此，我们必须区别两种不同的焦虑概念：当事人体验到的焦虑（现象学的概念）；当事人体验不到的焦虑（精神分析的一个理论构想）。否则，不可避免要导致混乱。

第二次世界大战期间（1939—1945），一种叫做存在主义的哲学流派开始在西方世界传播开来。所谓存在焦虑，按 Jaspers（1963）的说法，是现象学不可理解的，它是边缘处境的表现，是人类生活的本质所在，是存在本身的源泉。显然，这对精神病学的影响既有有利的一面，也有不利的一面。它有利于对焦虑之深入的理解，同时却模糊了哲学和精神病学的分界线。使精神病学受着一种特殊的哲学的拖累。

在 Freud 的理论影响下，很多人把焦虑视为同质的东西，力图用单一的理论去说明它和解释它。这是临床精神病学所无法接受的，因为医生在各种各样极不相同的疾病的患者都发现了焦虑。精神分析断言，焦虑源于精神创伤。这就怂恿人们去追究少年、童年以至婴儿期的精神创伤。即使追查不出，也绝不善罢甘休。正如 Kräupl Taylor（1966）所说，最后不可避免地要在下述两个命题中作出抉择：对心理因素的反应是遗传决定的，还是出生这件事本身就构成了第一个致病经验。O. Rank（1929）作了后一选择，他所谓出生的创伤（birth trauma）成了一切焦虑的总根源。这究竟是一种哲学，还是一个笑话，似乎不大好说，但无论如何不像一种科学理论。

最后，有必要顺便提一下应激（stress）。自从 H. Selye（1956）提出应激学说以来，许多精神病学家都一窝蜂似的赶时髦，言必称应激，甚至把它跟焦虑混为一谈。据 C. B. Dobson（1982），应激一词可以在文献里找到 300 个以上不同的定义。一个术语如此意义分歧，在科学探讨中采用它无疑是弊多利少的，因为术语的歧义太多只能导致误解和混乱。

下面举三种不同的说法作为例证。

H. Selye（1956）视应激为"一种状态，表现为特殊的综合征，这种综合征是由生物系统里各种非特异性地引起的改变所组成"。

H. Basowitz 等（1955）认为，应激指引起焦虑的（anxiety-provoking）各种外在刺激。

R. S. Lazarus（1976）认为，应激并不是孤立存在于个体以外的某种事物，应激既取决于外在环境，也取决于个人自己，也就是说，应激是外在环境与个人之间的相互作用。

应激究竟是机体的一种状态，是机体外的刺激，还是环境与个人之间的相互作用？如果连这一点也无法取得一致，应激一词的含义在精神病学里便不具有明确性了。尤其是在讨论心理社会因素与精神障碍发生的机制关系时不能加以应用，除非讨论的双方对应激有共同的明确的描述性定义。严格地说，这并非什么理论分歧的问题，因为应激作为机体的一种状态，Selye 已有公认的描述，焦虑可以由外在刺激而引起；个人与社会环境之间存在着相互作用，这些也都是大家完全接受了的。问题恰好发生在应激这个词的含义人们使用时十分分歧。难道中外这么多学者都受了郑板桥"难得糊涂"的影响？在日常生活中，"难得糊涂"也许不失为一种处世之道，但在科学研究和讨论中，糊涂却是大家都必须尽量避免的。

第二节　临床表现

A. Lewis（1967）基于文献复习和临床实践，认为焦虑作为一种精神病理现象具有以下几个特点：

（1）焦虑是一种情绪状态，病人基本的内心体验是害怕，如提心吊胆，忐忑不安，甚至极端惊恐或恐惧。

（2）这种情绪是不快的和痛苦的，可以有一种死在眉睫或马上就要虚脱昏倒的感觉。

（3）这种情绪指向未来，它意味着某种威胁或危险，即将到来或马上就要发生。

（4）实际上并没有任何威胁和危险，或者，用合理的标准来衡量，诱发焦虑的事件与焦虑的严重程度不相称。

（5）与焦虑的体验同时，有躯体不适感，精神运动性不安和植物神经功能紊乱的表现。

上述的症状学描述是卓越的。我们不妨把它们稍加归并和简化。焦虑症状包括三方面：

（1）与处境不相称的痛苦情绪体验，典型形式为没有确定的客观对象和具体而固定的观念内容的提心吊胆和恐惧，文献中常称为漂浮焦虑（free-floating anxiety）或无名焦虑。

（2）精神运动性不安。坐立不安，来回走动，甚至奔跑喊叫，也可表现为不自主的震颤或发抖。

（3）伴有身体不适感的植物神经功能障碍。如出汗、口干、嗓子发堵、胸闷气短、呼吸困难、竖毛、心悸、脸上发红发白、恶心呕吐、尿急、尿频、头晕、全身尤其是两腿无力感等。

只有焦虑的情绪体验而没有运动和植物神经功能障碍的任何表现，不能合理地视为病理症状。反之，没有不安和恐惧的内心体验，单纯身体表现也不能视为焦虑。这里，有必要对所谓躯体化（somatization）这个概念加以考察。精神分析学说认为，心理的东西本身可以变成身体症状，这一过程称为躯体化。精神分析家对这一概念的含义或用法并不一致。一种用法是，躯体化是广义的转换的一种形式；另一种用法是，心理的东西变成随意肌或特殊感官的功能障碍称为转换，而心理的东西变成植物神经功能障碍则称为躯体化。西方很多精神科医生在找不到躯体症状有任何器质性病变作为基础时，倾向于把这种躯体症状视为焦虑或抑郁的躯体化，也就下焦虑症或抑郁症的诊断。这是根本错误的。必须坚持的原则是，没有精神症状就不能诊断为任何一种精神障碍；不论有多少躯体症状也不能构成精神障碍的诊断根据。事情很清楚，心理的东西本身变成身体症状，这个假设迄今并未被证明，也没有任何迹象表明它将会被证明。退一步说，即使这个假设已经被证明，身体症状也还是不能成为某种确定的精神障碍的诊断根据，因为无法断定身体症状究竟是焦虑的躯体化，还是抑郁的躯体化，还是什么其他心理的东西的躯体化。对病人的精神状态进行理解和描述，绝不是我们生来就有的天赋，而是必须通过学习和锻炼才能逐渐掌握的本领。在这个学习过程中，排除各种理论（尤其是精神分析理论）的干扰，是必要的。

焦虑神经症有两种主要的临床形式，但二者之间并无截然的分界线，互相过渡和重叠的情况并不少见。一种是广泛性焦虑，一种是急性焦虑发作，也称为惊恐障碍。

精神科常见的是缓慢或亚急性起病的广泛性焦虑，病程迁延，但症状轻重常有波动。

典型的焦虑是所谓漂浮焦虑或无名焦虑。实际上，明确地把自己的心情描述为没有对象和内容的恐惧，这种病人少见。这是由于，人们不能容忍他的心情或痛苦没有对象和内容，他必须给自己提供某种内容。这样一来，焦虑便附着在各种偶然事件上，似乎有了现实的内容。显然，病人焦虑的严重程度和持久性跟日常生活中的琐碎事件是很不相称的。焦虑的内容完全取决于日常生活环境中的变动，没有中心主题，也没有明确的社会倾向性。追究起来，病人自己也想不通他整天到底在害怕什么。这种完全被环境牵着鼻子走的焦虑，与烦恼是不同的。烦恼与焦虑的不同还在于，烦恼主要是对过去的事后悔和对现状不满，而焦虑几乎完全是对未来的可能性的恐惧。病人时刻在等待着不幸的到来，不论什么事总害怕会出现最坏的结局。这也可以称为预支性焦虑(anticipatory anxiety)，似乎在预支未来岁月中全部可能发生的危害和灾难。皮肤划破一个浅表的小口子，病人马上想到破伤风和败血症，想到死亡，十分恐惧。孩子跟人家打架，便想到重伤致残或因人命而被法院处决。病人害怕自己会忘记最重要而简单的事实，以至张口结舌下不了台。怕自己由于注意不集中和笨拙而铸成大错。排队买菜总担心轮到自己菜就卖完了，或者害怕给错了钱而受指责。实际上，由于焦虑妨碍了效率和准确性，反过来使病人的焦虑愈甚，甚至害怕自己会完全失控而发疯。

焦虑情绪也容易使病人集中注意于他们的身体症状。这种病人见了医生便诉苦，诉述各种各样的身体不适感，尤其是交感神经功能亢进的各种症状。

典型的急性焦虑或惊恐障碍是发作性的，发作的间歇期可以没有任何症状。发作不限于任何特殊的处境，也没有特殊的诱因，所以是不可预测的。发作来得很突然，出现严重的植物神经功能障碍：剧烈心跳，胸痛，咽喉部有阻塞感和窒息感，头晕，全身发麻和针刺感，呼吸快而浅等。与此同时，病人有强烈的恐惧，可有短暂的人格解体体验，常有死亡迫在眉睫的恐惧，或者害怕自己会发疯。有些病人软瘫在沙发里，有些病人一发作就惊呼求救，跑到别人的房间里去。每次发作一般 10～20 分钟。有些病人惊恐发作后卧床不起，诉衰弱无力，尤其是一身冷汗最为典型。间歇期请病人叙述上次发作的经过，可以得出一幅清晰的临床相。

还有一种临床形式，界于急性焦虑反应与慢性焦虑神经症之间，ICD-10 (1992) 和 DSM-Ⅲ-R 都称为创伤后应激障碍。其实，称为精神创伤后迟发的焦虑障碍，更为恰当。精神创伤是异乎寻常的，也就是对几乎所有人都是创伤性的，如突然发生的地震、火灾和洪水，战争场面，重大交通事故，暴力犯罪中幸免于难等。事情发生后经过几个星期至几个月才起病，这种创伤后的潜伏期是特征性的。如果没有潜伏期，那就是一般的急性反应。

其症状可以分为三组：

(1) 轻度到中度的广泛性焦虑。警觉性过高，易产生惊跳反应，是特征性的。其他焦虑症状都可以出现。

(2) 反复重新体验精神创伤的经历。控制不住地回想创伤事件（像电影中的“闪回”），反复出现有关创伤的噩梦，忽然感到似乎事件又在重演因而发生相应的情绪和行为反应。这些发作可因旧事重提、旧地重游或有关刺激而引起，例如电视屏幕上的类似情况、炉子里熊熊燃烧的火等。

(3) 情感钝化和回避。病人对生活的某些重要方面不愿提及和不感兴趣，情感生活变狭隘了，与人相处不亲热，使人产生疏远感，回避可能勾起伤心恐惧的回忆的事情和环境等。

大多数病人都以完全恢复告终，但病程长短不一，少数可迁延多年不愈，甚至出现人格相应的变化。

第三节　诊断和鉴别诊断

焦虑神经症的典型病例是不难诊断的。要点是医生对于焦虑的症状学描述应有正确的理解。这就是，焦虑症包括两个方面，一方面是焦虑的情绪体验；另一方面是焦虑的身体表现（运动性不安和植物神经功能障碍）。如果只有一个方面的症状就诊断为焦虑症，势必把焦虑症的范围扩大到不恰当的程度，这对研究和临床工作都是不利的。

不少焦虑症病人只向医生诉述身体症状，这种情况在基层保健部门和繁忙的综合医院内科门诊很常见，容易误诊。有些医生为了照顾病人着急害怕的心理，给病人进行过多的不必要的检查，结果反而使他们更加焦虑。医生应该仔细了解病人的情绪体验，关键在于同情关心病人和善于提问。事情的另一面是，多种内科疾病可有焦虑表现，尤以心血管病和内分泌病多见。广泛应用激素以来，激素引起的焦虑也不少见。如果诊断可疑，应停用激素或减量进行观察。

更年期和老年病人容易出现焦虑症状，但大多不是神经症。既往的历史对这种病人的诊断是重要的。如果 40 岁以前没有任何可疑的神经症历史，40 岁以后患神经症的可能性是比较小的。除非有充足的根据，不要对老年人轻易下神经症的诊断。只要我们坚持，即使没有神经症，老年病人也需要加强心理治疗，那么，对神经症采用严格的诊断标准就不会给病人造成什么不利的后果。反之，轻易下神经症的诊断，有可能贻误器质性疾病的治疗。

激越状态（伴有不快或痛苦情绪的显著精神运动性兴奋）不是神经症性的，它比惊恐发作要持久得多，二者不能混为一谈。

对发作经过不能清楚地回忆起来，甚至有明显的遗忘症，便不能诊断为一次惊恐发作。

C. D. Spielberger（1966）区别了两种焦虑：一种叫做状态焦虑（state anxiety），另一种叫做特性焦虑（trait anxiety）。这就是说，焦虑可以是一种为时不太长久的病理状态，也可以是从小逐渐发展形成的人格的一个特性。其实，Cattell 等（1958）用因素分析的方法，早就辨认出了这两个互相独立的因素。这两者的区别可以从以下几方面来考虑：①状态焦虑起病于成年，持续时间较短；特性焦虑从小就开始显露端倪，且持续一生。②状态焦虑程度较重，特性焦虑程度较轻。③状态焦虑有明显的植物神经症状，特性焦虑一般没有植物神经症状。④状态焦虑以漂浮焦虑为核心，而特性焦虑的典型表现是处境性焦虑或期待性焦虑（expectation anxiety），即期待愈高则焦虑愈甚，如登台表演前、考试前、重大事件或人生转折点的前夕等出现焦虑情绪。

抗精神病药可引起焦虑，因此在精神科临床工作中时刻要记住药源性焦虑的可能。

广泛性焦虑可以有神经衰弱的各种症状。它与神经衰弱的鉴别取决于医生的观点和诊断标准。如果对焦虑持严格的描述症状学观点，像 A. Lewis 那样，那么就会发现，不论在居民中还是在医院的门诊部，焦虑神经症病人都比神经衰弱病人少。

与恐惧症的鉴别有时很难。不少作者，例如 R. P. Snaith（1981），把恐惧症和焦虑症合并在一起，也可以说明这种难点。实际上，二者关系密切，各种过渡形式和混合形式都相当常见。

单一症状的恐惧症与慢性广泛性焦虑容易识别。可以把这两个极端用各种过渡形式连起来构成一个症状谱：单一客体的恐惧症⟺多客体的恐惧症⟺客体性恐惧症与处境性恐惧症的过渡或混合形式⟺在一定处境下焦虑症的症状明显加剧⟺焦虑症因处境不同而有波动⟺典型的慢性广泛性焦虑。

焦虑和抑郁是有密切关系的两种精神病理状态。在等级制诊断系统中，抑郁症是较高等级，焦虑症是较低等级。诊断焦虑症必须排除抑郁症，而诊断抑郁症时无需排除焦虑症。鉴别时完全不必考虑以何者为主而定诊断。一个病例即使焦虑更明显，只要它符合抑郁症的诊断标准，就应该诊断为抑郁症。(注，见 78 页)

B. Prusoff 等（1974）用包含 58 个项目的症状清单作为问卷请病人填写，调查了大量门诊女病人。结果发现，单纯的抑郁症和单纯的焦虑症各占总数的 2/5，焦虑和抑郁两者兼而有之的病人占总数的 1/5。R. W. Downing 等（1974）也有类似结果的报告。这表明，从症状的横断面要把焦虑和抑郁分开是困难的。

L. Walker（1959）对 111 名以焦虑症状为突出临床相的病人追踪观察 2 年，发现其中有一大组病人起病急，无明显诱因，预后比其余病人好得多。Walker 认为，这组病人实际上患的是内源性抑郁症。

K. Schapira 等（1972）的追踪研究发现，先有焦虑后出现抑郁的病人，即最初诊断为焦虑症的病人，症状较持久，总的预后较差。

J. Clancy 等（1978）追踪观察 112 名原来诊断为焦虑症的病人，发现 44%后来出现抑郁发作。

D. F. Klein（1964）基于药物反应区分了两种不同类型的焦虑，其中一组对丙咪嗪的反应显著优于其他病人，这组病人的临床特点是：起病急，有颜面潮红和潮白，惊恐发作，心悸剧烈，有死亡恐惧。

P. Tyrer 等（1973）的临床研究肯定苯乙肼（一种单胺氧化酶抑制剂）对恐惧症有良好的疗效。他们认为，苯乙肼既是抗抑郁药，同时又是抗焦虑药。因此，抗抑郁药对某些焦虑病人有良好的疗效，并不能说这些病人患的一定是抑郁症。

总起来说，焦虑与抑郁的关系，现在还不完全清楚。J. Mendels 等（1972）的研究认为，有下述三种可能性：

①二者有共同的生物学基础，症状也很近似。②二者是对致病因素的同一反应，而特征性症状是人格的病理塑形作用的结果。③二者不同，原有不同的症状，随着病情加重和病程迁延，其中的任一种都可以出现另一种的继发症状。换言之，慢性焦虑症病人可有继发性抑郁症，慢性抑郁症病人可有继发性焦虑症。

第四节 治 疗

一、药物治疗的历史教训

下面谈的是美国的情况，但欧洲国家也差不多。这对于分析我国的现状和研究对策，也许不无帮助。

安慰剂的威力，从来没有像 19 世纪末和 20 世纪初那样明显了。这时，大家都很清楚地看到了大脑和精神对全身健康的重要性。廉价的威士忌酒遂开始发挥它的治疗作用了。稀释后加入一些有药味的物质，可以使多年的老病号焕发青春。当然，威士忌不能再叫做威士忌，而必须改名，叫做什么神经补剂或神经调节剂。品种繁多，有各式各样的剂型。今天美国只有十来种苯二氮䓬类的商品药，比起来真是相形见绌、今不如昔了。

随便举几种。麦尔斯神经康复剂（Miles' Restorative Nervine）、抗神衰精（Antineurasthin）、温斯罗夫人安神糖浆（Mrs. Winslow's Soothing Syrup）、菲勒氏神经活力剂（Wheeler's Nerve Vitalizer）、雄心壮志丸（Ambition Pills）、马丁氏神效药片（Martin's Miraclettes）、丘吉尔神经虚弱处方（Churchill's prescription for Nervous Debility）、阿瑟氏壮阳片（Arthur's Sexual Tablets）、戈登滋阴补阳活力片（Gordon's Vital Sexualine Restorative）等等。据统计，1906 年，与焦虑有关的专利药（成药）全年销售额达 8000 万美元，而当时美国只有

7700万人口。到1917年，增长到了1.5亿美元。1956年，美国成药消费达10亿美元。

现在看来，过去那些吹得天花乱坠的药，其有效成分不外砷、溴、士的宁、鸦片、缬草等一类的东西。有一种叫葛丁氏神经糖浆，包含铵、锶、钙、钾、钠五种溴化物，只缺溴化锂，因为当时认为锂盐是一种危险的药。

第一次世界大战前不久，苯巴比妥（鲁米那）开始应用于临床。接着便是持续半个多世纪的巴比妥类成药的大行销。急慢性中毒的病人逐渐增多，药物依赖开始猖獗。

1950年，氨甲丙二酯（Meprobamate）合成。1955年，以眠尔通（Miltown）为商品名的专利药进入市场，迅速席卷了美国。1955年后7个月，眠尔通这一种药的销售额达200万美元。严重的供不应求出现了，许多人排长队去买眠尔通这种特殊的“口粮”。后来慢慢弄清楚了，眠尔通的实际疗效并不怎么好，也远非原来所想象的那么安全，现在已很少用了。以上所说系根据R. I. Shader等（1979）的一篇综述。

据L. E. Hollister（1979），1976年一年里，美国医生开出了各种安定和眠尔通的处方9000万张。至于治疗焦虑的其他药物处方则难以统计。安定一直是医院各科用得最多的一种药。Hollister的忠告是，抗焦虑药要慎用。重要的一点是，这类药的总消费量增长，并不意味着太多的人在服用，而是人口中一部分人用的剂量太大和时间太长。这显然是危险的。

对于中国医生，教训在哪里呢？显然，我们必须提高对神经症性精神障碍的认识，一方面大力开展精神卫生教育，同时另一方面积极开展心理治疗，以推动对药物滥用的控制。

二、对焦虑症的药物治疗

许多不同性质和类别的药物都可以用来治疗焦虑症。临床使用的主要有两大类。一类是镇静催眠药。随着剂量加大，作用从镇静走向催眠。这类药还有肌肉松弛和抗抽搐的作用，长期服用可产生耐药性，甚至依赖。这一类包括巴比妥类、眠尔通（安宁）及其同类（丙二醇类）、安定及其同类（苯二氮䓬类）。另一大类可称为镇静植物神经类，除了镇静作用与前一大类相似外，不同的地方有：作用于末梢植物神经，增高肌张力，降低抽搐阈（可诱发抽搐），不容易产生依赖。这一大类包括各种具有抗组胺作用的镇静药，如安他乐（二苯甲烷类）、吩噻嗪类抗精神病药，以及一些有镇静作用的抗抑郁药（阿米替林、多虑平等）。

大多数医生和病人都喜欢上述第一大类药物。镇静植物神经类药常常引起不愉快和不舒适的副作用，如内心不安、神志迷糊和难受的感觉、末梢副作用（口干、视物模糊、头晕等）。由于这些难受的副作用，这一大类药物的滥用少见。但还是有少数病人毫无困难就耐受了副作用，感到这类药物比前一类效果好得多。

究竟选用什么药去治疗某一特定病人的焦虑症，这主要取决于病人的反应。开处方前询问病人过去吃过些什么药，剂量多大，吃了多久，疗效和副作用如何，是必要的步骤。新药试用3～5天，如果病人耐受不了，就应该换药。劝焦虑病人忍受难堪的副作用是不明智的。

一般的说，首选苯二氮䓬类（安定类），其次考虑二苯甲烷类（安他乐类）或三环抗抑郁药。巴比妥类不宜用，因产生依赖的危险比较大。抗精神病药最好也不要用，因为大多数病人服药后难受，耐受不了。单胺氧化酶抑制剂（如苯乙肼）对惊恐发作及焦虑的急性恶化状态有效。

焦虑总是伴有植物神经功能障碍，尤其是交感神经功能亢进。因此，β受体阻滞剂如心得安（propranolol）可以使用。心得安与安定类合用可减少安定类用量，而效果更佳，但有支气管哮喘者禁用。

同样剂量的安定类药物在不同人身上的血浆浓度差异很大，可达6倍之多（Gottschalk，L. *et al*，1972）。因此，不论什么病人，都用同样的剂量是很不恰当的。

如果无法快速检测血浆药物浓度，医生怎样确定恰当的剂量呢？下面是Hollister（1979）推荐的方法：

在就寝前2小时服一次药，如果病人在就寝前略感睡意，或者夜里睡得比平时舒服踏实些，或者第二天早晨醒得较晚，或者醒来仍有些没有睡够和不太清醒的感觉，这个剂量就是恰当的(Hollister称为半催眠量)。开始治疗时服用小剂量，例如安定2 mg，以后每晚加量，最高可达20 mg。直至确定了半催眠量为止。一般3～5夜便可以将剂量确定下来。然后进行正式治疗。这类药物的血浆浓度半衰期都很长（12～48小时），所以传统的每日服药三次并无必要。每天二次就够了。每次服用半催眠量，早晚各一次。

焦虑症状的轻重往往有明显波动。疗程要符合病人症状加剧的时期。症状轻者可不用药物。症状控制满意后，持续2～4周即可停药。如果服用2周无效或疗效不佳，应增加剂量或换药。总之，要避免长期服药。现在，很多病人长期服药，即使疗效不显，病人却有“吃药总比不吃好”的错误想法。

有些心理治疗者反对用药，不无道理。但是，作者认为，以心理治疗为主，配合适当的药物，比较符合我国大多数病人的情况。同时，药物可以缩短心理治疗的疗程，尤其是使初期的心理治疗变得容易一些。焦虑严重的病人坐立不安，注意不集中，谈话很难深入。药物使焦虑症状减轻一些，有利于交谈的进行，同时也可以增强病人的信心和对医生的信任。第一次会见病人就要力图使病人懂得，药物充其量只是开始阶段帮助病人较易摆脱困境的“拐杖”，焦虑症跟病人的精神生活有密切的关系，交谈的目的是使病人逐渐掌握精神卫生之道，主动地去改善自己的精神状态，便可以迅速丢掉药物这根“拐杖”。

三、药物治疗进展

选择性5-羟色胺再摄取抑制剂等新型抗抑郁药物的问世，特别是其中某些药物抗焦虑作用得到证实，对广泛性焦虑的药物治疗起到了划时代的作用。目前的临床一线用药，特别是门诊治疗，以这些新型抗抑郁药为主。严格的临床对照试验和系统综述结果显示，帕罗西汀、舍曲林、文拉法辛和艾司西酞普兰对广泛性焦虑有效，明显好于安慰剂。此外，丁螺环酮作为新开发的抗焦虑药物，对广泛性焦虑的治疗效果也是肯定的。

对惊恐障碍的药物治疗方面，选择性5-羟色胺再摄取抑制剂对改善症状有效。对舍曲林治疗有效的患者，如中断舍曲林治疗，症状复发增加。另外，丙咪嗪对惊恐发作的控制也有肯定的效果。英文文献中较新的研究多将药物与认知行为治疗联合使用，如帕罗西汀加上认知行为治疗使症状得以改善，对回避等造成社会功能损害的典型表现更有帮助。随访发现，与单纯药物治疗相比，认知治疗使更多患者疗效得到巩固（以上内容和本书新增加的药物治疗进展均来自《临床证据》第15版，全版本．唐金陵、王杉主译．英国医学杂志出版集团．北京大学医学出版社，2007年11月）

由于新型抗抑郁药的抗焦虑作用出现较晚，临床工作中对于需要立即控制焦虑的患者往往在刚开始治疗时合并用苯二氮䓬类药物，在治疗2～4周，新型抗抑郁药的抗焦虑作用逐渐发挥出来后，再逐渐减少苯二氮䓬类药物的用量直至停用。

与药物治疗神经衰弱同样的问题是，有了相对安全可以长期使用的药物后，如何配合心理治疗使患者的状况得到更根本性的转变。

四、心理治疗

对焦虑症的心理治疗有多种不同的理论和方法，但在实际应用中它们并非总是不相容的。下面针对焦虑症心理治疗作简单的介绍。

开始或准备阶段的交谈是为下一阶段提出心理学解释扫清道路。当然，也为了确立治疗同盟，澄清病人的心理事实，达到相互理解。要避免过早和不结合病人的心理事实进行解释。

通过交谈，病人弄清楚了，他并没有身体器官的疾病，也不是大脑什么地方坏了，他的痛苦首先而主要地是精神上的痛苦。逐渐地，焦虑的偶然内容（各种生活琐事）被剥离了，病人终于觉察到他的痛苦是一种没有明确对象和具体内容的恐惧。做到这一步，医生和病人便有可能就病人的重要生活事件和人际关系的困难进行深入的讨论。了解事情的客观细节，理解当时病人的内心体验，使病人有可能面对一系列表面上不同而根本上相同的生活态度。

心理学的解释可以从众多的学说中选择一种，也可以从不同角度采用不同的解释，例如 Freud 的性欲受阻抑，Adler 的自卑情结和社会情感发展不足，E. Berne 的 P—A—C 分析（父母意识—成人意识—儿童意识），Maslow 的需要层次等等。不论什么样的解释，只要为病人所接受，就一定有疗效。

其实，道理很简单。神经症并不是一种谬误，也就谈不上用真理去纠正它。神经症是一种精神痛苦，因此，态度的转变完全可以消除它。问题在于，态度的根子深深地扎在相对稳定的人格里。所以“霍然而愈”往往是表面的和不持久的，而态度的根本性改变有赖于病人对自己不断深入的理解，用持之以恒的各种有效行动去面对生活。

在交谈过程中，帮助病人生活在“此时此地”之中，通过体验而获益，是促进态度改变的一种有效方法。确实，如果体验人生的意义和价值成了一个人随时随地的生活目标，这个人的心里便没有神经症的立足之地了。但这种“此时此地”治疗很难做，它意味着要求医生丢掉面具和真诚的情感投入。如果医生缺乏良好的素养，有可能陷在感情的瓜葛中而使双方都受牵累。

一般的说，焦虑是人类最普遍的情绪，尽管绝大多数人的焦虑是处境性的和轻微的。我们明明知道着急并不能使公共汽车来得快些，恰巧相反，愈着急便觉得它来得愈慢。坐在病儿旁边的母亲谁不着急呢？然而，孩子疾病的预后并不决定于母亲的善良意愿。因此，焦虑是可以理解的。

焦虑症的心理冲突同样是可以理解的，只是尖锐而持久。冲突的双方公说公有理、婆说婆有理，久而久之，阵线不清楚了，演变成了黑夜中的白刃战，自己伤了自己人。就以性心理冲突来说吧，我们中国人既可以用“不孝有三，无后为大”为性欲理直气壮地进行辩护，同时也可以用“万恶淫为首”对性欲进行不近人情的镇压。如果一个人不敢也不能对自己进行解剖，心理冲突便有可能变成莫名其妙的焦虑症。

人人都有情欲，这往往表现为占有。异性、名利或权势都可以成为占有物。学习可以是占有的手段，目的是优秀的考试成绩、可以夸示于人的记问之学、毕业证书或学位等。工作和人际交往也可以是名利权势的手段。如果手段本身完全不能目的化，也就是说，在学习、工作或人际交往过程中，我们完全体验不到愉快，体验不到存在本身的意义和价值，那么，我们很难免要陷于心理冲突之中，因为情欲是无穷无尽的，但我们不可能占有世界的一切。这个道理并不难懂，但只有医生自己有深刻的体会，才可能在心理治疗中有效地感动病人。

作者遇到过好几位这样的焦虑症病人，他们带着一张小板凳或折叠椅，整天在外面游走。这样，他们的焦虑被控制在可忍受的限度之内。这些事实启发我们，行动是焦虑的对抗剂。再进一步，我们不妨和病人讨论，这种非建设性的行动有没有可能发生建设性的转化呢？实际上，每个健康人都在用建设性的行动把焦虑控制在很低的水平，甚至可以体验到人生的意义和价值。

以自我训练为要素的治疗可以对焦虑症起良好而持久的作用。但是，作者反对驯兽式的行为治疗。对于所谓奖惩治疗，人们有理由提出质问：医生有权惩罚他的病人吗？

（注）这里所说的等级制诊断，只适用于古典的即 Kraepelin 的分类诊断系统，而不适用于DSM-IV“心境障碍”里的各种抑郁障碍，因为“心境障碍”明显地是一个异质类别，抑郁的轻重也相差悬殊。

第六章　恐惧神经症

- 概述：历史由来与要点
  - 要点一：害怕与处境不相称
  - 要点二：病人感到很痛苦，往往伴有显著的植物神经功能障碍
  - 要点三：回避所怕的处境，这直接造成社会功能受损害
- 分类和临床描述
  - 场所恐惧
  - 社交恐惧
  - 动物恐惧
- 治疗（行为治疗）

第一节　概　述

个别恐惧症病人的简单记载，不论中外，都是很早就有的。据说，罗马帝国的奥古斯都大帝害怕一个人停留在黑暗的地方。我国古代杞人忧天的故事很可能有真人真事作为模特儿，而不大可能完全出自杜撰。

现代精神病学关于恐惧症的描述，是从德国医生 C. Westphal (1872) 开始的。他的专著《场所恐惧》(Die Agoraphobie) 对病例有具体的描述，他创造的名词成为各种恐惧症命名的开端。

S. Freud (1895) 把恐惧症分为两类：一类是普通恐惧症，如害怕死亡、黑暗、蛇等，这些东西是大多数人都多少有些害怕的。另一类是特殊恐惧症，例如怕上街，这是大多数人并不害怕

的事。后来，在一次学术演讲中（Anxiety and instinctual life, 1933），他提出了置换（displacement）的概念：“很容易看出，内在的危险在恐惧症里变成了外在的，换句话说，神经症性焦虑变成了表面上看去是现实的焦虑。为了把这种复杂的事加以简化，我们不妨设想，场所恐惧症病人在街上看见人时，总是害怕自己出现受诱惑的情感。恐惧症的置换把这种害怕变成了对外在处境的害怕。置换的好处是明显的，因为他因此而感到能够更好地保护自己。外在的危险可以通过逃遁而得救，而要免于内在的危险却是困难的。”这样的理论可以解释一部分病例，但不能解释所有的恐惧症，除非假设有决定人类一切活动的无意识的性心理，而这是作者无法接受的，很多心理学家也不接受。

与精神分析完全不同，行为主义者提出了另外的解释。M. C. Jones（1924）不仅提出了解释，还用直接条件化（direct conditioning）和社会性模仿（social imitation）的方法成功地消除了孩子们的恐惧症。

这是20世纪50年代以前研究恐惧症的两条主要路线。近几十年来，临床的（包括家族史调查）、实验性的、心理学的（如人格的发展经过）和流行病学的多方面研究资料表明，恐惧症包含多种不同性质和起源的精神障碍，差异很大，既不能用单一的原因和发病机制去解释，也不能用同一种方法去治疗。

W. S. Agras（1969）的调查发现，恐惧症在人口中的总患病率为77/1000，而社会功能严重受损害的恐惧症病人为2/1000。这两个数字生动地说明，诊断标准不同，患病率之差可以高达近40倍。

那么，怎样才算一个恐惧症的临床病例呢？I. M. Marks（1969）用四条标准确定恐惧症：①害怕与处境不相称；②不能用解释说理消除；③控制不住；④导致对所怕处境的回避。其实，②③两条不必要，因为不到恐惧症程度的害怕讲道理同样不管事，也控制不住。看电影的成年人，面对极端恐怖的场面，大多数人都害怕，可谁不知道那是假的呢？

因此，诊断一个恐惧症的临床病例，必须符合以下三条：

(1) 害怕与处境不相称。这是一条统计学标准，即所谓不相称是相对于大多数人在相同或类似处境下害怕的程度而言。换言之，恐惧症病人的害怕是异常的。

(2) 病人感到很痛苦，往往伴有显著的植物神经功能障碍。这照例构成病人就医时诉述的主要内容。

(3) 对所怕处境的回避，这直接造成社会功能受损害。

作者认为，健康人和恐惧症病人最重要的区别是，健康人面对现实，恐惧症病人回避现实。人生有很多事情不硬着头皮去干是不行的。如果在道理上我们完全明白，没有必要害怕，至少无需怕得那么厉害，那么，我们就必须面对现实。经过锻炼，恐惧总是可以控制在一定限度之内而无碍于正常生活的。实际上，很多恐惧症病人在行为治疗家指导下经过锻炼完全好了。不过，应该说明一点，作为症状的回避跟作为一种应付策略的回避是不同的。想恋爱结婚的人见了异性就躲，是症状性回避，因为它违背了想要达到的目的。“打得赢就打，打不赢就跑。”后者是策略性回避，为的是用另外的方式去消灭敌人。犯逃跑主义的将军是坏的将军，但不是病态的，因为他的目的并未放弃，那就是为了活命。从心理学上说，回避有两种：回避内心的现实；回避客观的现实。回避内心的现实指不愿意看清自己的情欲、错误、缺点或短处等。这容易导致适应不良的行为或神经症，但不一定导致恐惧症。

据 R. Woodruff 等 (1964) 统计，充分发展的强迫神经症病例在人口中占 0.5/1000。据前引 Agras 的调查，严重的恐惧神经症病例在人口中占 2/1000，为强迫症的 4 倍。然而，在精神科门诊中，强迫症病人比恐惧症病人明显地要多些。一个可能的解释是：恐惧症病人有强烈的回避行为，所以他们很少就诊。

第二节　分类和临床描述

传统的命名法是在 phobia (恐惧症) 前加上一个希腊或拉丁前缀。显然，这并不解决分类的问题，反而容易导致混乱。至少，一大堆生僻古怪的词是不方便的。

J. Wolpe（1964）在研究行为治疗的应用和效果时，用包含72个问题的问卷调查病人，并将恐惧症分成六类：①动物恐惧症；②社交或人际恐惧症；③伤病及死亡恐惧症；④噪声恐惧症；⑤其他经典的恐惧症；⑥杂类。①、②两类是广泛公认的类别，其余4类则不然。单纯怕噪声的恐惧症大概很少，作者一例也没有遇见过。⑤、⑥两类与前四类并列，似乎不大妥当，缺乏系统性。

I. M. Marks（1969）的分类如下：

1. 对外在刺激的恐惧症

（1）场所恐惧症

（2）社交恐惧症

（3）动物恐惧症

（4）其他各种特殊的恐惧症

2. 对内在刺激的恐惧症

（1）疾病恐惧症（参看第八章第四节）

（2）强迫性恐惧症（参看第七章第二节）

这个分类的优点是，它有症状、生理学、起病年龄、对行为治疗的反应以及预后等多方面的根据。举一个例子，Marks（1966）研究了各种恐惧症的起病年龄，发现动物恐惧症的平均起病年龄为4岁，社交恐惧症为19岁，场所恐惧症为24岁。Marks认为，动物恐惧症很可能有不同于其他恐惧症的精神病理学性质。这些病人的恐惧症状比较局限，即使病程长对治疗的反应也仍然是良好的。

但是，上述分类也有弱点和难处。首先，各种混合形式不少见。其次，正如Marks本人所说，场所恐惧症和社交恐惧症等也都不是同质同源的类别。

把恐惧症大致分为两类在临床实践中是方便而有用的：一类是简单的或单症状性恐惧症；另一类是复杂的或弥散性恐惧症。前一类人格缺陷少或不明显，对治疗的反应良好，这与后一类成鲜明的对比。当然，混合的和中间过渡形式的恐惧症也不少，并且情况各异。

恐惧症这个名词已经用得很滥。初学者切不可被名词所欺骗。举两个例子，所谓学校恐惧症，只有一部分是真正的恐惧症，另一部分并不是恐惧症而是拒绝上学，原因和表现形式却是各种各样的。所谓不洁恐惧症也是一个容易使人误解的名词。特别怕脏和反复洗手的病人一般并没有恐惧，至少恐惧是不强烈、不突出的，他们面对或接触他们所谓脏物时的情绪主要是厌恶。实际上，所谓不洁恐惧症大多并非恐惧症而是强迫症。

下面介绍三种公认的恐惧症。

一、场所恐惧症

Agoraphobia 过去通译为旷野恐怖、广场恐怖（见夏镇夷主编，英汉精神病学词汇. 北京：人民卫生出版社，1981)。《简明牛津词典》1964 年第 5 版对这个词的释义是 morbid dread of public places（对公共场所的病态恐惧），还说 agora 源出希腊语，义为 assembly（聚会）。据英国医学杂志的一篇社论（1974：177）说，"古希腊的 agora 是一种人民的聚会，这个词遂获得了聚会场所这样一个派生义。只是由于希腊天气晴朗，聚会才在室外举行。假如，agoraphobia 一词系来自古英语，那它无疑会指闭室恐惧症。"据 H. P. Laughlin（1956），agora 这个希腊词的原意是 market place（市场），the place of assembly（聚会的场所）。因此，本书将 agoraphobia 译为场所恐惧症。

当然，这里并不单纯是个翻译问题。R. P. Snaith（1981）指出，把性质不同的一组情况贴上场所恐惧症这么一个诊断标签，容易使人误解。事实上，被诊断为场所恐惧症的病人是各种各样的：有些病人害怕在商店关了门和很少行人的街上走；有些病人一离开家门就紧张害怕，而实际上他们并没有遇见人。D. Buglass（1977）发现，场所恐惧症有两种，彼此并无联系。一种是，病人害怕自己会晕倒或死去而旁边没有亲人救他；另一种是，病人害怕被人注视，因此，他们避免到人多的地方去，而在没有人的僻静处所，他们便感到心里踏实。Marks（1965）把一组病人称为旅行恐惧症（travel phobias），而把场所恐惧症一词放在它后面的括弧里，很可能是由于场所恐惧症一词含义过于笼统和容易引起误解的缘故。

不仅如此，场所恐惧症的症状往往是复杂多样的。常常合并有其他内容的恐惧症，还常有惊恐发作和焦虑症，有些病人还合并有抑郁症状、歇斯底里发作、强迫症状或人格解体。

场所恐惧症以女性多见。病人多出身于稳定而且成员关系密切的家庭。母亲对病人的过分保护很常见。病前人格多系害羞、被动、依赖、容易焦虑不安。病后对家属的依赖更加突出，外出需人陪伴，严重者完全不敢出门，长期困居家中。

从英文文献上看，场所恐惧症是一种严重而又常见的恐惧症。Agras（1969）说它在人口中的患病率为6/1000。我国情况究竟是实际上与西方不同，还是未被发现，似乎难说。事实上迄今国内还没有见过一例正式报告。作者从医已经五十余年了，只见过几位父母来门诊叙述他们女儿的情况，使作者怀疑为场所恐惧症，但始终未见过病人本人，无法确诊。也许，病人不敢出门，又缺乏有效治疗，是此病门诊少见的原因。当然，误诊也是可能的。

二、社交恐惧症

国内临床上见到的恐惧症中，以社交恐惧症最为常见。这大概与下述两种情况有关：①与西方人相比，我国人是特别爱面子的。领导对下级最常提出的忠告是：要注意影响。家丑不可外扬，是我们大家都极力遵守的信条。然而，父母和长辈又往往不尊重晚辈，甚至当众丢他们的脸。②父母和师长往往忽视对孩子们社交能力的培养。生下来不久就交给祖母或外祖母抚养的孩子，这一点尤其严重。很多人还不懂得，从小到成年，一个人只有经常与同龄人相处，人格的健全成长才有保证。孩子们只有在与同龄人相处的过程中，才能学会独立而不依赖他人，自尊而又尊重他人。几乎完全在父母或老人身边长大的人，不是任性、蛮横不讲理或看不起别人，便是依赖、怯懦而孤僻，也许二者兼而有之，正如鲁迅先生所说，见了兽便显出羊的样子，见了羊便显出兽的样子。总之，不能平等待人，不会社交。现在，独生子女越来越多，每一个家庭都住在封闭式公寓的单元房子里，很少与同龄人游戏的机会。这种情况值得引起大家重视。

社交恐惧多起病于青春期，只有少数起病于 20 岁以后。有多种多样的症状表现形式。除个别病人例外，症状只出现在和别人在一起的时候，而独处时则没有恐惧症状。

常见形式之一，是在一对一的社交场合下产生强烈的不安，而与一群陌生人（如在街上或公共场所）混在一起时并无恐惧或只有轻微的紧张。发作厉害时伴有头晕、恶心、震颤等。严重者拒绝与任何人（除家属外）发生接触，不能参加任何社交活动，完全把自己跟朋友孤立起来，无法上学和工作。

有的人害怕社交时会脸红，而实际上病人并不容易脸红。有人害怕在社交场合下会晕倒、或打嗝、或放屁等，以至回避社交。

另一种常见形式是怕看别人的眼睛，怕跟人家的视线相遇。怕人家看出他表情不自然，或者感到别人的目光很凶恶，或者从别人的眼光中能看出别人对他的鄙视、厌恶甚至憎恨。有些病人诉述总控制不住用“余光”看人（查《辞海》“余光”有二义，一指落日的余晖，一指惠而不费地对别人的照顾，均与病人所用语义迥异，然病人皆不约而同地如此说，也是一件令人惊异之事）。病人所谓余光，指注视某物或某人时，觉得自己控制不住地同时也在看另一物或另一人。如果问病人用余光看人有什么不好？是不是意味着斜眼看人，有看不起人的意思，还是意味着暗送秋波，不正派？病人照例说不清楚，甚至否认有任何看不起人和不正派的想法。病人的痛苦似乎在于，他必须使自己的眼光像焦点一样集中于某人或某物，而不允许其他人或物进入他的视野，但是，他做不到。还有极个别病人害怕自己的眼光会伤害别人，至于用眼看人怎么会伤害别人，病人却无法自圆其说。尽管如此，病人还是害怕。

有一男青年害怕与人交谈时用手挠头皮，他认为这是很不礼貌的行为。其实，他头皮并不痒，也没有挠头皮的习惯，可就是怕交谈时会控制不住地这样做，因而避免社交，可又认为不社交无法立足于社会，十分痛苦。有一女青年总害怕有人有特异功能，能透过衣服看见她的阴部。尽管病人对特异功能持怀疑态度，仍然害怕与人接近。她从童年能记事时起，就特别怕别人看见她在大小便，因而出门前必须先上一次厕所，也不敢远离家门，怕忍不住要去厕所——她多年来不敢上公厕。即使在家，也必须门窗紧闭，挂上厚窗帘，才敢大小便，尽管如此严加防范，大小便时仍极为紧张害怕。数年前见报纸上有特异功能之说，遂转而害怕特异功能。

从上述两个病例可以看出，社交恐惧症可以有各种各样的变异，无法尽述。也许，归结到一点，社交恐惧症的核心是怕人，各种变异都可以视为人的象征化。

已经有多种不同的学说解释社交恐惧症的发生。除精神分析和条件化两种理论外，下面再介绍两种。

随着心理咨询和社交指导的推广，认知行为学说得到了发展。有些作者认为社交恐惧主要是缺乏社交技巧和能力的培养锻炼。缺乏社交技巧给别人造成不好的印象，引起别人不好的反应，导致尴尬的处境；同时，本人觉察到了自己的社交笨拙也容易造成紧张害怕。另一些作者强调认识的作用。他们认为，有社交恐惧的病人的社交行为在客观上完全可以是恰当的，但病人对自己的评价不恰当。在社交过程中，病人的自我贬低起着重要作用。不少病人本来就是缺乏自信和倾向于自卑的人。还有一些病人对自己要求过高，恨不能以自己超群的口才和举止得到所有人的称赞与喜欢，这就不可避免反复造成自我挫败，终于见人就紧张害怕。当然，许多作者把社交技巧和自我评价结合起来，强调认知和行为的互相作用。

M. R. Leary（1983）认为，已有的学说都有助于理解社交恐惧症，但没有一个学说能够完全解释已知的各种病前情况（先驱和诱发事件）以及病后的表现。

Leary 的学说叫做自我推荐学说（self-presentation theory）。

学说的要点是，社交必有动机。通俗地说，一个人只有当他希望在别人心目中造成某种特殊的印象，才可能会感到紧张不安甚至恐惧。假如不论别人对我有什么看法，我一概毫不在乎，我就不会紧张害怕。可见，决定所有社交恐惧的共同因素是动机，即想在别人心目中留下良好印象的动机。决定动机的因素有两个：一个是处境，另一个是人格。

先说处境。举例说，想和异性交朋友或谈恋爱，对方愈是貌美或有才华，动机就愈强烈，也就愈容易紧张不安。又例如，参加就业面晤考试，如果竞争的人多，挑选的标准很严格，我们就容易感到紧张不安。又例如，将要会见的人大权在握，接见将对自己的一生起关键性的作用，见面时也容易紧张。一般的说，第一次与人见面容易紧张，因为我们都懂得给人留下的第一印象特别重要。可见，就诱因或先驱事件说，往往是抱着特定动机的某种处境。当然有例外，即事先并无特殊的和明确的目的，但偶然发生的尴尬处境使病人一般的想得到别人好印象的动机受挫，也可以成为诱发事件。

再说决定动机的另外一面，即一个人的人格特性。如果一个人倾向于控制别人对他的印象，或者，特别爱面子，似乎所有的人都喜欢他这才有面子；或者，完美主义倾向强烈，恨不得在别人面前表现得完美无缺，那么，这种人便容易患社交恐惧症。

一般的说，社交恐惧症的预后是好的。只要病人长寿，社交恐惧迟早会减轻甚至消失。从来还没有听人说过老头子或老太太有社交恐惧症的。但是，如果缺乏有效的心理治疗，社交恐惧症可迁延多年，以至生命最宝贵的一段年龄在痛苦和无所作为中白白浪费了。

临床上可以见到一些极端的病例。有的病人病前人格相对健全，恐惧是在强烈的创伤性处境下发生的。这种病例用系统脱敏治疗效果好。另一个极端是病人有人格障碍，从小害羞、怕见人，又特别爱面子，争强好胜，并且从小一直缺乏社交训练，也没有任何兴趣爱好，充其量只是会啃书本子，考试总是名列前茅。这种人一到青春期，社交恐惧便明显起来，往往并没有什么确定的诱因。比较多见的是处境因素和人格特性二者的交互作用导致社交恐惧的发展。为什么中年以后社交恐惧症会自发缓解呢？很简单，社交的特殊动机随着年龄的增长而相应地减退了。通俗地说，脸皮变厚了，社交恐惧症便失去了生长的土壤。广义的社交包括与父母的交往，但还未见一个病人在父母面前发作社交恐惧，这缘故不外三种情况：①父母视子女为掌上明珠或天才或孝子，赞赏与爱护备至，恐惧不可能发生；②父母总是口口声声说看着子女长大，一切都了如指掌，毛病和缺点都看得一清二楚，子女也就不认为父母对他们会有什么别的看法和评价，既无需装模作样，也不抱希望会从父母那里得到特别的好印象；③子女对父母满怀怨恨和敌意，愤怒使恐惧无法存在，或者亲子情感淡薄，彼此都觉得没有什么关系，也就缺乏沟通的动机。

综上所述，作者认为，Leary 的学说是解释社交恐惧症迄今为止最令人满意的学说，只是恐惧的某些特殊变形还是需要 A. Freud（1936）详细阐述的某些自我防御机制才能给予恰当的解释，但这并不意味着接受 S. Freud 的基本概念和理论体系。

三、动物恐惧症

这在临床相上与场所恐惧症恰处于另一极端：症状最单纯，对治疗的反应也最好。儿童期的患病率无性别差异，青春期以后女性显著多于男性。往往只限于害怕某一种动物，如狗、猫、鼠、昆虫、蜘蛛等。害怕某些种动物的人很多，只有少数人达到了恐惧症的临床程度，这主要有两个特征：①回避行为损害社会功能；②恐惧伴有严重的植物神经症状。即使达到了临床程度，就诊于精神科的病人仍然是其中的少数。

心理生理测量提示，动物恐惧症病人一般并没有广泛性焦虑。

看来，动物恐惧症也并不是同质同源的一组精神障碍。从简单的条件化到复杂的精神病理机制，各种不同的病例都可以见得到。病前人格也有显著差异，可以相对健全，也可以有明显的人格障碍。较常见的是，既有一定的诱发处境因素，也有一定的人格因素。下面的例子便是如此。

病人男性，已婚，35岁，农村某中学数学教师。患狗恐惧症，不敢独自出门。每次外出必须有人陪伴（妻子或学生）。病人请陪伴者先行，与病人相距数百米。如果先行者看见远处有狗立即通知病人，病人立即掉头逃回家中。据病人说，如果已知某户养狗，则以该户为圆心，以500米为半径，画一圆，病人必须在圆外行走，绝不敢靠近些。偶然看见狗，虽然相距200米以上，也恐惧万状，心跳剧烈，满头大汗。值得注意的是，此人病前并不怕狗。起病的诱因是村子里发生一例狂犬病暴亡，而病人与死者过去关系密切。病前有某些明显的强迫人格特性，但还不够诊断为强迫性人格障碍。

第三节　鉴别诊断

按第一节所述的三条诊断标准，典型的恐惧症并不难诊断。但对每一例够诊断为恐惧症的病人，都必须详细了解个人历史，进行全面的精神状况检查，以免遗漏症状和误诊。

疾病恐惧症通常只限于害怕某一种特殊的病，而疑病症多具有弥散性，对健康过分担心。疾病恐惧症有对可疑病人甚至医院的回避行为，病人没有进行检查和明确诊断的要求，也不求治其所怕的身体病。疑病症者照例反复跑医院、找医生，要求做各种检查，要求明确诊断和给予解释等。医生询问时，疾病恐惧症病人并不诉述所怕疾病的身体症状，而疑病症者总是诉述各种身体不适感。

强迫观念也可以以疾病为内容，但有主观上受强迫非想不可的体验，同时又有意识的抵抗，即反自我强迫的体验。

所谓强迫性恐惧，指病人害怕自己会丧失理智和失控。这跟典型恐惧症害怕外在客体和处境是不同的。但是，强迫神经症病人可以同时有恐惧症状。抑郁症病人有时也可出现恐惧症状。诊断的原则是，强迫症状或抑郁症状出现在先，恐惧症状出现在后；并且，强迫状态或抑郁状态持续时间长于恐惧症状的存在时间，只诊断强迫症或抑郁症，而不下恐惧神经症的诊断。当然，在诊断后面附以伴有恐惧症状的说明，是可取的。

偶尔可以见到恐惧症与惊恐发作出现在同一病人的情况。按症状学定义，恐惧症有明确的客体或客观处境，惊恐发作病人的害怕却没有明确的客观对象和处境，二者的区别是清楚的。但是，兼有两种症状的病人时间稍久便可能出现二者混合形式的发作。

作者在门诊工作中曾追踪过一位病人，从第一次发病到最后一次门诊已经近 30 年。病人很爱面子，对批评指责或轻视很敏感，但病前并没有无根据的猜疑。曾三次发作偏执状态，每次都有明显的诱因（政治运动受审查，评级、评薪受挫，出国未成），每次持续 3～6 个月之久，关系妄想和被害妄想突出，但没有幻觉。每次的妄想内容都差不多，总认为派出所要害他和逮捕他。精神病状态消失后，病人对妄想有很好的分析批判，但妄想一经批判，便出现恐惧症，不敢从派出所门前走过。一走近派出所就十分害怕，心跳加快，但病人在家里和在门诊部都能理智地分析，认为这种害怕没有道理，毫无必要，却控制不住。这种恐惧症状持续几个月以后便逐渐消退，恢复原来的人格，社会功能保持在原来的水平。这位病人在近 30 年的时期里有三种可以清楚地区分开来的状态：偏执状态；恐惧症状态；相对健康的稳定状态。这个病例告诉我们，如果囿于某一种病理状态的临床评定而忽视其他，诊断就会流于片面，治疗也难免是不恰当的。

第四节　治　疗

恐惧神经症的治疗有多种方法可供选择，也可以采用两种以上的方法同时或交替进行。本节主要讨论恐惧症的行为治疗。

行为治疗有三个原则：

1. 自愿　医生当然应该事先向病人作必要的介绍和解释，把行为治疗的方法和可能达到的目标以及一些重要注意事项向病人做如实的说明。医生的谈话带有鼓励性，但切不可言过其实。治疗必须出于病人自愿，否则治疗不会有效，并且容易半途而废。病人接受治疗应是基于深思熟虑所作出的抉择。

2. 主动　一般药物治疗只要病人愿意服药也就够了。行为治疗要求病人发挥主动性。病人不只是治疗的被动接受者，他还应该是积极的参与者。病人愈是主动，行为治疗的效果就愈好。

3. 计划　从某种意义上说，行为治疗是一种有计划的自我训练。当然，计划是基于科学实验和心理学原理的。治疗师的任务是指导，而不是包办代替。采用信度和效度都比较高的量表，使病人制订计划时有可供参考的现实资料。循序渐进也很重要。操之过急会造成挫折感，伤害病人的信心，停滞不前则不能消除症状，而倒退意味着失败。经过与治疗者商讨和认可的计划必须坚持执行。每天按规定的表格做记录，定期用量表进行评定，都是必要的。

如果在实施行为治疗的同时，医生或治疗师重视与病人的人际关系，能做到互相理解，甚至共同商量一些治疗以外的事情（如病人家庭生活和工作方面的问题），治疗效果一定会更好。家属对病人采取同情、支持和鼓励的态度，而不是指责或轻视，也很重要。有时，对病人本人的行为治疗可以与家庭治疗相结合，这对提高和巩固疗效是很起作用的。

恐惧症的行为治疗一般首选系统性脱敏，这是J. Wolpe（1978）基于动物实验发展起来的一种行为治疗，它汲取了20世纪50年代以来有关这方面许多科学研究和临床实践的成果。

猫在笼子里多次遭受电击的痛苦经验后，对笼子产生了类似人类恐惧症的反应，即伴有植物神经功能障碍的回避逃遁行为。这时，即使猫处于饥饿状态，面对着美味，猫也不进笼子里去。把它放进笼子里，猫却不进食，表现为近似人类的焦虑恐惧状态。现在，我们来着手治疗猫的病态。开始时，在离笼子很远的地方让猫进食。然后，逐渐把食物向笼子移近。最后，猫终于可以在笼子里享受美餐，而不再有任何不良反应。这就是系统性脱敏的实验基础。

E. Jacobson（1938）发展了一套逐步使肌肉放松的技巧，称为进行性松弛。Wolpe注意到，当一个人处于全身肌肉松弛状态时，焦虑和恐惧一类的情绪反应便减弱。这种现象被称为交互抑制（reciprocal inhibition)。因此，Wolpe将系统性脱敏与进行性松弛二者结合起来。通常，先请病人进行放松肌肉的自我训练，尽可能做到能随意使自己全身肌肉放松的地步。这自然需要一段时间。然后，再实行系统性脱敏。由于病人所害怕的客体和处境各种各样，这种方法需要多种设备。现在，放松肌肉的自我训练可以使用生物反馈仪作为辅助手段。

人在恐惧时呼吸也有改变，往往变浅变快。基于上述同样的道理，如果病人经过自我训练能够调节呼吸，一旦呼吸变浅变快，病人立即加以调整，也有助于减轻恐惧。

另一种方法叫暴露疗法，也就是将原来引起恐惧反应的事物反复再现于病人之前。暴露时病人产生恐惧反应，治疗者在旁边进行保证和鼓励。可以采用渐进的程序。首先是请病人回忆和想象令他可怕的事物，然后用图片或模型，最后用实物和接近生活的真实处境，还可以借助于录像、录音等手段。也可以采用所谓冲击（flooding）的方法。但事先必须告诉病人，鼓励病人尝试，并保证有治疗者在场绝无危险。所谓冲击，指一下子让病人暴露于病人最害怕的实物和实际处境之中。经过几次冲击，病人的恐惧迅速减弱，恐惧症也就得到了控制。

脱敏和暴露都旨在消除病人适应不良的行为和情绪反应。使用奖励以促使病人发展和确立良好的行为则称为阳性强化。这种方法用于治疗恐惧症通常只是一种辅助性手段。

下面简单讨论一下社交恐惧的治疗。

治疗者与病人发展和确立良好的关系极为重要。这有双重意义。没有良好的关系，一切心理治疗都难以进行，更无法深入，这是一方面。另一方面是，由于病人的困难在于社交，而治疗者与病人之间的交谈本身就是一种社交。可见，治疗关系既是手段，同时也是目的。需要特别注意的是防止病人对治疗者产生依赖，而恐惧症病人一般地很容易依赖别人。没有经验的医生容易误解病人的言语和行为。病人一见面就表示“绝对相信”医生，表现得过于亲热，这实质上是依赖的一种表现，而医生却误以为得到了病人真正的信任。友谊只能建立在平等的基础上。发展病人的自信和自尊，以及对医生的信任和尊重，是需要时间的。

医生可以采用任何一种理论（例如 Leary 的自我推荐学说），结合病人的实际情况和澄清了的心理事实，对病人作通俗的解释，可以逐渐改变病人的认知和态度。

行为治疗可以采用系统脱敏的原则。重要的是要弄清楚病人的社交水平。很多病人治疗失败的原因是起点太高。有一位病人过去连同性的同学和邻居之间都很少交往，见了面几乎无话可谈。父母亲急着抱孙子，突然给他介绍一位姑娘，就像设个圈套一样，安排双方在某公园一个亭子里见面谈恋爱，把两人推到一起坐下后，父母立即溜走。这位病人处境之尴尬是可想而知的。

社交跟上学读书一样，必须一步一步来。加减乘除还没有学好，就学代数、几何，当然会失败。失败伤了面子，降低了自信，下一次更加紧张害怕。所以，社交训练必须在原有的水平上逐步提高。每一次新水平的社交必须有充分的准备，有胜任的信心，不能毫无准备去叫病人冒险。

医生可为病人安排一定的社交处境，逐渐过渡。例如，先安排一位异性医生或护士三个人一起交谈，然后过渡到病人跟不太熟悉的那位医生或护士两个人交谈。也可以约两位病情类似的病人和医生三个人一起谈，然后让这两位病人交谈。方式可以灵活多样，就是太费时间、费人力，目前国内还不容易办到。

第七章　强迫性神经症

- 历史：怀疑病（folie de doute）、单狂（monomania）到强迫症（obsession/compulsion）
- 历史贡献：Freud："禁忌病"；Janet："缺乏真实感"、"强烈的不完善感"；Lewis："主观上感到必须加以抵抗"
- 概念要点：①内在驱使是自己的，但有受强迫的体验；②主观上必须加以意识的抵抗，反强迫与自我强迫是同时出现的；③有症状自知力
- 症状描述
  - 原发性强迫：强迫观念、强迫表象、强迫恐惧、强迫意向和强迫性缓慢
  - 继发性强迫动作：屈从性强迫动作和对抗性强迫动作
- 强迫人格与强迫性神经症
- 临床流行病学
- 强迫症与抑郁症
- 诊断和鉴别诊断
- 治疗

第一节　历史与概念

历史上第一个无可怀疑的强迫症病例大概是法国精神病学家Esquirol在1838年报告的。他称之为怀疑病（folie de doute），后来将它划入单狂（monomania）一类。当时以妄想为几乎唯一

症状的病也叫单狂，可以由此而推断，强迫观念与妄想这时还没有完全明确地区分开来。1861 年，Morel 描述了类似的病例，称为情绪性妄想（délire emotif)。1866 年，Morel 命名为强迫症(obsession)，从此精神病学才有了公认的专门术语。1868 年，德国精神病学家 Griesinger 用 Zwangstellung（相当英文的 compulsion，也是强迫的意思）标示类似的症状。1878 年，C. Westpthal 给 Zwangstellung 下了一个定义，认为这是一种不由自主的或与病人意志愿望相对立的思想，而思想对于病人来说是“外来的”，它不是任何特殊情感状态的产物，智力也完整无缺。围绕着“外来的”这一说法，人们意见分歧，不同现象之间的鉴别也存在问题。1885 年，Charcot 和 Magana 把他们报告的病例称为名词狂（onomatomania)，说病人强迫性地追究某些名词和字眼的含义，对某些字眼感到羞耻，相信某些字眼对他有保护作用或有某种神秘的价值。病人极力记住各种字眼，反复背诵，有时强迫性地喊出某些名词以抵制自认控制不住的思想感情。确实，法国人真不愧为“伟大的描述者”，他们对强迫现象的描述大大推动了精神病学这一方面的进展。1895 年，S. Freud 认为强迫症与恐惧症是两种不同的神经症，而在此以前人们常常将二者混为一谈。Freud（1907）强调了强迫动作对罪感的保护作用。在《图腾与禁忌》一书中，Freud 称强迫症为“禁忌病”（1912—1913)。应该承认，Freud 对强迫症的理解是深刻的。但是，Freud 的理论中也有许多猜测的和未被证实的判断（参看 Beech，1974)。

1903 年，P. Janet 从 Beard 的神经衰弱里区分出了精神衰弱。现在看来，精神衰弱的含义仍过于庞杂，因此，这个名词已经少用。但是 Janet 强调强迫症病人缺乏真实感，有强烈的不完善感，迄今仍然是很有价值的现象学的描述。

A. Lewis（1936）对强迫症的概念进行了文献述评。他发现，人们对强迫症一词含义的描述相当混乱。Lewis 分析了 K. Schneider（1925）的定义：“一种意识的内容，出现时伴有主观上受强迫的体验，病人无法把它排除掉，平静时病人认识到它是毫无意义的。”Lewis 指出，认识到无意义，这并不是必要的特征，主观上感到必须加以抵抗才是主要的。正因为如此，各种习俗和仪式都不是强迫现象，精神分裂症的刻板言语和思维，脑器质病的不随意运动和强制现象（forced phenomena）都不是强迫现象。自认思想行动很荒谬，并非强迫症的特征，并且，有些强迫观念和行为本身并不奇怪。强迫现象出现的当时，病人感到那是他本人意志的产物，并没有精神分裂症病人那种被动或受异己意志控制和强加于他的体验。

综上所述，强迫症状的典型形式具有三个缺一不可的特征：①病人体验到思想或内在驱使是他自己的，是他主观活动的产物，但他有受强迫的体验；②主观上感到必须加以意识的抵抗，这种反强迫与自我强迫是同时出现的；③有症状自知力，即病人感到这是不正常的，甚至是病态的，至少病人希望能消除强迫症。

自我强迫和自我反强迫是神经症性心理冲突的典型和尖锐的形式，也是病人精神痛苦的根本所在。可以说，几乎我们每个人都有轻微的和短暂的这种冲突体验，自知无补于实际的担心、着急和烦恼是人类的普遍经验。从体验上说，只要我们对人性作深入一步的反思，强迫症是可以理解的。常人与强迫症病人之差只是程度上的。Freud 强调强迫症的无意识性质和起源，模糊了强迫现象与强制现象、异己体验等的症状学区别，是不可取的。

“纵浪大化中，不喜亦不惧。”把自己想象为自然的一部分，抹杀一切情欲意志，是我国士大夫面对人生不幸的一种传统的自我解脱，但这充其量只能短暂地达到。人们赞赏陶潜“采菊东篱下，悠然见南山”的超脱意境，但人毕竟不可能一辈子老是这样。还是鲁迅先生说得好，那只是陶潜的一个方面，他还有“刑天舞干戚，猛志固常在”这种“金刚怒目式”的一面，却往往被人们所忽视。毫无心理冲突是不可能的。

Jaspers（1963）明确指出，自我强迫和意志自由这两种体验，人人都有，他归于存在的原发性体验一类。我们可以不同意存在主义哲学，却不能不承认，我们都有自我强迫和意志自由的体验。

因此，可以认为，强迫症病人过于不接受自己，甚至苛求自己，这才导致自我强迫与自我反强迫的尖锐冲突。森田正马的人生态度体现在他设计的特殊治疗之中，一方面是对肉体和精神上的不快感取听其自然的态度；另一方面是面对客观现实进行建设性的活动。这就可以理解，为什么强迫症病人一旦对此有所体会，他们的症状便随之减轻。

第二节　强迫症状的描述

原发性强迫症状可以分为五种：

一、强迫观念

这包括强迫性怀疑、强迫性穷思竭虑、对立观念等。这是最常见的一种。强迫性怀疑是对自己怀疑（self-doubt)，这跟偏执人格者的猜疑（suspicion）不同，后者指不信任别人，总怕人家有什么坏心眼。与自我怀疑相联系的是犹豫不决和摇摆不定。严重者真实感发生障碍，刚说过一句话或做的事，总怀疑自己是不是确实说过或做过，总怀疑自己说错了或做错了。穷思竭虑可以在一段相当长的时间里老是固定在某一件事情或某一个问题上，也可以“碰到什么思考什么”。这种病人诉苦“脑子老是不闲着”，其实痛苦并非来自思考本身，而是病人非想不可，又极力要控制自己别想它，老是自己跟自己作对，以至伴随着紧张和焦虑。对立观念指病人每出现一个观念，马上出现跟它完全对立的另一个观念。例如听说某人去世，认为死者真不幸，同时却想他该死。对立观念涉及父母、老师、公认的伟人等时，病人十分痛苦。一位病人说，他的“思想总是跟真理唱反调”，使他苦恼不堪。

二、强迫表象

强迫表象是一种生动、鲜明的形象，而上述强迫观念指抽象的思想。出现的表象照例是令病人难堪或厌恶的。黄友歧老师曾告诉作者，20 世纪 30 年代他在北京协和医院见过一位病人。每当病人在厕所蹲下要大便时，他脑海里便出现他父亲鲜明的头像，似乎他的父亲就在茅坑里，如果他拉屎，便会拉在他父亲头上。因此，他不得不忍住大便仔细察看，还不放心便用手电照，用一根棍子在茅坑里搅动。反复确证父亲不在茅坑里后再蹲下大便。然而，当大便快要排出时，父亲的鲜明头像又出现了，一套复杂的仪式化检查又得重复一遍。病人因此患了顽固的便秘，必须定期到医院去灌肠。

有些回忆是形象的，因此，强迫表象有时同时也是一种强迫性回忆。例如，有一位病人经常回忆起过去见过的一个残疾乞丐的肮脏形象，使他感到十分厌恶。

三、强迫恐惧

I. Marks（1969）认为，这是对自己的恐惧。病人害怕丧失自控能力，害怕会发疯，害怕会做违反习俗甚至伤天害理的事。与强迫意向的区别是，病人并没有马上要行动的内在驱使。第六章讨论分类时提到，Marks 把强迫恐惧视为恐惧症的一种，那是不恰当的。

四、强迫意向

病人感到一种强有力的内在驱使，马上就要行动起来的冲动感，但实际上并不直接转变为行动。想要做的可以是无关紧要的小动作，也可以是拿起刀来砍自己或砍别人的严重行为。值得注意的是，即使病人感到所想要做的完全是无伤大雅的小动作，他还是感到强烈的不安。可见，关键不在行动的具体方式和内容，而在于病人强烈地感到他的意志失控，这对于病人是一种可怕的体验。

五、强迫性缓慢（obsessive slowness）

这种情况很少见。病人从起病时举止行动便是缓慢的，但具有明显的仪式化特征。严重时刷牙也许要花一小时，从房间门口走到桌子旁边也许要花半个小时，甚至可以在厕所或浴室一站就站上三个多小时。尽管言语少，但病人可用点头、摇头和手势跟家属进行沟通。病人承认他在思考行动的计划和步骤是否恰当等，但很少焦虑。病人似乎在极端缓慢而无情地消耗着他的生命。

原发性强迫症状可以单独存在，也可以伴有继发性强迫动作。可以说，一切强迫动作都是继发性的，都是原发性强迫症状的产物，二者之间有可理解的联系。强迫动作可分为两种：

（一）屈从性强迫动作

这种动作和观念在内容上是一致的。强迫怀疑引起反复的检查核对行为。污染的强迫观念导致反复洗涤，都是典型而常见的。有些病人整天举着两只手，什么也不敢碰，也不让别人碰他，以避免污秽。怕脏的病人厌恶的情绪往往形之于外和十分明显。医生企图和病人握手，病人立即厌恶地往后退。

（二）对抗性强迫动作

为了对抗淫秽内容的强迫观念，病人反复背诵道德箴言或政治口号，是典型表现。计数和默念无关词句，也是常用的对抗方法。各种仪式化行为都起着类似的作用。有一位病人（并非医生，对医学也不感兴趣），一出现强迫观念就念《汤头歌诀》，后来竟能背诵了。少年人的对抗动作往往显得幼稚，甚至有些古怪。一位中学生开始出现强迫观念时便摇头。果然很灵，使劲摇几下头，强迫观念便消失了。可惜好景不长，这个方法逐渐不灵了。病人便增加一项用手拍打桌子的动作。这种方法开始也有效，但效力也逐渐下降。病人又增加一项跺脚，以加强对抗作用。时间一久，病人发展了一套复杂的仪式化动作程序：先摇几下头，接着拍打几下桌子，然后跺脚，此后继之以摇头同时拍桌子，拍桌子同时跺脚，如此等等。病人用动作转移注意可以暂时控制强迫症状，减轻紧张不安。由于确有暂时缓解之效，动作遂被强化而难以摆脱。一种动作实行久了，不新奇了，转移注意和控制强迫观念的作用随之下降。病人只好增添新花样，逐渐形成复杂的动作程序，并且这套程序本身也具有强迫性。一位女病人每晨六时左右醒来，立即开始一系列复杂而有条不紊的活动，到她把衣服穿好被子、床单枕巾都整理好，已经是九点多了。病人要求自己按严格的方式和程序行事，稍有讹错，便一切作废。她便脱去衣服铺好被子钻到被子里躺下，从头做起。

不论屈从性的还是对抗性的动作，开始都是完全随意的，但后来又都具有强迫性。到这时，即使病人绝非心甘情愿，也不得不强迫自己按既定的规矩办。只要违反了这套规矩，哪怕是细枝末节，病人也感到焦虑不安。

强迫动作究竟是使焦虑加剧还是使焦虑减轻，文献上对此说法不一。最初，人们几乎一致认为强迫动作可以降低紧张和焦虑，是一种自我保护措施。后来，L. Kanner（1957），D. Walton（1960），V. J. Walker 和 H. R. Beech（1969）都指出，强迫动作并非使焦虑水平下降，而是使焦虑加剧。其实，这两种一概而论的说法都不完全正确。强迫动作可以使焦虑加重，也可以使焦虑减轻，这取决于若干不同的情况和因素。首先，要看原发性强迫症状的性质和痛苦的程度。如果原来并不太痛苦，病人却企图消灭它，强迫动作可能使焦虑加重。其次，如果病人极力用意志控制自己的屈从性行动（例如强忍着不洗手），那么，一开始行动时病人有如释重负之感；然而，动作重复次数太多，欲罢不能，焦虑便又急剧上升。此时家属硬把病人拉走，病人有时会由衷地感谢别人救了他。对抗性强迫动作开始总是有效的，多少能减轻些焦虑，对抗效应下降时仍重复下去，焦虑又会上升。再其次，多年的慢性强迫症病人整天纠缠在僵化的动作程序之中，可以没有明显的焦虑，但病人也就成了无所作为的人了。再者，病人对别人的强求（如强求父母或配偶按他的规矩行事）成功可以减轻自己的痛苦；反之，对别人强求失败，病人的自我折磨便要升级。此外，病人的一般心情和欲求水平也有重要影响。M. H. Elliott（1934）早就用实验表明，动物处于饥饿或性兴奋的高驱使水平时，行为倾向于固定而少变通。强迫人格倾向于压抑情欲，以致驱使水平高，这至少可以部分地解释为什么行为僵化死板。有些病人接受了医生的建议，加上病人配偶的主动合作，夫妻增加了性接触，病人的强迫动作和焦虑都有所减轻。

临床上见到的强迫症病人可大致分为三组：

第一组可称为洗涤者。他们特别嫌脏，反复洗手，也包括反复洗衣、洗餐具等。这一组最常见，约占所有病人的一半。严重者每天洗手不计其数，因而出现皮肤并发症。这种病人实际上并不整洁。讨论有关清洁卫生问题时，可以发现病人并没有什么明确的观点。病人可以公开承认他们的强迫观念“不对”、“没有道理”，但是，如果请病人用手随便摸一下什么东西，病人立即惶惑不安，不知所措。有一位家庭主妇整天洗餐具，每天晚上用笼屉蒸她的所有餐具，直至午夜过后。她家的竹筷子用不了多久就都蒸坏了，而她对衣服、被褥、家具、地板的卫生却一概完全不管，家里实际上脏极了。

第二组可称为检查者。约占全部病人的1/4。柜子、抽屉、门窗、自来水龙头、电门、煤气开关、炉子的通风口等，是病人最常反复检查的地方。有一位司机反复检查他的汽车底下是不是有小孩，以致无法工作。有些病人反复检查自己写的信件、便条、笔记等，唯恐有错。这一组病人中的一部分有一种令家属难堪的症状，就是反复追问家属，要求家属对同一个简单的问题反复回答和给予保证，纠缠不已。

第三组是没有强迫动作的强迫症病人，还不到全部病人的1/4。可以是反复出现毫无意义的强迫观念，也可以是带有明显性欲或攻击内容的观念。单纯的强迫情绪或意向也属于这一组。有些病人的强迫意向被自称为“罪恶的冲动”，使他们很痛苦。攻击的矛头往往指向病人最亲近的人，这可以理解为间接地指向自己。

以上三组当然只是表面的和大致的区分。实际上，洗涤和检查发生在同一病人的情况并不少见。还有一些少见的病情几乎不能归入上述任何一组。但这样的分组仍然有一定的意义。第一、二组可以采用行为治疗，而第三组则不适用。第三组绝大多数起病于成年，第一、二组起病于成年前后者差不多各占一半。洗涤者以女性为多（约70%），检查者以男性为多（约70%）。在所有有强迫动作的病人中，兼有洗涤和检查两者的约占1/4。

第三节　强迫人格

强迫性神经症与一定的人格有密切关系，这大体上是已经确定了的事实。但是，细究起来，问题还是不少。下面分两部分讨论，先讨论强迫人格有些什么特性，然后再讨论强迫人格和强迫症之间的关系。

一、强迫人格特性

H. P. Laughlin（1956）把文献常常提到的强迫人格特性搜集起来列成一张清单，共计 45 个。现照抄如下：①显著的两价性；②搜集（囤积，储蓄）；③勤奋；④怀疑；⑤对别人情绪上的依赖强烈但往往是隐蔽的；⑥不恰当感；⑦粗暴的自我评判；⑧理想主义；⑨勤劳刻苦；⑩抑制情绪，既不让自己觉察到，也不外露；⑪智力在中等以上或者优秀；⑫不宽容；⑬爱好对称；⑭过分注重琐事；⑮爱好秩序，有条不紊；⑯爱干净；⑰过分关心细节；⑱过分重视真假；⑲过分认真；⑳过分控制；㉑过于道德的态度；㉒顾虑多端；㉓过于严肃；㉔吝啬；㉕不屈不挠；㉖悲观；㉗精确；㉘拖延；㉙死板；㉚自我意识的；㉛自我抹杀；㉜敏感；㉝害羞；㉞责任感强；㉟倔犟；㊱爱整齐；㊲为职责而烦恼；㊳犹豫；㊴思想自由受拘束，缺乏幽默感；㊵严格遵守各种规则，制度和习俗；㊶高标准和非此即彼的态度；㊷强烈的不恰当感和自我怀疑；㊸反应和行为缓慢；㊹别人的保证、报答和支持特别重要；㊺害怕变化，避免改变。

这 45 个人格特性有没有主次之分呢？一个人要有多少个才算强迫人格呢？实际上，上述特性一个也没有和全部具备的人恐怕世界上很难找到。并且，上述特性的措辞人们可有不同的理解，有些特性是重叠的或互相近似的。显然，这里涉及强迫性人格障碍的测查评定或诊断的信度和效度。

ICD-10（1992）对于人格障碍规定了六条一般性的诊断标准：

(a) 明显不协调的态度和行为，通常涉及几方面的功能，如情感、唤起、冲动控制、知觉与思维方式及与他人交往的方式。

(b) 这一异常行为模式是持久的、固定的，并不局限于精神疾患的发作期。

(c) 异常行为模式是泛化的，与个人及社会的多种场合不相适应。

(d) 上述表现均于童年或青春期出现，延续至成年。

(e) 这一障碍会给个人带来相当大的苦恼，但仅在病程后期才明显。

(f) 这一障碍通常会伴有职业及社交的严重问题，但并非绝对如此。

这里 (e) 涉及精神痛苦，(f) 涉及社会功能的损害，但都是有伸缩性的。如果这两条都要求阳性，强迫性人格障碍与强迫性神经症之间就很难划清界线。如果两条都阴性也可以诊断强迫性人格障碍，则诊断范围就变得很宽了。

实际上，不同的精神科医生对强迫人格的诊断有宽有严，出入是相当大的。可以说，人格障碍诊断的一致性还是一个未解决的问题。

二、强迫人格与强迫性神经症

考虑到精神分析在这一领域里的巨大影响，我们先分析一下 Freud 的观点。

S. Freud (1908) 把强迫人格称为肛门性格，这包括三个特性：爱整洁、吝啬和顽固。实际上，爱整洁的人在性心理和性行为方面完全可以是开放的甚至是放肆的，吝啬者则完全可以是善于占便宜和揩油的。至于顽固和顽强，都意味着坚持不变。坚持坏的不变叫顽固，坚持好的不变叫顽强。可惜好坏的概念和标准，伦理学家尚且众说纷纭，那又怎么理解它们与强迫性神经症之间的联系呢？作者在日常人际交往中观察到的具有 Freud 三特性的人不少，但他们都没有强迫性神经症。

F. C. Redlich 和 D. Freedman (1966) 认为，所有强迫症病人

都有强迫性格。这是Freud理论的直接产物，显然是一种极端的观点。其他学者们在强迫性神经症病例中发现了不同百分比的强迫性格。A. Black（1974）把8家研究报告的数据合在一起，得出了下述的统计值：在254名病人中，31%有显著的强迫人格；在166名病人中，54%有中等程度的强迫人格；在383名病人中，中等到显著的强迫人格占71%；在451名病人中，29%没有强迫人格；总起来说，强迫性神经症病人中有16%～36%的人没有强迫人格。

无论如何，A. Lewis（1957）的说法是可信的：没有一种精神科综合征与病前人格的关系有强迫症这么明显而特殊。

E. Slater（1943）研究了400名神经症病人症状类型与人格特性二者的相关性，发现强迫症状与强迫人格特性之间的相关性最高（r=0.76）。这是颇有说服力的数据。

但是问题的另一面是，强迫人格者不少人发生了偏执性障碍、抑郁症或其他神经症，却不出现强迫症状。

再者，据E. Kringlen（1965），在没有强迫症状的对照组中，有中等到显著强迫人格特性的人占53%（81人中有43人）。这是不可忽视的一个重要事实。

P. Tyrer等（1983）的研究结果是，在316名各类神经症病人中，126人（近40%）有各种类型的人格障碍，但强迫性人格障碍比其他任何一型人格障碍都显著地多见；若就绝对数而言，强迫性人格障碍更多见于其他神经症（没有强迫症状的各种神经症）。

DSM-Ⅲ-R和ICD-10（1992）关于强迫性人格障碍的诊断标准都明显受了Schneider（1959）关于不安全型人格的描述的影响，很多临床精神病学家也大抵如此。据K. F. Standage（1979）的研究，采用Schneider的描述，强迫人格（不安全人格）有过度使用的趋势。这并不难理解，因为人口中有轻度到中度不安全感的人是很多的。中老年人一般是谨慎、严肃认真甚至顾虑比较多的人。Laughlin所列举的45条，其中很多在一般人心目中都是可取的品质。更何况，搜集可以视为有备无患，依赖可以视为重感情和忠实于别人，不恰当感可以视为谦虚，吝啬可以说成节俭，顽固可以说成坚强和有恒，犹豫不决可以说成深思熟虑，悲观可以说成先天下之忧而忧，如此等等，这样一来，受检者对自己的描述就更容易使人产生强迫人格的印象。

作者认为，一个人患强迫性神经症难易的程度，与其说取决于无关的所谓强迫人格特性的多少，毋宁说取决于若干特性之间彼此冲突的尖锐程度。我国古老的相生相克哲学认为，世界上没有一样东西是没有克星的。人格特性当然不能例外。一个人即使有几个所谓强迫人格特性，只要同时具有它们的一个克星，便不足为害。例如，在忍无可忍的情况下进行自卫反击，甚至大闹天宫，内心的紧张便会一下子缓和下来。从积极的方面说，一个人只要能够以一种有效的建设性方式将心理冲突外在化，所谓强迫人格便不易导致病态。语云，狡兔三窟。如果能多有几条建设性的道路可走，那么，即使单个的强迫特性不少而且显著，也完全可以精神相对健康。一位青年病人说，“我是明知山有虎，偏向虎山行，可我不但没有打虎的本领，还特别怕虎，这就是我的悲剧。”寥寥数语，病人把他的心理冲突描述得十分生动而明确。作者启发病人，改弦更张，航海如何？世界是广阔的，可供选择的生活道路很多。通过多次交谈，病人获得了进步。

第四节 临床和流行学资料

据 R. Woodruff 等（1964），充分发展的强迫性神经症在人口中的患病率为 0.5/1000。Weisman 等（1978）调查了 New Haven社区的 511 人未发现一名强迫症病人。林宗义（1953）在台湾的 11442 名土著中只发现 9 例神经症病人，其中没有一例是强迫症。强迫症病人倾向于保密，他们习惯于控制思想情欲而不外露，所以不容易被所谓知情人发现。有些症状相当严重的病人始终不求助于家庭以外的人。因此，调查所得容易偏低。至于发病率则迄今仍不清楚。

强迫症在精神科门诊和病房里出现的频率变异很大，最低只有0.1%，最高可达4.6%（Black，1974）。关于性别，Rasmussen等（1984）综合了13篇报告，共计男性727人，女性803人，男女之比为1∶1.10。与此相反，Hollingsworth（1980）发现儿童强迫症病人中男孩占76%（男女之比为3.2∶1）。尽管Hollingsworth的病例不多，但有可能说明童年与成年之间并无连续性。事实上，童年患强迫症者大多预后良好，成年后多没有强迫症，而成年病人童年往往没有强迫症病史。L. Kaylon等（1967）发现，强迫症病人中在家中排行老大或独生子女特别多见（为31/40，对照组为11/40，$P<0.001$）。一般临床工作者和研究者都注意到，父母的焦虑气质和僵化的生活风格对子女患强迫症产生了重大的影响，造成子女焦虑水平高，持严格而不变通的道德观点和行为规范。

有关强迫症病人的婚姻研究报告少见，但结果高度一致，即独身率很高，远高于其他神经症。独身率一般报告为50%左右，个别高达68%。女性低于男性，但也有1/3以上的独身。显然，病人的人格和症状严重妨碍了人际交往是主要的原因（Black，1974）。

患病时间不长的病人往往能把他们起病的日期说得相当准确，这大概是事实。但并非总是如此。强迫症的前驱期现象使起病情况变得模糊，这并不少见。G. Skoog（1965）的临床研究发现，强迫状态的前驱期现象主要有：重复动作或重复言语、抑郁、焦虑。E. Kringlen（1965）认为，在典型的强迫症状出现前，头痛、疑病症状、神经衰弱症状等不少见，1/4以上的病人同时有焦虑，约1/5的病人有抑郁。

把仪式性行为视为强迫症的前驱期症状，必须十分慎重。P. Greenacre（1923）的对照研究说明了这一点。在86名强迫症病人中，64人在青春期前有过仪式性行为，而正常对照组30人中，29人青春期前有过仪式性行为。

第一次出现强迫症状的年龄为略大于20周岁，男女起病年龄无显著差异，可见，强迫症平均起病年龄显著小于焦虑症（平均略大于30周岁）。

起病的诱因是各式各样的。性生活和婚姻关系上的困难、怀孕、分娩等在西方人中是最常见的诱发事件（J. Pollitt，1957）。但在中国人中，职业和社会生活中的挫折在诱因中占突出地位（W. H. Lo，1967）。

据 G. Skoog（1965），他的 251 名强迫症病人中，47%急性起病，但这些人大多（62%）先有缓慢发展的症状，只不过急剧恶化而已。现在把 I. M. Ingram（1961）、S. D. Ray（1964）和 W. H. Lo（1967）的三篇报告的数据合在一起（共 219 例），便可以看出初期病程各种形式的频率：稳定病程 58%（其中多数是缓慢加重的，只有少数无明显变化），波动病程 29%，阶段性病程 13%。

E. Kringlen（1965）对 91 名强迫症病人进行了长期追踪（起病后平均 30 年，第一次住院后平均 17 年），发现 31%始终没有变化，27%头几年无变化后来逐渐进步，6%不断持续进步，28%呈波动病程，其间有或没有完全缓解期，8%不断恶化。

Rasmussen 和 Tsuang（1984）的文献综述收集共 9 篇追踪研究，共 628 例，追踪年限最短 2 年，最长 26 年。结果是：显著进步 20%，进步 39%，无变化 41%。

大致说来，标示良好预后的指征有：健康的病前人格，发作性病程，不典型的症状尤其是伴有明显的焦虑或抑郁，病程短。而病前有严重的强迫性人格障碍，症状严重而且弥散，童年起病，病程长，从未明显缓解过，这些都是预后不良的指征。

至于阳性家族史、性别、智力水平、婚姻状况、起病急缓等，从已有的报告看来，都与预后没有什么关系。

临床上常见的病例是，既有一些预后良好的指征，也有一些预后不良的指征。也许，只有大量病例和采用新的统计方法，才能对这些影响预后的因素的主次和相互作用获得进一步的认识。

有效的药物治疗（至少对一半左右的病人能够在一定时期内控制症状）对长期预后的影响还有待追踪，因开始用药迄今时间还不长。

第五节 强迫症与抑郁症

强迫症与抑郁症之间存在着联系，这是早就知道的事实。近来，抗抑郁药治疗强迫症取得明显效果，更激发了这方面的研究，报告和论文很多。

A. Lewis（1934）曾对抑郁症进行过仔细的临床分析，发现61例抑郁症病人中13人（21%）有强迫症。文献复习使他注意到，Maudsley（1895）把强迫症看做情感障碍的一种变异形式。E. Stengel（1945）发现，周期性的抑郁发作可以表现为突出的强迫症状，以致抑郁症被忽视。他认为，这些被误诊为强迫性神经症的病例实际上是抑郁症，理由是周期性和间歇期完全正常。Mayer-Gross等（1960）也有类似观察，他们指出，周期性的强迫性障碍尽管少见，但这种病例无疑表明强迫症与情感性疾病之间存在着联系。F. W. Brown（1942）还发现，强迫症病人父母中8%、同胞中2%患有躁狂抑郁性精神病，这跟焦虑症、歇斯底里以及正常对照组比起来，患病率要显著地高。这从家族遗传方面提供了证据，证明二者之间存在着联系。

T. R. Insel（1984）指出，应该将思维反刍区别于真正的强迫症。思维反刍集中于过去的事，病人并不特别加以意识的抵抗，它往往表现为后悔："要是我过去不怎样怎样"。真正的强迫观念指向未来，意识的抵抗明显，往往表现为对未来的担心："我怕我会怎样怎样"。

与此相联系，精神病学家区分了原发和继发，强迫症和抑郁症何者出现在先何者便是原发，而后出现者为继发。Insel观察到，原发性强迫症的起病年龄比抑郁症者年轻。

Goodwin、Guze和Robins（1969）的追踪研究发现，强迫性神经症最常见的并发症是抑郁。Beech（1971）则发现，作为强迫症的心情基础的是抑郁和易激惹，而不是焦虑。心情与仪式化行为密切相联系，互相影响。如果帮助病人简化仪式，病人的心情往往好转。

Kendell（1970）用 Leyton 强迫症问卷检查住院抑郁病人，发现抑郁期及恢复期强迫症评分都增高。对比之下，躁狂状态下则评分很低。Videbech（1975）发现，抑郁病人兼有强迫症状者病前多有强迫人格。他还发现，激越性抑郁者强迫症状多见，而迟滞性抑郁者强迫症状少见。Vaughan（1976）对激越和迟滞两型抑郁的观察也有同样的发现。

Gittleson（1966）对大量抑郁精神病人（398 例）的强迫症进行了追踪分析。总的说，31%抑郁病人出现了强迫症。在这些有强迫症的病人中，病前强迫人格、父母的强迫人格以及核心性抑郁症状的发生率高。有强迫症的抑郁病人自杀未遂的发生率比没有强迫症的抑郁病人低 6.6 倍，尽管两组病人的绝望感并无显著差异。Gittleson 认为，强迫症状似乎有保护作用。过去没有强迫症历史者，抑郁症病后出现强迫症状的频率是 25%。有趣的是，原来患强迫症者，25%在患抑郁症后强迫症状消失。

Welner 等（1976）对强迫症病人与他们并发的抑郁之间的关系进行追踪分析。共 150 例强迫症，其中 30 例没有抑郁，77 例同时或在强迫症后出现抑郁，43 例先有抑郁后有强迫症。先有强迫症者多为慢性，预后不良。反之，先有抑郁症后出现强迫症者，预后要好得多。一部分病人强迫症带有发作性，预后良好。

Insel（1981）报告，强迫性神经症病人将近一半过去有重症抑郁的历史。Coryell（1981）报告，出院诊断为强迫性神经症者，27%符合 Feighner 原发性抑郁的诊断标准。强迫症与原发性抑郁配对，发现同胞数、排行、15 岁前丧亲这三方面均无显著差异。强迫症者的家族中躁狂或抑郁者占 4.6%（原发性抑郁为 20.9%）。

Annesley（1969）用苯乙肼治疗一例慢性强迫症，效果很好。这大概是抗抑郁药治疗强迫症的最早报告。接着，Jain 等（1970）用此药治疗 2 例强迫症，也有效。这些早期报告病例太少，又无双盲对照，很难作出一般性结论。

到了 20 世纪 80 年代，有双盲对照的治疗研究一个接一个出现，例如 Thorn 等（1980）、Marks 等（1980）、Montgomery 等

(1981)、Ananth 等（1981）、Insel（1983）等等。结果大同小异，可以概括为以下几点：

(1) 氯丙咪嗪治疗强迫性神经症有效，显著好转率为 1/2 至 2/3。

(2) 氯丙咪嗪的疗效优于其他抗抑郁药。

(3) 氯丙咪嗪对原发性强迫现象和继发性仪式化行为都有效。

(4) 一般需服药 4 周左右才有显效，出现充分疗效需服药8～12 周。剂量与一般治疗抑郁症相同，即日量 100～300 mg。

强迫症是公认的难治病，如今取得这样好的疗效，确实令人鼓舞。当然，氯丙咪嗪只能控制症状，并不能治愈神经症。服药产生疗效时病人的典型体验是，强迫现象仍然存在，只是感到不碍事、不难受而容易控制了。

氯丙咪嗪治疗的最大局限性是疗效不持久。据 Insel（1981），所有病人在停药后一个月全都复发了。M. Asberg 等（1982）认为，延长服药时间可以防止复发。另一件麻烦事是，长期服用氯丙咪嗪副作用相当讨厌，如嗜睡、便秘、性功能障碍（快感缺乏）、体重增加等。有些病人由于副作用难受不能容忍而自动停药。

氯丙咪嗪治疗有效引起了一个问题：强迫症是不是抑郁症的一种形式？

值得注意的是，一度被视为内源性抑郁所特有的生物学标志在强迫症病人身上也多见，如地塞米松抑制试验、睡眠期的特殊脑电变化等，并且与强迫症病人有无抑郁心情无关。

但是，临床精神病学并不会由于一些非特异性的生物学发现而改变它的系统的。情况很清楚，纯粹的强迫性神经症与内源性抑郁毕竟在若干根本方面大不相同。除非还有更多的证据或更特殊的生物学发现，否则把强迫症视为抑郁症的一种形式，现在还不能被大家所接受。二者的重大差异至少有：①抑郁症是一种发作性的（episodic）障碍，强迫症的典型形式是慢性的；②电休克对内源性抑郁有效，却对强迫症无效；③抑郁症与躁狂症属于一个临床实体，而强迫症却跟躁狂沾不上边；④强迫症与人格结构有直接联系，抑郁症却与任何一种人格都没有显著相关。

第六节 诊断和鉴别诊断

有些正常行为模式应区别于强迫症。孩子们的动作常带有做作和重复的性质。例如，独脚左右交替各跳一定的次数、上下楼梯总是一只手在扶手上擦过不离开、在街边走时一路上遇见电线杆或树就必须用手摸触一下、走路时避免踩砖缝或隔一块砖走一步等，这些都可视为游戏行为。一般的说，从重复中感到愉快或满意的活动都不是强迫症。仪式行为在少年中是常见的，前面引述的 Greenacre 的研究可以说明这一点。强迫性仪式化不是屈从于强迫症状，便是为了对抗强迫症状，而正常少年人的仪式行为只是为了"好玩"。日常生活和工作中的一定程序并不一定有什么特殊价值。不同文化背景的人，甚至不同生活风格的人，这种程序可以大不相同。它们的好处是，遵循一定的程序久而久之成为习惯，意志的抉择和行动中的紧张可以下降到最低限度，从而节省了精力而效率得以提高。强迫症者个人的清规戒律不但不能提高效率，反而严重降低了效率。仪式是社会或群体认可的，有公认的象征意义，起着社会凝聚的作用。强迫症病人的仪式化是病人给自己规定的，它在一般人的眼里显得特殊而没有必要。一个正常人也许讨厌某种仪式或习惯，但还是照章办事，这是心理外的冲突。强迫症是一种心理内的冲突（简称心理冲突），他强迫自己做自认不应该的事，并没有来自社会的直接要求，即使强迫动作能暂时减轻一些精神紧张，但从长远的观点看，是非常得不偿失的，因而是典型的神经症性行为。患病多年的强迫症病人整天沉溺于各种强迫性仪式化活动之中，可以没有什么痛苦，但病人形同残废，什么正经事也干不了，病态性质是明显的。

强迫性神经症与强迫人格之间没有截然的分界线。代偿良好的强迫人格者没有什么痛苦，甚至自我感觉不错，工作效率高。代偿失调的强迫人格者有过分的强求，甚至达到苛求和自我折磨的地步。完美主义者尽管过分认真，但并不乏有效行动，也能在看到成绩时感到满意和欣喜。一旦代偿失调，完美主义便停留在观念阶段，穷思竭虑，犹豫不决，几乎没有任何有效行动，病人苦恼不堪，这叫做假完美主义（pseudoperfectionism）。人格的弥散性失调跟限于个别强迫症状的病人表现是不同的，但这只是两个极端，各种中间过渡形式都是可能的。临床工作在于评定代偿失调的弥散程度。

行为的强迫性（compulsiveness）既包含有自我强迫的体验，也有意识地抵抗自我强迫的体验。冲动性（impulsivity）与此不同，它来得突然，事先完全没有关于目的的思考，更想不到后果，且冲动性的迅速发生伴随着精神紧张的急剧增长，而一旦变成行动则马上有轻松下来的强烈快感。快感主要来自行动本身而不是行动所达到的目的或在环境中引起的客观效应。因此，强迫性和冲动性不能混为一谈。

脑器质性疾病（脑炎、脑外伤、脑肿瘤、慢性中毒、老年性脑退变等）可有强制现象，这是瞬间发作性伴有不快的强烈的不随意体验，常反复发生，伴有或不伴有肌肉活动。病人并不把它视为异己意志所致，不同于精神分裂症的异己体验。脑器质性病人和老年人可有行为僵化的特点，但没有强迫人格的不安全感和不完善感等体验；相反，他们往往自认为完全正当且十分固执。

强迫性缓慢应与木僵状态相区别，前者有强迫症的特征性思考活动（尽管没有明显焦虑），后者却没有。

强迫观念与妄想的区别，大多数情况下是容易的，有无症状自知力是鉴别的要点。强迫症病人不相信自己，妄想病人对自己的信念却坚信不疑。强迫症病人是自己跟自己作对，妄想病人的防卫和进攻都是针对别人的。

但是，长期存在的强迫观念有时逐渐向妄想转变，开始是批判力的削弱，后来完全消失，对歪曲的想法确信不疑。N. L. Gittleson（1966）分析 396 例强迫性神经症病人，发现其中有 21 例（5.3%）发生了强迫观念向妄想的转变。据 A. Black（1974）的文献复习，从 1935 年 E. Rüdin 到 1968 年 C. M. Rosenberg 共 9 篇报告，总共追踪 794 例强迫性神经症（最短 1～4 年，最长 15～34年），有 27 例最后诊断为精神分裂症（占 3.4%）。I. Rosen

(1957) 研究了 4 年之中住入英国两所医院（Bethlam Royal 和 Maudsley）的 848 名精神分裂症，发现其中 30 人（3.5%）当时存在或既往有过强迫症状。这些数据告诉我们，强迫性神经症与精神分裂症二者之间事实上的联系大致如此，不论理论上的说明究竟为何。

A. Lewis（1936）说过："令人惊异的不是某些强迫症变成了精神分裂症，而是这种转变为什么如此少见。人们想象，从感到必须跟不是自己情愿的想法作斗争，到相信这些想法是外力所强加的，一定相去不远。然而，病人却很少作出这种投射。"看来，说强迫性神经症与精神分裂症之间存在着某种必然联系，是很难讲得通的，因为即使强迫观念变成了妄想，也并不等于强迫性神经症变成了精神分裂症，更何况这种症状的改变很少见。

强迫性神经症在童年少见。如果确实发生了，症状和成人一样，不难诊断。L. Berman（1942）分析某儿童精神科住院病人 3050 例，其中 62 例被诊断为强迫性神经症，但经仔细研究，只有 6 例是真正的强迫性神经症。L. Judd（1965）检查 12 岁以下的门诊和住院病人 405 人，其中 34 人被诊断为强迫性神经症，但只有 5 人符合严格的诊断标准。J. Pollitt（1956）报告，成年人以强迫症求治于医生的，只有 5%起病于 10 岁以前。

与童年相反，老年人强迫现象相当常见，但几乎都是中年甚至青年时起病的。老年期首次出现强迫症是罕见的。强迫症状到了老年都有所减轻，一般不再找医生，除非心情抑郁使强迫症状变得难以忍受。据 F. Post（1965），找医生的老年强迫症者都有抑郁。

第七节　治　疗

一般的说，强迫性神经症病人需要治疗或处理的问题有下述 6 个方面：

(1) 原发性强迫症状。这是病人精神痛苦或心理冲突的核心，通常是治疗的基本目标。

(2) 继发的强迫动作。这里也包括与人格相联系的各种仪式化行为，是治疗的主要对象。

(3) 生理的扰乱。强迫症可伴有各种生理功能障碍，如头痛、失眠、某些植物神经症状。

(4) 一般性适应不良。这是病人人格的表现，往往是根深蒂固的，早在强迫症状出现前就已经存在，病后往往更加严重。

(5) 精神障碍并发症。最常见且重要的是抑郁。另一常见情况是各种先占观念。并发恐惧症的也不少见。

(6) 患病引起的各种问题。如学习工作问题、经济问题、个人生活的料理、夫妇和家庭关系问题等。

因此，在制订治疗计划时，对上述 6 个方面要进行全面的评定。在确定某一阶段的治疗目标和选择适当措施时，同时要照顾到其他方面需要和可能解决的问题。

病人对他的病和治疗抱什么态度，这一点必须仔细弄清楚。不少病人对他们的病感到很难为情，因而不愿意细说，尤其不谈症状以外的事，但求医生给他开了处方就准备走。可是，当医生写好处方交给病人后，病人又不动了，似乎还有很多话要说。有些病人听说行为治疗可以治好他们的病表现出高兴的样子，而请他们当着医生的面公开他们的仪式化行为，他们却犹豫不决，甚至怎么说也不干。一般的说，神经症性心理冲突的表现，既有求治的一面，也有抗拒的一面，只是这类表现在强迫症病人更加明显罢了。

病人的家属对病持什么态度，他们与病人的关系如何，也应该有所了解。强迫症病人的父母对子女往往倾向于苛求，清规戒律太多，约束过分。这种对待子女的态度，跟子女人格的发展和患病都有很大的关系，也阻碍恢复。遗憾的是，这种态度很难改变。个别心理治疗必须坚持不让家属在旁边，消极的说是为了排除干扰，积极的说则是为了推动交谈的深入。

Freud 式的精神分析既费时间疗效也不好（Black，1974；R. Cawley，1974）。据 Kringlen（1965）报告，90 例强迫症追踪 13 至 20 年，只有 19 例（21%）显著进步。L. Grimshaw（1965）

报告100例追踪1至14年，只有40%进步。一般的说，病程很长的病人是难治的。因此，医生必须有充分的思想准备，准备经受挫折，以防发生严重的沮丧。盲目乐观和急于求成是与沮丧直接相联系的。没有澄清心理事实便向病人进行解释，是初学者最容易犯的毛病。这种做法几乎总是无效甚至有害的，即使有效也是表面的和暂时的。开始治疗时不要野心太大，从最容易着手和成功可能性最大的问题下手，每一次的目标必须明确，同时为下一次的治疗做铺垫。脚踏实地，一步一步将心理治疗推向深入。

对于极个别的病人，也许医生感到其他治疗都很难进行，便建议病人服药，等症状有所减轻再说。谁知病人却整天数药片，到头来一片药也没有吃进去。这种病人就像胶水一样，不管碰上什么，一概沾上就脱不了身。对此，家属可以采取把病人拉开的办法，但必须具有真诚为病人的态度，绝不是出于厌恶。在拉开病人时应该把态度向病人坦率地说出：我们体会到你在自我折磨而欲罢不能，所以来帮你一把……你看，咱们现在不是摆脱了那种难堪的处境么？咱们一起散散步怎么样？诸如此类。

当然，情况并非都这样难办。有时，几次心理治疗谈话可以收到令病人和医生都感到鼓舞的效果。一位34岁的女病人，某机关党委办公室秘书。两周前一天上午，她将文件收进保险柜后回头一看，发现一份重要文件遗留在桌子上，心里十分害怕，心想这么粗心大意，造成泄密可不得了。她连忙将遗落的文件放进柜里，但心里十分不安。锁好柜子后又打开检查。从此，她陷进了锁了又开、开了又锁的强迫症状之中。中午吃饭的时候，几位同事来叫她一起去食堂吃饭。病人忍不住掉泪，十分痛苦。同事们连劝慰带保证，说“锁没有锁好，我们负责”，总算拉着病人去了食堂。病人勉强吃了些饭，又回到办公室，仍继续她的强迫动作。同事们这才感到病人大概是由于过度紧张，“神经”有些失控、不正常了，便替她向领导请假送病人回家休息。第二天上班，病人仍纠缠在强迫动作之中，十分苦恼，几乎无法工作。经基层医生介绍，来找精神科医生。交谈不多久，病人便谈出了她患病的“原因”。一个多月前，领导召集党员大会，讲解政策，动员大家揭发检举不正之风。病人作为秘书，知道她的顶头上司党委书记有不正之风。作为党员，为了向党向人民负责，她应该检举；同时，她又深感恐惧，怕检举不成，反遭打击报复，这一辈子就跳到黄河里也洗不清了。为此，她反复思考，感到内心十分矛盾，左右为难，吃饭不香，睡眠不安，但始终下不了决心。如此半个多月便出现了强迫症状。医生问病人，现在对检举不检举一事是怎样想法？病人回答很干脆："我现在已经想通了，那并不是一件什么了不起的事。我现在只想赶快把病治好，能正常上班工作，就什么问题也没有了。"显然，病人心理冲突的常形已经发生了变形，或者说，强迫症状已经代替了现实生活中的心理冲突。医生借助于具体病例，向病人说明心理冲突的变形（病人的强迫症）正是由心理冲突的常形（检举和不检举互不相容的二者之间的冲突）转变而来。经过几次交谈，病人体会到，她集中注意于思考检举不检举的问题，强迫症状便比较容易控制。进一步，病人更体会到，在检举不检举的两难抉择中，并没有万全之策，而这却是病人严格要求自己、缺乏安全感和追求十全十美等性格特性的一种表现。这个病例也许是强迫症的一种比较极端的情况：有明显的诱因，病程短，病前人格代偿良好，病人能忍受面对内心现实所致的情绪冲击等，所以，心理治疗次数不多便取得了一定的疗效。

对于强迫动作，可以考虑行为治疗。住院进行的优点是可以控制局面。把病人置于护士的监护之下，可以有效地处理病人的仪式化行为。这种办法的即时疗效好，但出院后复发率高。

有些门诊病人的仪式化行为减少了，回避却严重起来。这是计划治疗时必须考虑到并加以防止的。

在西方，行为治疗常常由技术员或护士执行，精神科医生很少直接参与。有些治疗者只顾按操作常规行事，不重视人际关系的发展，这是疗效不持久的一个可能的原因。

所谓家属与病人"共谋"，必须加以纠正。这要求治疗者把行为治疗的原理和具体做法告诉家属，使家属与治疗者步调一致。

不论采用何种方法，心理治疗应该是基本的。细节见本书的专章。

药物治疗目前以氯丙咪嗪最为经典。剂量每日 100～300 mg，一般需服用数周才开始显效，最大疗效通常在两三个月时达到。可惜有一部分病人不能耐受药物的副作用。其他抗抑郁药和抗焦虑药也可酌情使用。

抗精神病药的疗效总的说是不好的。只有很少数人服药感到痛苦有所减轻。因此，一般最好不用。

有关系统综述发现，在治疗强迫上，西酞普兰、氟西汀、氟伏沙明、帕罗西汀、舍曲林等选择性 5-羟色胺再摄取抑制剂和氯丙咪嗪同样有效。抗强迫的剂量一般比抗抑郁的剂量要大，以氟西汀为例，抗抑郁的常规日剂量为 20 mg；而抗强迫一般需要 40 mg甚至 60 mg。

胰岛素低血糖治疗可使一半左右的病人焦虑明显减轻，但并没有什么别的好处，强迫症状几乎总是老样子。由于很费钱费时，现在已经用安定类药物代替。电休克对内源性抑郁有效，但对强迫症无效。

精神外科治疗，据 M. Sternberg（1974）的文献综述，可使一半左右病人产生良好的效果。对于各种治疗无效而病人又十分痛苦的情况，精神外科完全可以施行。立体定向手术的发展使精神外科成为安全的操作，不像过去一提起脑外科就容易谈虎色变。

第八章　疑病神经症

- 概念
  - 连续统：从过分关心健康、担心得病，到坚信得了某种疾病（疑病性超价观念）乃至疑病妄想
  - 疑病的原发和继发——如何看待人格及心理社会因素的作用
- 心理社会因素
  - 个人的疑病倾向
  - 社会对病人的影响
- 临床表现：感觉-观念；癔病与疑病
  - 对健康的过分担心
  - 对身体的过分注意和感觉过敏
  - 疑病性超价观念
- 诊断和鉴别诊断
  - 特征：更关心症状的真实性、病理性质、病因，而不是病痛与处理（理智化）
  - 神经衰弱、焦虑症、抑郁症伴发的疑病症状；疑病症伴发的情绪紊乱
  - 疑病与癔病
  - 精神病性障碍中的疑病症状
  - 与躯体疾病及脑器质性疾病的关系
  - 畸形恐惧症——疑病性超价观念
- 治疗

第一节 概 念

疑病症是源出希腊语 hypochondria 的汉译。原文的本义是上腹两侧"肋缘下部"的意思。像歇斯底里以及其他古老的医学名词一样，现代关于疑病症的概念已经与原文的本义没有什么关系了。

S. Cobb（1948）认为，疑病症是一种烦恼和抑郁的状态，此时病人自认患有某种内脏疾病。R. D. Gillespie（转引自 F. Brown，1936）却强调疑病症没有焦虑和抑郁，而是一种坚信不疑的情感状态。这种分歧的根源在于，疑病症并不是一个单一的症状，而是一系列症状构成的症状谱。在谱的一端是过分关心健康，总是担心害怕得了某种疾病，而谱的另一极端是坚信自己已经患了某种疾病。F. E. Kenyon（1976）主张把疑病症看做一个连续统，最轻的只是对正常身体感觉的过分觉察和注意，其次是轻微的担心害怕患病，严重一些的是惶惶不安地对病十分害怕，更严重的是关于患病的超价观念，极端的形式是以患病为内容的妄想。

其实，说疑病症是一个症状谱或连续统，仍不全面。疑病症是一种多维的精神病理结构，可以而且应该用多个参量进行描述。

可见，同属疑病症，表现可以大不相同。这么多的不同精神病理现象，其所以有一个共同的名称，是由于它们都有这样一个共同点：病人的注意对象或思想内容经常过分地集中于自己的身体健康，并且对身体健康估计之坏或疑虑之甚，跟他们身体的实际情况和文化常模不相称。

疑病症可以见之于多种不同的精神科临床实体。为了讨论的方便，最好把疑病症大体分为两类。一类是继发性疑病症，即疑病症继发于其他病，如脑和躯体的各种器质性疾病、药物或酒依赖、精神分裂症、内源性抑郁症等。显然，疑病症只是这些病的临床表现之一，并且也不是这些病所必有的症状；另一类是原发性疑病症，这包括以疑病症为主要甚至唯一表现的各种精神障碍，主要有疑病神经症和疑病性人格障碍。严格地说，疑病症的分类学问题并没有解决。上述分类充其量只是一种实用的提纲罢了。

I. Pilowsky（1970）报告对147例疑病症的分析。他认为其中81例是继发性的，66例是原发性的。他区分原发、继发的主要标准，是病人焦虑和抑郁的轻重，如果轻便是原发的，如果重便是继发的。

Kenyon（1964）总结10年中全部门诊和住院病人，共有疑病症512例。他开始时把全部病例分为两类：原发性疑病症301例，继发性疑病症211例。发病高峰男性为30～39岁，女性为40～49岁。后来分析发现，两类在大多数变量上是近似的，且两类的病程都同样变异很大。Kenyon的结论倾向于把所有疑病症都视为继发性的，实际上都是情感障碍综合征。

显然，分类不能摆脱人们理论观点的影响。一般的说，如果重视人格和心理社会因素对一部分病例的决定性作用，就会承认有原发性疑病症，否则就倾向于把各种疑病症都视为继发性的。

什么因素决定一个人把身体的日常感觉和不适感用患病的措词表达出来？据R. Mayou（1976）分析，有下述两方面的因素：

（1）素因：人格结构，既往关于自己和别人患病的经验，注意或忽视有关健康的知识，患病行为的模式，社会文化背景等。

（2）诱因：精神科病，身体病，周围人患病，人们谈论有关疾病的事，医生的影响，精神生活中的困难等。

这不是一种严密的理论，但这样的分析对临床医生是很有用的。

P. E. Sifneos（1980）提出了一个关于疑病症的学说，即所谓情绪失读（alexithymia）的概念。正常人能把自己的情绪“读”出来，也就是用语言表达情绪。疑病症者没有这种能力，他们感受到了情绪的各种身体变化，却“读”不出它们的象征意义，因此，一旦发生持久的或强烈的情绪扰乱，他们便只能用患病的措词表达，这就是疑病性诉苦。通俗地说，疑病症者诉述他们有病，相当于一位正常人说感到委屈、不满或有满腔怒火和仇恨无处发泄等。可争议之点在于，究竟是病人“失读”，还是他们能“读”但压抑了自己和不让自己清楚地意识到而不自觉地换了一种表达方式。

无论如何，Sifneos 的学说是一种生理心理层次的学说。巴甫洛夫学派完全可以给疑病症提供生理学的说明，这是另一个层次。我们还可以有心理层次的学说，举例说，疑病症是使人免于羞耻或内疚的一种自我辩护，便是不涉及生理层次的心理层次学说。此外，还可以有社会层次的学说。一个人一旦取得了病人角色，他就可以免除某些社会责任和义务，还可以享有某些特权。不妨想象，假如社会对病人一律忽视（原始人群大概如此）或给予惩罚，那么，疑病症也许不会发生；相反，倒是会有许多人否认、隐瞒疾病了。可见，疑病症是社会对病人加以重视和给予优待的产物。

现在，摆在我们面前的理论任务是双重的。不论是在生物学或心理学领域，还是社会科学领域，有关疑病症的问题还有很多不清楚的地方，这是一重任务。另一重任务是，把各个领域的科学研究成果联系起来，构筑一个多层次综合性的统一的学说。显然，人们在这两重任务的任何一方面的努力都会互相促进。

第二节　心理社会因素

美国费城动物园一位动物学家 Fox 曾经谈到，害怕将来的死亡对一个人有巨大的影响，动物不知道死亡将至，所以往往照样生活，直到临死当时为止。动物园里有一只猴子，头一天还不停地跳上跳下，看不出任何异常，第二天早晨死亡。解剖发现全身弥散性结核病变（引自 Alvarez，W.C.，1951）。

K.B.Thomas（1974）的调查发现，在全科医生诊所求治的大量病人中，40%没有任何躯体疾病的证据，而一次门诊后，这种病人的 82%感觉好转。F.H.Lowy（1975）也有类似的调查发现，据他估计，求治的病人中有30%～80%没有任何器质性病变。事实上，绝大多数人在一生之中总会有时短暂地对自己的身体健康发生疑虑或过分注意。当然，这并不都是疑病症。如果经过必要而可靠的检查和医生的解释保证，疑虑仍然不能打消，那就很可能是疑病症了。

一、个人的疑病倾向

E. Kahn（1936）描述了一种类型的人格，他称为疑病性人格。他认为，这是人格基本类型之一衰弱型的一种变异，亦即笼统地被称为神经质（nervous constitution）的一种典型代表。Kahn甚至主张，疑病症不是一种病，而是一种人格特性。K. Schneider（1959）除人格的基本类型外，还描述了若干常见的临床变异，其中之一为疑病型人格，是衰弱型或不安全型的变异。K. Jaspers（1963）在讨论人格的变异时，区别了生来就有且终生不变的生物学素质和人格建构（personality-formation），后者是意识到了“我”的产物，是注意到自己的特点并力图把自己塑造成某种样式的结果，对此，Jaspers称为反思人格（reflective personalities）。他列举了三种反思人格：歇斯底里者、疑病者、不安全者（采用Schneider的描述）或敏感者（采用Kretschmer的描述）。

在一个人思考的内容中，如果身体本身占据重要地位，那就是异常的。健康人顺便带着他的身体过日子，就好像没有它一样，完全不去注意它。许多病人的痛苦并非来自疾病而是反思的产物。也许，身体有些虚弱，生理功能不大稳定。再者，情绪总是伴随着典型的身体骚动。如果这两方面都不予考虑，我们还是有可能陷于身体痛苦之中，这是由于我们反复或不停地对自身进行自我考察，对健康和生命抱有忧虑和恐惧心理。这就足以使身体功能发生紊乱，引起疼痛和不适，造成失眠等。

在精神分析学派看来，病态人格总是过分使用了某一种或几种防御机制，只是不同学者对疑病者的说法不同而已。不同的说法有：隔离（isolation）、撤退（广义的撤退包括从面对现实退到对身体的沉思，以及退行到童年等)。精神分析学说本身不能对人格作出现象学的描述。

疑病者在下述某一个或几个方面表现很突出：

(1) 信守养身之道。饮食有节，起居有时，不妄作劳，节制性欲，重视营养，崇尚各种民间健身方术和秘诀，爱吃补药，轻信秘方。

(2) 过分注意来自内脏和肢体的各种感觉。常有异常感觉体验，也十分关心脸色、舌苔、脉搏、体重、大小便等。对改变生活方式以及大气变化十分敏感，容易“水土不服”。

(3) 对医药知识特别感兴趣，容易受医生和医书的影响，听说或看见别人患病容易感到自己也有类似症状。患病时过分担心害怕，“痱子当做杨梅疮”。症状往往比同病者严重而持久。服药不是副作用大，就是容易产生耐药性，总之，治疗困难，疗效不佳。

(4) 自认先天不足，后天失调，自幼体弱多病，却虚而不受补。这种信念根深蒂固。

(5) 对生物性危险十分胆小害怕：怕蛇伤狗咬，怕水火无情，怕交通事故，怕黑暗，怕病人死人等，但对造谣诽谤、打击报复等社会性危险往往并不怎么害怕，甚至能泰然处之。

不少疑病者依赖性突出，对父母的依赖很容易转移到医生。易激惹、易紧张和易烦恼等气质特点也常见。一部分人确有体质上的弱点，如植物神经功能不稳定，容易伤风感冒等。还有些人固执己见，从不甘心失败，不肯认错服输，有野心但受着压抑而不外露。

疑病者中有相当可观的一部分人的父母之一有人格障碍(但不一定是疑病者)或神经症。父母对子女的健康过分担心焦急容易在子女身上种下疑病的种子。有些父母对子女很苛刻，但只要子女有病，就实行“特赦”，格外优待，这似乎是在把子女往疑病的道路上驱赶。

二、社会对病人的影响

50多年前，T. Parsons（1951）就指出，患病（illness）不能单纯定义为生物学的异常，因为这里不可避免要涉及强有力的社会因素。患病改变着个人与社会的关系，这包括：①按病的性质和严重程度（由医生的诊断使之合法化）而豁免病人的一定社会责任；②社会公认，病人不能用他的意志直接使病康复；③在病人本人看来，患病对他不利，因而病人有康复的愿望；④病人有义务就医并且与医生合作。

一个人患病可以享受某种特权，这是一方面。同时，另一方面，如果所患的病并非无关紧要，他就必须接受医生的建议忍受患病以外的痛苦和难堪（例如，良药苦口、药的副作用、忍受手术之苦、挨饿、保持某种难堪的姿势等），以利疾病的康复。这就引起各式各样的人际关系问题。而一个人对患病的感知、态度和行为反应便与复杂的人际关系纠缠在一起了。

D. Mechanic等（1960）明确提出了患病行为（illness behavior）的概念。不同人患相同的疾病可以有不同的行为。我们也可以把患病行为定义为担任病人角色（sick role）的倾向。D. Mechanic等（1961）发现，担任病人角色的倾向高的人，也就是对患病或健康威胁认知阈低的人。这种人在身体并没有什么危险的情况下容易求助于医生。他们比较了两组人，一组生活相对愉快而平静，另一组精神生活紧张，不愉快的事较多。结果发现，不论病人属于哪一组，也不论诊断是什么，担任病人角色倾向性高的人找医生的次数多。一个人如果突然遭受重大挫折，或生活中有重大不快，他就容易感到自己有病，倾向于担任病人角色和有患病行为。所谓病人角色，主要指社会公认患病应该享有的权利和应该执行的义务。

一个欧洲人和一个新几内亚人患肺炎，身体症状相同，但患病行为大不一样。可以说，患病行为是文化的函数。

在特定的文化背景下，我们的患病行为是从小由长辈（主要是父母）塑造出来的。患病行为的个人模式是人格的一种表现。

我们对自己健康和患病这件事的态度是可以差别很大的。有人很重视，有人却满不在乎。我们评定自己患病的尺度也可以不同，有人照镜子看外表，有人看化验报告，有人按主观痛苦的程度来判断，有人却按他还能否照常吃饭、干活来判断。有人说，得一场身体不痛苦而需要休养的病，真是一种福气。按这种说法，很多人是有福不会享的人。有人以轻病而躺下为可耻，也有人讥抱病工作者为极左。对付病痛的方式也是各有千秋。有人习惯于置之不理，有人总是认为一咬牙就过去了。有人虽然不懂医，家里的内服外用药以及各种敷料，比一个小医务所还齐全。有人认为，最好的办法是尽快去找医生，但不少人却偏好自作主张。是不是向人诉苦以得到同情、安慰和保证，这方面的差异在患病行为中显得特别突出。

A. R. Dewsbury（1973）提出的声称有病的行为（disease claiming behavior），描述了一部分人的情况。一旦自认有病，困难就转移了，甚至难题就解决了。倒霉的是医生，一切检查阴性，始终也弄不清楚是什么病。病人却不仅早已痊愈，连这次患病的事也许都已经忘记了。这既不是疑病症，也不是装病。

对健康和疾病的所谓解释模式，通俗地说，就是人们关于这类事的不同看法。半个世纪以前，湖南城乡居民普遍认为肚子里有蛔虫根本不是病。这里，是病不是病，就是要紧不要紧，需不需要治。1980年代初，很多家长和小学老师似乎希望他们淘气的孩子是病（儿童多动症），因为有病就可以治，有病而管教不好，大人的良心也好受一些。这些都是不同的解释模式。

解释模式有两种，一种是纯粹个人的，个人专用的，另一种是社会的或群体的。

有的疑病观念简直可以理解为一种个人专用的解释模式。一位不得志的业余歌唱家（本职是工人），在声乐专家指出他练唱方法不对且对嗓子有害以后，发展成了疑病症。他确信声带已经受伤，两侧不对称了，他唱的歌变得不好听了。好几位喉科医生检查一致认为他的声带没有病，两侧完全一样，但病人根本不接受解释，反复要求喉科医生为他诊断治疗，终于被转诊到了精神科。这位病人除了疑病观念以外，什么症状也没有，任何肉体痛苦也没有。他的痛苦是精神上的。我们有理由推断，如果这位歌唱家自认没有病，那么，唱歌达不到他所向往的成就，他就要感到丢脸或内疚。现在，他的声带有病了，他为自己唱不好歌找到了使自己免于耻疚的解释。

医生用他的解释模式力图说服病人并取代病人个人专用的解释模式，这并不是心理治疗的一般形式。这种做法往往是禁忌的，因为容易导致治疗关系的破裂。心理治疗的要点在于理解病人，他为何采取这种解释模式而不采取其他的解释模式？这种解释模式满足了病人一些什么需要？在理解的基础上，才谈得上如何帮助病人和推动病人以建设性的方式去满足他的需要的可能。

有关疾病的解释模式，流传最广泛而且影响最深远的，要算手淫、睡眠射精和所谓性交过多等有害身体的学说了。这种学说在 19 世纪的西方仍然为很多医生所信奉，我国就更不用说了。这方面的文献很丰富，只有专著才能作轮廓的介绍。遗憾的是，这种学说并没有什么根据。现代性学家都早已弃之如蔽履了。

第三节　临床表现

疑病神经症大体上可以分为三种症状：对健康的过虑，对身体的过分注意和感觉过敏，疑病观念（妄想除外）。这三者各有不同的表现，三者之间互相影响，可有各种不同的过渡和混合形式，构成疑病症丰富多彩的临床相。

疾病可以限制人的活动，造成生活不方便，妨碍工作学习和社交，还可能造成其他严重后果。如果病人仅仅限于对疾病后果的忧虑，那还不是疑病症性的。疑病症的特征在于病人纠缠于身体健康和疾病本身。病人并非不知道，对病过虑和着急害怕对健康不利，却苦于无法解脱。这种病人可以接受医生的解释，但照例打消了一个顾虑随即又产生另一个顾虑，或者，道理病人自称都明白，却控制不住自己，这跟其他神经症病人的心理冲突在形式上相同，只是内容各异罢了。

对身体的过分注意表现不一。有人经常注意心跳、数脉搏，有人则特别注意消化功能，如此等等。事情的另一面是，病人对外界的兴趣似乎被扼杀了。注意集中于来自内感受器和本体感受器的信息，与感觉过敏似乎是同一症状的两个侧面。当然，注意和过敏是互相加强的。要重视的是，机能性障碍并不都是疑病症性的。只有当机能性障碍和不适感和对健康的过虑或对身体的过分注意密切相联系，才是疑病症性的。暗示和自我暗示对疑病症的发展可以起显著作用，但暗示治疗照例没有显著或持久的疗效。可见，疑病症者与歇斯底里者不同，后者是一般的暗示性增高，前者只接受与病人疑病态度一致的暗示。任何不快情绪（除了强烈的愤怒和仇恨以外）都使人对疼痛的耐受性下降，这一点也不可忽视。

疑病观念者确信自己患有实际上并不存在的某种疾病，尽管理由不充分，但绝不是毫无根据，病人的推理也没有明显荒谬的地方。这种病人完全不接受医生的生物医学解释。一位病人确信患有心脏病，在一个月的时间里走了几十个医院，做心电图好几十次，甚至在同一医院一天之内连做三次心电图都完全正常，而心电图申请单出自同一内科医生之手。此时尚无所谓增收节支之说，可见，不是医生被病人缠得没办法，就是过于迁就病人。值得注意的是，病人有可能承认自己有疑心病，要求医生可怜他，再做一次某种特殊检查，打消他的疑心病。其实，这只是争取检查的手段，病人内心并非怀疑而是力图用客观检查证实他的信念。

神经衰弱的各种症状都可以见于疑病神经症。曾文星（1981）认为，怕冷（frigophobia）是与我国文化有关的一种症状。作者看来，这通常是疑病症的一个表现，似乎多见于我国南方，北方罕见。以性功能为主诉的也有不少是疑病症。

疑病症病人的问题不限于上述症状。从社会和心理学的角度看来，主要问题甚至并不在这些症状上。若采用患病行为、病人角色这些概念来分析，便不难看出，病人有各式各样的行为和人际关系问题。他们到处求医求治，造成巨大的人力、物力资源的浪费。病人抱怨家属不体贴不照顾，要求家属为他的“病”作出更大的牺牲。即使发脾气，人们也应该容忍谅解，因为他有“病”。在工作中，病人容易与同事、领导以及人事福利部门发生纠纷。对医生不满更是常见，因为医生检查不出他的“病”，不为他做特殊检查，不给特殊的治疗，不按他的愿望开诊断书和休假证明。

病人的生活风格可以随着疑病症的发展而有相应的改变。极端的病人一切都服从于养病健身这一总的原则。如果病前无特殊人格障碍，那就是人格的疑病性发展。

多数疑病症是缓慢起病的。少数病人在重大生活事件（不一定与健康疾病有关）后亚急性起病。病程几乎都是持久的。

急性起病，有明显的身体健康问题作为诱因，病程不长（半年之内）以完全恢复告终，这种病例可称为疑病性反应或反应性疑病症。这种病人对病担心、着急、害怕等情绪十分明显。如果急起的疑病症这些情绪不明显，就有理由推断，病程很可能会是迁延的。急性状态的疑病症还有一个常见的特点，便是病人对自己的生理功能加以人为的干预，结果弄巧反拙，精神苦恼更甚。不想吃饭而勉强进食，似乎一顿饭少吃一些身体就会垮；一天未大便病人就蹲在厕所里一小时也不出来，大有非大便不可之势；整天数脉搏，愈紧张心率愈是降不下来；如此等等。

女病人急性起病或慢性病程中急性恶化者，往往哭闹不已，完全不可理喻。在药物或强有力的暗示和保证下，病人可以变得平静下来，但往往不持久。还有些急性起病的疑病症病例，恐惧情绪突出，有时疑病的思想内容具有强迫性，病人十分紧张痛苦。抗焦虑药可以减轻情绪的痛苦，但疑病症不会有明显改变。

第四节　诊断和鉴别诊断

疑病症病人对症状的真实性、病因和病理性质较之对病痛本身和治疗更为关心、更感兴趣，这是很有特征性的。有些病人和医生见面后谈话一口气达半小时之久，丝毫也不提及有关治疗的问题。医生必须从病人的谈吐中去辨认有无贯穿始终的疑病态度。

神经衰弱、焦虑神经症和抑郁性神经症都可以有疑病症状，诊断取决于临床相中以什么症状为主，但不能只限于一个横断面，较长时间的观察对确定神经症类型是必要的。

疑病症的诊断必须排除脑的器质性疾病。确有内脏肢体疾病的病人完全可以有疑病症，这就需要用精神症状学来判断。举例说，病人已确诊患有肺结核或慢性肝炎，只要具备典型的疑病综合征，完全可以诊断疑病神经症。

亚急性起病，无明显诱因，表现以疑病症为主的临床相但没有焦虑心情，经过几个月或半年多时间以完全缓解告终。既往没有疑病倾向，甚至身体有病时满不在乎。这很可能是一次抑郁症发作。应该深入了解病人的心情是否抑郁，也要详细调查既往有无类似的抑郁和躁狂发作的历史。

有歇斯底里发作史者有时出现疑病发作，症状单一而鲜明生动，病人绘声绘色，忧虑害怕之情令周围人怜悯，而发作有明显的诱因，最常见的是生活事件引起不快再加上医源性影响，有时症状出于模仿（“捡了别人的病”）。暗示治疗可以消除症状，至少，症状随着周围人的态度可发生迅速而明显的改变。

DSM-Ⅲ-R有一个诊断类别叫躯体化障碍，从它采用的ICD-9编码300.81看来，指的大概是Briquet综合征。ICD-9把它归到“其他神经症性障碍”，提示了它的特殊性。美国精神病学界倾向于认为它与歇斯底里相近似。但是，病程一般是持续的和慢性的，病人以老病号自居，躯体症状多等，与疑病神经症也近似。作者有一位近亲，20岁左右起病，表现为典型的歇斯底里发作，间歇期无明显症状。头几年在外行人看来很像癫痫，后逐渐变为“慢性神经衰弱”，很少再有“癫痫”发作，实际上跟疑病神经症没有什么两样。她是一位中学教师，在四十余岁就提前退休了，今年57岁，已是老态龙钟，浑身都是病。这个病例使作者感到，歇斯底里与疑病神经症的混合形式是存在的。这也许就是Briquet综合征的性质一直意见分歧的原因所在。

继发性疑病症在综合医院很常见。

Mayer-Gross 等（1956）谈到，肢体有些残疾的轻躁狂病人使医生十分为难，麻烦得要命，他们从一个诊室跑到另一个诊室，死气白赖地要求诊治他们的继发性疑病症。

精神分裂症早期病人疑病症不少见，但大多持续时间不长，疑病观念模糊，内容不固定且往往使人感到有些古怪，病人并不迫切求治，取了药照例不按医嘱服用，甚至根本不服用。随着疾病的发展，精神分裂症特征逐渐明显。

传染病后的虚弱状态可以出现显著的疑病倾向或疑病症。

高血压病久治不愈者常有疑病性自我考察。脑力效率下降究竟在多大程度上是疑病性的，在多大程度上是大脑供血不良所致，这是难以确定的。

一般的说，老年人容易对健康过虑，所以疑病症状常见，但总的说大多是继发性的。

癫痫病人有一部分发展成了严重的疑病症，表现相当特殊：病人每天写详细的日记，记发作，记服药情况，也记录有关医生的某些细节（如医生的衣着）。有一位病人用图表表示他多年来患病的经过，用了许多张坐标纸。许多病人不厌其烦地向医生报告他们的大便、脉搏、睡眠以及性交的次数等。

帕金森病病人可有疑病症。病人虽残，但其不屈不挠的精神令人惊异。残疾使病人的人格自我中心地收缩，情感变得粗而且淡，作风单调刻板。智力尽管没有明显缺损，但思想已经不丰富、不灵活了，重复，狭隘，在疑病性自我考察和自我分析里兜圈子。

所谓畸形恐惧症（dysmorphophobia）实际上并不是恐惧症，而是疑病症的特殊形式。病人有一种超价观念，其起源或核心是病人身上确实存在的某种轻度至中度的异常，但在病人心目中却成了十分严重的畸形，确信不移，解释无效。下面的病例就非常典型。

病人男性，23 岁，初中毕业，技术员，未婚。自幼胆小怕事，做事犹豫不决，总怕做不好，好沉溺于脱离现实的胡思乱想，很少与人交往，总怕别人看不起他。初中毕业（15 岁）那年开始失眠、头昏、注意不集中，记忆差、精力不足。从此停学，参加工作。18 岁时曾看见一本书上有小头畸形和大脑发育不全一类的记载。从此，病人发现自己头顶骨有一凹陷（确实有，作者检查凹下约 3 mm，2 mm×2 cm 大小，但颅骨照相内板完全正常，也没有任何其他异常发现），遂自认有头部畸形和大脑发育不全。病人称，他仔细观察过很多剃光头的人，没有发现一个人的头骨有和他一样的凹陷。病人长期为自己的畸形而十分苦恼，写过很多信向国内大医院、医科大学和研究机构询问求治。病人经常用手指去摸头骨的凹陷处，自知没有意义，但常忍不住要去摸它一下。

显然，这是一个人格障碍的病例。

G. Hay（1970）报告 17 例所谓畸形恐惧症，其中 5 例是精神分裂症，12 例是人格障碍，以敏感的和不安全的为主。这 12 例并没有恐惧症，而是有身体畸形的超价观念，认为身体某一部分太大或太小，或有点歪斜等。

还有一种特殊的情况，显然不能诊断为精神分裂症或人格障碍，临床相以疑病内容的超价观念或妄想为唯一症状，症状可持续多年不变，一般言语行为无异常，日常生活和人际关系也不发生紊乱。对于可确定为妄想的病例，有人称为单症状性疑病性精神病（monosymptomatic hypochondriacal psychosis）。据 A. Munro（1978），用派迷清（pimozide）治疗有效，日量 2～8 mg，个别病人超过 8 mg。共治 7 例，6 例完全缓解。服药数星期可奏效。如果不是妄想而是超价观念，则药物无效，只能视为人格的疑病性发展的一种特殊变异。

第五节　治　疗

疑病神经症，一般的说，应采取积极的心理治疗措施。

这里先讨论一下医源性这个概念，因为我们可以从中汲取不少有益的经验教训。

医源性（Iatrogene）一语是德国精神病学家 O. Bumke 在 1925 年提出来的。前苏联精神病学家 Ю. В. Каннабих（引自 К. И. Платонов，1957）曾称之为“负性心理治疗”，颇有教学意义。医生不恰当的言语、态度和行为对病人所起的不良心理影响，叫医源性影响。H. Higier 在 1928 年所著《医源性疑病症》一书中描述了多种内容和形式的疑病症（引自 F. Dunbar，1947）。

作者在 1958—1962 年从精神科门诊病人中收集了 48 例典型的疑病神经症，其中 9 例是在医源性影响下起病的。这个比率相当可观，值得我们重视。医源性影响有以下几种：

(1) 错误的诊断：一位从内地调到西藏去工作的干部，由于不适应高原的气候条件出现心跳加快、气短，医生误诊他有心脏病。从此病人对健康十分担心。后送回内地住院治疗，医生们认为病人心脏完全正常，但病人根本不信，“那是医生安慰我的”。长期休养，表现为典型的疑病神经症，症状很多。

(2) 反复检查和长期未确诊：某病人曾一度血康瓦氏反应阳性，但后来重复多次均为阴性。医生为他做了许多检查，包括显然不必要的颅骨摄影。某医生一次听诊发现“期前收缩”，怀疑病人有梅毒性心脏病，后来重复检查心电图又否定了这个诊断。眼科医生怀疑病人有梅毒性陈旧性中心视网膜脉络膜炎，多次复诊诊断后始终带着一个疑问号。当一位神经科医生建议病人到精神科“再检查检查”时，病人的疑病性诉述已经遍及全身各处了。

(3) 错误的治疗：一位病人被当做风湿性关节炎治疗达两年之久，越治越厉害。最后，医生说，不是风湿性关节炎，可能是神经衰弱。遂转至精神科。病人诉述他有很多水杨酸钠、辛可芬等药物引起的副作用，其实是疑病神经症的表现。

(4) 其他：某病人害怕手术，医生不但不给予任何解释，反而勉强病人接受手术，恐吓病人说如果不做手术就会死。术后出现疑病症，迁延不愈。某些江湖医生用错误的观点吓唬病人，把手淫、遗精的危害肆意渲染，造成很坏的医源性影响。

造成医源性影响很容易，而要消除它却十分困难，这一点我们必须记住。

疑病神经症的药物治疗必须审慎。如果有明显的焦虑或抑郁，可以试用抗焦虑药或抗抑郁药。除此以外，最好不用药。药物的可能害处有三：①强化病人的疑病心理；②可能的副作用使病情复杂化；③药物依赖。

据 Nemiah (1980)，精神动力学对疑病症的解释不外下述两者之一：①疑病症是性的、攻击的等内驱力不正常的发泄途径；②疑病症是一种自我防御，用以对抗内疚或自我贬低。即使不同意精神分析的基本理论假设，这种解释方式仍然有可能被许多心理治疗者所接受而以各种变通的方式加以运用。

当一个人对生活中的失败很难免于羞耻或内疚的痛苦时，疑病症是可能的救星。因此，疑病者有必要重新学会一种使自我不致感到可耻或陷于自我审判地位的生活哲学，去取代把责任推给疾病的疑病症策略。

在对疑病症病人进行心理治疗时，责任始终是交谈背后的关键性问题。在神经症性心理冲突中，逃避责任（把一切都推到患病上）总是跟过分地负责联系在一起。把不必也不能由自己负责的事硬压在良心上，这往往表现为病人的情绪老是纠缠在早已过去了的事情上。只有面对现在才能体验到生活的意义，只有在建设性的行动中才能用体验到的喜悦把苦恼冲洗掉，只有走向未来才能甩掉历史的包袱，这种态度的转变也许是心理治疗工作的核心。

治疗疑病观念的根本困难在于医生与病人之间关系的建立。医生迁就病人，可以保持表面的和谐，但这不是真正的理解。医生如果太性急，即使以隐蔽的方式向病人表示：你的疑病观念是根本不对头的，关系就会破裂。因此，必须采取迂回的方式去发展关系。如果在病人的生活的某个领域找到了共同的话题，医生便可以把交谈逐步深入下去。这样的交谈过程有可能促进关系的建立。

除了从小发展的人格障碍，一个人要是生活中没有什么重大的难处，他大概不会一头钻进疑病症里出不来的。交谈的进行将逐渐挖掘出病人精神生活中的难堪处境。当然，心理冲突的常形（作为疑病症这一变形的起点）总是跟人格的弱点相联系的，而在具体表现上总是某种重要的人际关系。也许，只要病人的思想走出疑病症，他心目中的世界便是一团乱麻，这就需要逐步进行清理。每前进一步，哪怕是对一件小事的态度的改变，过去从未采用过的一次新的行动，都必须给予肯定和鼓励，这样，心理治疗才能延续下去。

总之，要取得满意的效果，疑病神经症的心理治疗是困难而费时间的。但是，只要病人并非处于精神病状态和没有显著智力缺陷而又愿意接受心理治疗，从实践的角度说，所有疑病症都可以当作神经症处理，而心理治疗总是可以有所作为和对病人多少有些好处的。以达到有限目标为特征的短程心理治疗有着广阔的天地。如果医生没有不切实际的野心，心理治疗的每一次交谈都可以是鼓舞性的。

第九章 不典型的神经症

- 抑郁神经症
- 人格解体神经症
- 无聊神经症

第一节 抑郁神经症

一、轻度抑郁症的临床相

不论轻重如何，抑郁的必要特征是心情低落，没有心情低落便根本不能称为抑郁。作为精神病理状态，抑郁的程度必须达到使心理功能下降或社会功能受损害。否则，心情低落便不能诊断为抑郁症。当然，持续时间的久暂也是抑郁症诊断的一个必要条件。通常，至少持续两周以上才够诊断标准。

抑郁有以下六个主要的表现：

1. 兴趣减退甚至丧失 如果病人原来便是一位生活圈子很小和兴趣狭窄甚至没有什么爱好的人，病人回答说“不感兴趣”就没有什么诊断价值。一位家庭妇女即使原来没有什么爱好，但干起家务来可以是生气勃勃的，日子过得也有滋有味的，而一旦她感到对家庭生活没有兴趣，连天伦之乐也不能享受，还是可以说抑郁是明显的。

2. 对前途悲观失望 似乎生活、工作、学习都前景暗淡，事情已经无可挽回和不可收拾。严重者可感到绝望。

3. 无助感 病人感到对处境毫无办法，对自己的不幸和苦痛无能为力，这是许多神经症病人常见的诉述。抑郁更特征性的体验是，病人感到别人对他爱莫能助，尽管他完全能体会到别人的善意，看到别人在为他操心努力，但他感到无济于事。

4. 感到精神疲惫 似乎精力已经耗尽，想振作也振作不起来，至少无法持久。病人感到缺乏动力，似乎没有别人催促或推他一把，他就什么也不想做，也动不起来。有人自称为“人间倦游者”。

5. 自我评价下降 如果病人原来就是个自卑的人，这一点必须比过去更显著才有诊断价值，例如自认什么知识和技术都没有，毫无用处，对实际上的成绩也不认为有任何价值，或者几乎只看到自己的错误和缺点，似乎什么长处和优点都没有，过去引以为自豪或可以自慰的品质在病人心目中也消失了。神经症病人的自卑总是隐含着追求的目标或标准太高，而“理想”的追求实际上是不自量力和自我估计过高。抑郁的自我评价下降伴有自责，甚至罪感。神经症病人往往怨天尤人，自卑与耻感密切有关。

6. 感到生活或生命本身没有意义 活着还不如死了的好。常有自杀念头，甚至有自杀行动。

H. Lenz（1980）把上述情况概括为loss，确实很精彩。但他的loss还包括生物学水平的内容，跟我们说的失落感不完全相同。抑郁症是一种精神病理状态，失落感却是很多人都有过的体验。人生本来就是有得有失的过程。一个人（尤其是姑娘）恋爱结婚，得到了性爱，却可能感到失去了父母的爱。到美国留学深造当然有所得，但也失去了家庭的温暖，远离了朋友和故土。如果所失相当大，不用说失大于得，当事人便可以有失落感。名利权势可以失而复得，但内心的和感情的东西却可能一去就不复返了。

情绪成熟的标志是对人生的局限性采取现实地承认和接受的态度。对抑郁情绪的控制或支配意味着，发育成长已经把婴幼儿期没有控制的抑郁退缩反应转变为信号性抑郁反应，后者是自我平衡和适应行为所必需的，它还意味着学会忍受悲痛而不产生过分的生理和行为反应。所谓化悲痛为力量可视为健康的一个标志。既然已经丧失而不可复得，抑郁和悲痛便有可能使无望感立足于对世界的现实评价之上，而改变目标便可以消除无能为力的灰心沮丧情绪。

严格地说，抑郁本身不是神经症性的，因为它并不包含着心理冲突。把轻度抑郁与神经症性抑郁等同视之是不正确的。抑郁神经症应该理解为心情低落伴随着尖锐而持久的心理冲突，甚至可以说，沮丧和无能为力之感正是长期心理冲突的结果。

二、有没有抑郁神经症

N. Sartorius（1974）在一次国际会议上谈到，抑郁症在全世界的患病率为3%。他列举了几种情况说明抑郁症还有增长趋势，这种分析是精彩的。但是抑郁症在世界人口中的患病率高达3%，作者十分怀疑。理由有三：①调查的样本有偏。例如我国13亿人口的抑郁症患病率并不清楚，1982年全国流行病学调查的患病率与西方相差悬殊；第三世界其他地方的情况也差不太多。主要根据欧美的调查来推断全世界人口的情况，是有些冒失的。②问卷调查方法的效度。研究者早已有了抑郁症患病率高的观点，他们设计的表格和问卷难免会敏感性高而特异性低。事实上，各种抑郁调查表中都包括大量并非抑郁所特有的情况，如睡眠障碍、食欲不振、易疲劳等。③诊断标准的问题。作者1985年曾对某综合医院37名各科医生进行问卷调查，按调查结果看，大多数的评分都够上了抑郁症。但是，尽管他们“心情不好”，工作仍积极肯干，并且很有成绩，家庭责任、义务也担当得不错。不仅如此，他们还都利用业余时间参加英语班学习。跟他们交谈还发现，他们“心情不好”是由于职称问题、工资低、住房拥挤、物质生活条件差等不良因素造成的。他们相信，这些问题解决了，他们一定会满意愉快的。因此，尽管抑郁量表评分高，作者仍认为他们一个抑郁症也不是。精神科医生断不可做量表的尾巴。

Mayer-Gross（1955）写道：“儿童尽管很容易由于小事而陷于严重的心情低落，却几乎不发生持久的心情改变。”换言之，抑郁症在童年少见。E. A. Frommer（1968）报告说，儿童夜间遗尿再加上拒绝上学，很多都是患了抑郁症。他的理由是，抗抑郁药有效。这个例子表明，随着抗抑郁药的广泛应用，人们倾向于根据药物疗效下诊断，这是 20 世纪 60 年代以来抑郁症大流行的一个重要原因。

J. Wortis 1987 年在北京医科大学精神卫生研究所讲演时，要求听众自报有无神经症，结果 16%的听众自认有神经症。他说，他在美国演讲，几乎每次都要求听众自报有无神经症，结果每次都有 1/3 以上的听众自认有神经症。他认为，精神分析在美国制造了大量病人。可以推断，持抑郁症大流行观点的医生也会制造出很多病人来。

据 J. D. Campbell（1949）报告，在海军医院的 2900 名神经症病人中，抑郁症只占 1.5%。25 年后，W. Pöldinger（1974）调查发现，在通科医生就诊的病人中，差不多 1/10 有抑郁症。这两个数字的鲜明对比，不能不使人想到，并非抑郁症的患病率在短时期内发生了巨大的变化，而是医生们的观点有了根本性的改变。

内源性抑郁与神经症性抑郁的鉴别本来就不容易，现在，掺杂进许多根本不够临床诊断标准的“抑郁症”，困难就更大了。

H. S. Akiskal（1978）认为，抑郁神经症这个概念有五个含义：①与精神病相对而言，现实检验能力和自知力都保存，没有幻觉妄想等一类精神病性症状。②轻微，心情障碍较轻，伴随的生理功能障碍也轻。③同时存在有神经症症状，如强迫症状、恐惧症、焦虑、易激惹等。④反应性或心因性，也就是从病人的生活经历和处境来说是可以理解的。⑤病前具有人格上的抑郁特性，一生中对逆境容易产生心情低落的反应。

R. E. Kendell（1968）认为，抑郁症的所有病例构成一连续谱，所谓内源性抑郁位于一个极端，而所谓神经症性抑郁位于另一极端，大多数病例位于二者之间，表现为两极端特征的各种混合形式。

这种观点近 10 余年来更加得势了。DSM-Ⅲ（1980）将神经症性抑郁改名为心境恶劣性障碍（dysthymic disorder），归入躁郁症所属的一大类里。ICD-10（从 1986 至 1990 年各版）一直在跟着美国走。

G. L. Klerman（1980）认为，被诊断为神经症性的慢性抑郁，可能是未被辨认和未经妥善治疗的急性抑郁的残余或不全缓解状态。他根据文献复习（从 1921 年至 1974 年共 11 篇报告），指出急性抑郁有 15%～20%缓解不全，且迁延多年不愈。

E. S. Paykal（1971）用荟萃分析法发现：极重组平均年龄 47 岁，重度组平均年龄 40 岁，中度组平均年龄 30 岁，轻度组平均年龄 29 岁。他认为，抑郁症临床相的变异可能是由患病年龄所决定的。C. C. Spicer 等（1973）也得出了类似的结论。一个科学假设可以用一定的研究设计和方法加以证实，但这个假设不一定能说明其他研究设计和方法所得出的结果。下面举两个不同的研究。

L. G. Kiloh 等（1974）根据病人对治疗反应与症状的统计相关进行区分。与丙咪嗪反应呈正相关的症状都是内源性抑郁特征性的，如精神运动性迟滞、体重下降 3.2 kg 以上、病程短于一年、早醒。与丙咪嗪反应呈负相关的症状都是神经症抑郁特征性的，如自怜、主观迟钝感、易激惹、诉注意力不集中、疑病诉述、歇斯底里症状、睡眠不安稳等。M. Carney（1965）研究了病人对电休克治疗的反应与症状的相关，结果与上述者类似。与电休克治疗的反应呈正相关的症状有：恰当的人格、没有相应的心因，抑郁的内源性特征，如体重下降、既往有类似发作、早醒、精神运动性迟滞、罪恶感、妄想等。与电休克治疗反应呈负相关的症状有：心情不良伴有歇斯底里特征、疑病诉苦、自怜、责怪别人、下午症状加重、焦虑等神经症症状。

事实上，抑郁神经症大都是缓慢起病的，并没有前引 Klerman 所说的“急性抑郁”。很早以前，L. Eitinger（1955）就指出，抑郁神经症一般呈慢性病程。G. V. D′Elia 等（1974）追踪 10 年的结果进一步说明，抑郁神经症大多呈慢性病程。

T. Brownish 等（1985）采用标准化方法对 50 名住过院的抑郁神经症病人进行了 7 年追踪研究。结果是：40%对治疗无反应，甚至恶化，其中 6 例自杀死亡；40%对治疗有反应，但始终有轻微的症状，且有持续的社会功能缺陷，尤其在人际交往方面；只有 20%显著进步，甚至完全缓解。

一般公认，内源性抑郁的一次发作 80%以上在两年内以完全缓解结束（前引 Klerman 的文献综述便是如此），但有复发倾向。抑郁神经症 80%以上呈慢性病程，多年不愈。这是把二者区分开来的一个强有力的证据。

J. Pollitt（1972）的研究发现，抑郁先证者无明显诱因的，一级亲属中患抑郁症者为 21%；先证者的抑郁为心理因素或身体患病诱发者，一级亲属中抑郁患者为 6%～12%。这说明两组在家族遗传方面有显著差异。

内源性抑郁病人病前人格大多是相对健全的，神经症性抑郁病人大多原来人格是很不健康的，缺乏自信和自尊（E. Kahn，1975），对人过分依赖和自我强求（P. Chodoff，1972），他们是容易心情不良的所谓抑郁人格者。

精神分裂症与躁郁症之间存在着各式各样的中间过渡形式和混合状态，有时鉴别也很困难。但是，这并不成为否认两者是两个不同的临床实体的理由。那么，为什么一定要抹杀内源性抑郁和神经症性抑郁二者的不同，非把它们合并在一起不可呢？

作者见过的抑郁神经症病例不多。但尽管从头到尾追踪只有几例便足以使作者相信，抑郁神经症作为一个临床实体是站得住脚的，是确实存在的。

作者在 1981 年至 1984 年初次诊断为抑郁神经症，且追踪 2 年以上者共 15 例，后来 6 例改为内源性抑郁。这就是说，基于横断面观察下诊断，误诊率高达 40%。这 6 例中有 3 例服抗抑郁药后出现躁狂状态，2 例有过完全缓解后来又复发，还有 1 例病人自杀未遂使家属公开了过去未说的病史，原来过去有过一次抑郁发作也有过一次自杀未遂，但那次病程不长便完全缓解了。因此，未经充分治疗和长期追踪，抑郁神经症的诊断最好存疑。

精神病学家公认，所有抑郁病人都需要心理治疗。同时，不少精神科医生主张，只要没有药物禁忌，即使很可能是神经症，凡抑郁心情明显的都应试用抗抑郁药。因此，有人认为，内源性抑郁和神经症性抑郁的鉴别无关紧要，充其量只有学院式的理论意义。但

E. Jacobson（1974）却不以为然。他认为，上述观点是一种危险的误解。因为诊断不同，心理治疗根本不同。对于内源性抑郁，我们告诉病人，他患了真正的病，这跟肺炎没有什么两样，应该用药物治疗，我们鼓励病人放松，不要用自责来折磨自己，因为他对自己的病没有责任也无法负责，他无法使自己的病痊愈。如果是抑郁神经症病人，我们的说法就大不相同了，甚至可以说恰好相反。我们会逐渐委婉地说明，神经症是某种生活风格的产物，是一定行为模式的结果，它跟病前的生活态度直接相关，病人必须发挥主动性促使自己走向健康，上帝只帮助自助者等等。Jacobson 相信，对神经症病人合理而有益处的一番话，可能会促使内源性抑郁症病人去自杀，反之，如果把对内源性抑郁病人说的话对神经症病人讲，我们可能把一个可治的病例变成不治之症。

诊断抑郁神经症病程至少持续两年。从症状上说，一方面不存在内源性抑郁的任何特征性症状，既往没有类似发作和完全缓解的历史，也没有躁狂史。另一方面，心情低落的背景上有持续存在的心理冲突，例如既自卑又怨天尤人，既承认自己追求的目标或标准太高，又不屑于脚踏实地做日常工作等，同时，心理冲突就病人的人格和既往经历说是完全可以理解的。要补充说明的是，据 I. Extein（1986），物质滥用者中 30%～60% 有抑郁症状。故凡遇抑郁病人，务必细问有无酒精和药物滥用。

第二节　人格解体神经症

一、症状学描述

人格解体是一组复杂的体验。精神病学家意见分歧，主要由于它涉及以下两个问题：

1. 知觉本身包含着一定的情感体验。我们都相信知觉反映客观存在，这相信便是一种情感体验。20 世纪 50 年代翻译的前苏联精神病学教科书把人格解体视为感知综合障碍，不能说毫无道理，但它模糊了人格解体这种异常体验的特殊性。事实上，人格解体病人对知觉反映客观存在这件事的确信并未动摇。病人清楚地知道他的异常体验是主观的，他知道而且相信知觉所反映的客观存在并不随他的异常体验而有所改变。因此，病人用"好像"、"似乎"、"似的"一类的词描述他的体验，是典型的。

2. 人格解体可发生在多种不同性质的精神障碍，因而症状变异很大。

据英国医学杂志的一篇社论（1972，引自 M. Gray，1978），广义的人格解体包含四个方面：

（1）狭义的人格解体，即感到"我"异乎寻常地不真实，似乎不存在。一位病人把他的病说成是"无我感"，是一种很好的语言表达。

（2）现实解体。病人感到周围的世界似乎是陌生的、疏远的，总之不真实了，像图片一样，没有立体感和生气，或者像梦境一样，或者像蒙上了一层雾一样。

（3）身躯解体（desomatization）。感到自己整个身体的大小、轻重、硬软等发生了奇异的变化，失去了正常时的真体感和实质感，似乎不存在一样，"什么感觉也体会不到"，"身体麻木不仁"。

（4）情感解体（deaffectualization）。病人感到他丧失了情感，连自己的父母、配偶和子女都不会爱他们了，感到十分痛苦、伤心。

二、诊断与鉴别诊断

正常人可以有短暂的人格解体，持续若干秒至若干分钟。这在疲劳、想入非非和情感遭受严重震动时可以出现，也可以在入睡前和清醒前发生。据 W. Roberts（1960），在 12～35 岁的人们中，大约 1/3 到 1/2 的人（无性别差异）有过这种短暂的体验。诗人、小说家、哲学家、宗教信徒和一些喜欢追求神秘体验的人，通过努力可以出入于这种体验状态。庄子在《齐物论》文章一开始就提到"嗒然似丧其偶"和"吾丧我"的体验。J. P. Sartre在他的小说《恶心》（Nausea，1950）对人格解体体验有生动的描述。所有这些大概都是非病态体验的夸张。

作为精神病理现象，人格解体可大致分为继发的和原发的两类。

继发性人格解体是其他某种精神障碍的一种表现或一部分。药物中毒时可以出现人格解体。某些志愿受试者详细而生动地描述了致幻剂作用下的人格解体体验。精神分裂症的早期人格解体不少见，但持续时间不长，往往伴有其他症状。抑郁症病人常有人格解体，尤其是情感解体和身躯解体使他们十分痛苦。强迫性神经症有时突然出现短暂的人格解体。癫痫病人也不少见。除抑郁症外，其他情况发生的人格解体都持续时间短暂。

原发性人格解体，指病人除人格解体以外什么别的症状也没有，尤其是没有抑郁。

无明显诱因突然发生的人格解体，病程很像反复发作的抑郁症，这种情况有可能是抑郁发作的一种形式。因此抗抑郁药值得一试。

人格解体神经症的病例很少见。它具有以下特征：①以狭义的人格解体为几乎全部临床相，尤其是没有身躯解体和情感解体，病人的一般表现与常人无异。病人对异常体验的主观性有清楚的了解。②病人感到不快，甚至相当苦恼。当它突然发生时，病人往往感到惊恐不安。时间一久，惊恐消失了，但苦恼却持续存在，病人常感异样地不自在。往往主动求助于医生。③病程是持续的，至少一年以上，否则难以确诊。

DSM-Ⅲ-R 把人格解体归到游离性障碍，或歇斯底里性神经症、游离型，作者认为，这违反了它自己的描述原则而屈从于众说纷纭的机制假说，是不恰当的。歇斯底里性身份障碍、心因性遗忘症和漫游症发作时，既无自知力也无精神痛苦，跟人格解体是大不相同的。

第三节　无聊神经症

V. Frankl（参看《成长心理学》舒尔兹著，李文湉译，三联书店，1988）于 1930 年把他的方法叫做存在分析（existential analysis)，后来为了避免误解，改称逻各斯治疗（logotherapy）。他强调的是生活的意义和追求意义的意志。当然，这里有个前提，即肯定“我是自由的”。这意思是说，尽管客观世界限制和支配着我，对于选择和采取什么态度和反应来对待它，我却是自由的。1942 至 1945 年，Frankl 在奥斯维辛集中营经历了三年极其残酷的折磨和严峻的考验。和他被同一列火车送往集中营的旅伴 90%，超过 1300 人，在抵达集中营当天就被杀害了。留下来的囚犯被勒令交出他们的一切（衣服、贵重饰物和书籍等）。Frankl 视为精神孩子的手稿丧失了，他当时的反应是，我勾销了我的整个创作生涯。可是，Frankl 很快就确信，假如生活的意义只在于手稿的出版，那么，生活就不是真正有价值的；无疑，生活必须有更大的意义。Frankl 亲眼看到，有些囚犯一旦感到生活没有意义，很快就死去了。

与意志自由相联系的是个人的责任。我们每个人都有责任去发现生活的意义。

感到生活没有意义，Frankl 认为这就是神经症，他称之为 noogenic neurosis（从英语词源上说，希腊 noos 相当于英文的 mind，即心灵）。Frankl 的心理治疗提出了三种方法：（1）通过我们向世界提供某种创造物的方法；（2）通过我们从世界获得新体验的方法；（3）通过我们对待痛苦的态度的方法。这些方法有道理也会有效，但 Frankl 的影响恐怕很大一部分来自他对集中营里生活的生动真实的描述和他本人人格的魅力。

S. R. Maddi（1967）的所谓存在神经症（existential neurosis）的概念跟上述 Frankl 的神经症概念差不多。Maddi 认为，这种精神障碍的认知成分是认为生活没有意义，或者长期不能相信所从事的或能够想象去做的一切事情有什么真实性、重要性、用处或价值。特征性的心情是平淡和无动于衷，尽管在一般接触中别人并看不出来。初期间歇性地出现抑郁，随着病程迁延，抑郁逐渐稀少而趋于消失，剩下的主要是空虚感，觉得生活没有什么真正的意义。就动作行为而言，活动水平也许略微偏低，但一般保持在中等或平均水平上。比活动量更重要的是，病人未曾选择的活动是些什么。病人很少抉择，如果有的话，照例只是沿着费力最小的方向进行。这种人作为社会的一员可以表现得不错，家庭和社会义务一般能够完成，对人也相当宽容。但总的说，他只是随波逐流，缺乏真正的和深刻的满足感。他无法在深层和理解的水平上与别人认同，他不能体验别人为什么活得那么起劲和心满意足。

作者认为，把这种情况称为无聊神经症，既通俗易懂，又表达得确切。如果主要由于客观条件的限制使人无所作为而感到无聊，尽管可持续数年之久，一旦条件改变，无聊感便一扫而光，那还不是无聊神经症。这跟我国常见的以耻感为核心的各种神经症形式不同，后者不是象征化地固定在某件事上，便是弥散性的人格障碍，通常在青春期和 30 岁以前达到症状的高峰。无聊神经症在病前的表现无论如何不能诊断为人格障碍，发病高峰在 30 至 40 岁之间，往往在成家立业方面至少已经达到了中等水平，也许在一般人看来他混得还很不错。作者认为，这种情况我国目前很少见，但若无有效的社会文化预防措施，将来达到“小康”以后恐怕会多起来。我国传统文化隐含着这种危险，因为我们鼓励子女前进的道路是有出息、出人头地、“颜如玉”、“千钟粟”、“学而优则仕”、“光宗耀祖”等等。我们不懂得鼓励孩子去独立地作出决定（基于可与别人共享的而又是个人独特的价值系统），也就不知道如何去促进孩子积极的内心世界的发展。亲子互相依赖。“臣无祖母无以至今日，祖母无臣无以终余年，祖孙二人，更相为命。”晋朝李密（224—287）的一篇《陈情表》1700 多年来感动了多少人！然而，这种感情必将被摧毁。青黄不接的结果之一就是无聊神经症的蔓延。

应该说明的一点是，所谓无聊神经症目前也许根本不算病态。但是，时代不同，社会文化不同，判断病态的标准必然会随着发生改变。作者写这一段文字，主要是着眼于未来的。

第十章　神经症的临床评定

- 诊断评定
  - 神经症与正常的分界线
  - 神经症与器质性疾病的鉴别
  - 神经症与人格障碍
  - 神经症与精神病的鉴别
  - 不同类型神经症的鉴别
- 预后评定
  - 研究报告的分析
  - 不同年龄的神经症
  - 预后的指征

第一节　诊断评定

一、神经症与正常的分界线

在精神科工作中，神经症与正常心理的分界线并不成为一个问题，因为到精神科就诊的病人，几乎都是症状比较重且患病时间比较长的。但是，在内科或基层保健室里，这个问题就会经常发生。这里，关键在于深入了解病人的心理，弄清楚心理冲突的性质。从现象或事实的角度来说，心理冲突有常形与变形之分。心理冲突的常形有两个特点：一是它与现实处境直接相联系，涉及大家公认的重要生活事件，例如，夫妻感情不和，病人长期想离婚又不想离婚，十分苦恼；二是它带有明显的道德性质，不论你持什么道德观点，你总可以将冲突的一方视为道德的，而另一方是不道德的，上述的例子便是如此。心理冲突的变形也有相应的两个特点：一是它与现实处境没有什么关系，或者它涉及的是生活中的鸡毛蒜皮，一般人认为简直不值得为它操心，或者使不懂精神病学的人感到难以理解，很容易解决的问题为什么病人却解决不了。例如，某病人每天晚饭后就陷于吃药还是不吃药的痛苦冲突之中：吃药怕肝硬变和上瘾，不吃药怕睡不着。这在不懂精神病学的局外人看来是不成问题的，想吃就吃，不想吃便拉倒，实在决定不了可以去问医生，医生叫你吃你就吃，医生叫你别吃就不吃；二是它不带明显的道德色彩。如上例，你不能说吃药和不吃药何者道德何者不道德。心理冲突的变形是神经症性的，而心理冲突的常形则是大家都有的经验。显然，如果限于心理冲突的常形，甚至并没有什么痛苦的心理冲突，那么，充其量只是心理生理障碍，而不是神经症。要注意的是，一旦出现头痛、失眠、记忆差或内脏功能障碍，原来不明显的心理冲突便会尖锐化，也很容易发生变形，例如明显的疑病症状。

心理冲突的揭示和分析需要精神病学知识和技巧，一般通科医生可以用比较简单而容易掌握的方法来进行评定。这包括三方面：

（1）病程：不到3个月为短程，评分1；3个月到1年为中程，评分2；1年以上为长程，评分3。

（2）精神痛苦的程度：轻度者病人自己可以主动设法摆脱，评分1；中度者病人自己摆脱不了，需借别人的帮助或处境的改变才能摆脱，评分2；重度者病人几乎完全无法摆脱，即使别人安慰开导他或陪他娱乐或易地休养也无济于事，评分3。

（3）社会功能：能照常工作学习或者工作学习以及人际交往只有轻微妨碍者，评分1；中度社会功能受损害者工作学习或人际交往效率显著下降，不得不减轻工作或改变工作，或只能部分工作，或某些社交场合不得不尽量避免，评分2；重度社会功能受损害者完全不能工作学习，不得不休病假或退学，或某些必要的社会交往完全回避，评分3。

如果总分为3，可以认为还不够诊断为神经症。如果总分不小于6，神经症的诊断是可以成立的。4～5分为可疑病例，需进一步观察确诊。要补充说明的是，对精神痛苦和社会功能的评定，至少要考虑近三个月的情况才行，评定涉及的时间太短是不可靠的。

二、神经症与器质性疾病的鉴别

对每一位可疑的神经症病人都必须进行常规的身体和神经系统检查，这也是内科和神经科临床工作中的日常实践。

根据一次会晤或精神科检查便下诊断，尤其是缺乏经验的医生，常常是不可靠的。安排病人定期复诊，例如一、二周或一个月复诊一次，多复诊几次总是可以确诊的。精神科医生下诊断，有时需有内科和神经科的检查报告或病案记录，有时需与家属会晤，以了解有关情况和核对病人的叙述。

诊断神经症不能单纯依靠排除。身体和神经系统检查阴性不能构成神经症诊断的充分根据。反之，如果神经症症状典型而且持久（例如长期存在心理冲突的变形），即使病人确有内科疾病（如慢性肝炎、高血压病、结核病等），神经症的诊断仍然是可以成立的。换言之，在某些情况下，我们必须下两个诊断，即某种内科疾病和神经症。这样做不仅在理论上是站得住脚的，而且在治疗上对病人也有好处，也就是医生一方面治疗内科病，另一方面也同时针对神经症进行相应的治疗，尤其是心理治疗。对于暂时不能确诊的病人，必须向病人作充分的解释，解除病人不必要的顾虑，也防止病人在不同的科或医院之间盲目地和焦急地跑来跑去。

三、神经症与人格障碍

这并不是一个非此即彼的问题。近来，西方国家已经通行多轴诊断。对于每一位精神科病人，除了临床综合征的诊断外，都必须确定他有无人格障碍。这种做法有必要在国内加以推广。

据P. Tyrer（1983），神经症病人的40%有人格障碍。又据A. Sims（1975），一组神经症病人追踪12年发现70%有人格障碍，而对照组外科病人有人格障碍者只占25%。

因此，弄清楚每一位神经症病人的人格是重要的，这对治疗和推断预后都有必要。

四、神经症与精神病的鉴别

如果我们把神经症和精神病看做轻重完全不同的两组病，那么，在同一时刻，这两类诊断标签便是互相排斥的。这里所说的轻重是从三方面加以衡量的：症状自知力，对客观现实歪曲的程度，社会功能受损害的程度。实际上，轻重两极之间是犬牙交错的，例如，某些强迫性神经症病人完全不能工作，而某些偏执性精神障碍病人却保持着相当良好的工作能力。鉴于神经症和精神病的二分法存在着无法解决的困难，ICD-10（1992）已经宣布放弃这种做法，甚至连精神病（psychosis）一词也抛弃不用，而只保留精神病性（psychotic）一词作描述之用。ICD-10明确规定，精神病性只限于用以描述存在下述症状的情况：幻觉；妄想；显著的兴奋和活动过多；并非由于抑郁或焦虑引起的严重而持久的社会性退缩；显著的精神运动性迟滞；紧张症性（catatonic）行为。

在不同的时期，同一病人完全可能处于大不相同的状态。也就是说，在一个时期处于神经症状态，而在另一个时期处于精神病状态，是完全可能的。

A. Sims（1983）计算了关于神经症的14篇追踪研究报告中的数据，得出的结果是：神经症病人中有5.8%后来出现精神病。O. Bratfos（1970）对住过院的神经症病人追踪12～22年，发现8%的病人后来因精神病而住院。

在精神科工作中，这样的病人并非罕见：过去多年的表现无疑属于神经症和人格障碍的范围，而近来却是明显的精神病状态。对于这种病例，有些年轻的精神科医生往往争论不休，一方说是神经症，另一方说过去的所谓神经症只不过是精神病的早期。双方各执一词，谁也说服不了谁。几年前某病人经手术确证为阑尾炎，这一次手术确证是胆囊炎，外科医生对这两个不同的诊断都不会怀疑。精神病学有什么理由断言，一位真正的神经症病人对任何一种精神病有终生绝对免疫力？

值得注意的是，典型的神经症持续多年后出现的精神病状态照例是不典型的，既非典型的精神分裂症或躁郁症，也非典型的偏执性障碍。反过来说也是真的，如果病人表现为典型的精神分裂症，那么，既往的临床相照例不是典型的神经症，病人过去的障碍与其说是持久而苦恼的心理冲突，不如说主要是社会适应不良的行为模式（尤其是人际关系上的异常行为）、模糊而有些奇怪的异常感知觉体验，以及性质不确定的心理生理障碍等。

还有一点值得一提，神经症病人后来出现非器质性精神病状态的，几乎都有人格障碍。

五、不同类型神经症的鉴别

这在前面有关章节里已经讨论过。这里再概括地谈一谈。

等级制诊断系统对于某些情况是适用的，例如，神经衰弱与焦虑神经症，焦虑神经症与强迫神经症，当两者的诊断标准都符合时，一律优先考虑后一种诊断。但是，强迫性神经症已经确诊者，若出现充分发展的抑郁综合征，则两个诊断都要采用，非此即彼的诊断方法就不适用了。

北京医科大学精神卫生研究所 1987 年上半年的门诊初诊神经症病人中，有大约 1/3 只诊断为神经症，而没有标明是什么类型的神经症。一次门诊的诊断难免粗糙或笼统些，但这个数字跟作者的临床经验相去不远。在作者见过的神经症病人中，每 10 人中至少有 2 人是很难归到某一公认的特殊类型里的。这些病例是混合型的，或者临床相表现有阶段性（不同时期有不同的临床相）。这里，作为临床背景的人格特性在影响着症状的形式，而不同时期面临不同的生活处境又在影响症状的呈现。举一个例子。某病人初期主诉见了陌生人或异性就紧张害怕，同时感到自己的眼神不自然，感到控制不住地要斜着眼去看别人。这些都是社交恐惧症的常见表现。但是，病人有猜疑和自我援引等人格特性，这就使病人常常找别人“解释”以“消除误会”，而较少表现为回避。后来，偏执人格特性的表现逐渐显著，恐惧症越来越不典型。然而，在与医生交谈中，病人对她的自我援引始终保留着症状自知力，坦率地承认自己“太多心”、“太过敏”了。病人常纠缠于苦恼之中：担心人家因她表情不自然而误解了她，忍不住要向人家解释，又怕老找人家解释反而增加别人的怀疑，甚至会认为她有精神病。可见，神经症性心理冲突始终是主要的。病人一直因精神苦恼而主动求治，并没有典型的妄想。所以，仍应诊断为神经症，尽管不好分型。同时，还得诊断病人有人格障碍，而人格障碍也是强迫型（或不安全型）和偏执型的混合形式。

作者主张，把神经症分为以下四类：

(1) 反应性神经症或神经症性反应。特点是有明显的心理社会诱因，病程在一年以内以完全缓解告终。

(2) 没有人格障碍的神经症（neurosis proper）。病程一年以上，也没有任何伴发疾病。

(3) 病前有人格障碍的神经症。

(4) 伴有重要躯体疾病的神经症，但偶尔患感冒、腹泻一类为时不长的病不算。

以上四类在临床相、病程、预后以及对治疗的反应有明显不同，因此，这样的区分对研究神经症的病因和病理机制也许大有好处。

第二节　预后评定

一、研究报告的分析

文献报告的预后情况差异很大，这有以下几个可能的影响因素：

(1) 样本不同：在基层保健机构取样，预后要好些；在高级医疗科研机构取样，病人多系慢性重病者，预后当然要差些。

(2) 诊断标准不同：神经症诊断的一致性相当低，这是国际上公认的。即使在症状评定上取得了相当高的一致性，仅病程标准这一项不同，预后统计便会出现显著差异。

(3) 预后好坏的评定标准不同：有些报告所说的预后好坏，主要甚至完全限于症状，有些则偏重于社会功能，还有些特别强调对人格的自知之明和精神分析机制的自知力。这样一来，同一病人，不同治疗者对疗效的评定自然有差异。

H. J. Eysenck (1952) 报告说，"神经症病人在起病后两年之内有 2/3 恢复或显著进步，不论是否接受过心理治疗。"这是一种很乐观的估计。D. H. Malan 等 (1975) 的估计却保守得多，他们的追踪结果只有大约 25%的神经症病人有进步。芬兰作者 P. Niskanen 等 (1974，转引自 A. Sims，1983) 的追踪结果是，住院神经症病人的 2/3 预后不良，呈慢性状态，陷病人于残疾，或者出现了某种精神病。

A. Sims (1983) 的 12 年追踪发现，原来诊断为神经症的病人中 10%已确定无疑产生了酒精或药物依赖。另一方面，Sims 又发现，有 23%的神经症病人滴酒不沾，这个百分率几乎是一般人口中的两倍 (按性别和年龄相配作比较)。其实，在作者看来，这并不奇怪，心理冲突使人容易走极端。

P. H. Salmons 等 (1981) 将神经症病人与外科病人及一般人口作比较，发现神经症病人中吸烟者多，每天吸烟支数也多，开始吸烟的年龄较轻，且吸烟时喜欢深深地吸。

A. Sims 等 (1978) 对大量住院治疗过的神经症病人追踪 11 年，发现死亡率是人口期望值的 1.7 倍。特别值得注意的是，在这 1482 名病人中，11 年中有 14 人自杀死亡，是人口期望值的 6.8 倍。此外，并非故意的意外死亡率也很高，是人口期望值的 4.6 倍。除去自杀和意外死亡不计，神经症病人死亡率是人口期望值的 1.5 倍，对此迄今尚无令人满意的解释。

神经症伴发各种躯体病的也常见，但这方面影响的因素太多，很难作出有意义的说明。

神经症可以改变病人对待工作学习和周围人的态度，反过来，周围人对待神经症的态度又进一步影响着病人。这里往往存在恶性循环。这样时间长了，病人的人格便朝着不利的方向发展下去，导致人格的病理发展。人格的病理发展跟人格障碍表面上一样，但它开始于18岁以后，跟人格障碍性质有所不同，但同样是决定神经症预后的一个重要因素。家庭治疗和社交技巧训练并不针对神经症本身，但对神经症可有良好的影响，有时甚至出人意料的好，可以从这里得到理解。说到底，所有精神障碍，当然包括神经症在内，都有人际关系问题。H. S. Sullivan（1953）的所谓人际精神病学强调人际关系，是有道理的。

二、不同年龄的神经症

精神科一般临床工作中遇到的神经症大多起病于17～35岁这个年龄段。

早期精神分析相信，了解儿童可以揭示成人精神障碍的起源和性质。“婴儿神经症”被视为成人神经症的原型或先行事件。但是，这个观点受到了事实的严重挑战。Anna Freud（1966）对这个问题所作的结论是权威性的。她认为，成人神经症的症状与人格结构密切相联系，但在儿童情况却完全不是这样；可以说，儿童的神经症症状与当时及后来的人格照例没有关系。这是使精神分析失望的第一个发现。另一件令精神分析失望的事是，“婴儿神经症”的类型与成人神经症特殊类型之间的关系是不确定的。

M. Rutter（1984）基于文献和他本人的研究，概括出儿童情绪障碍纵向研究的下述四项主要发现：

（1）情绪障碍在童年相当常见，但它在青春期的患病率并不上升。

（2）儿童情绪障碍与成人神经症在时间上的连续性是微弱的。许多有情绪障碍的儿童长大成人后完全正常。许多患神经症的成人，其症状第一次出现在18岁以后。

（3）如果儿童情绪障碍延续下去，到了成年便是神经症。某些成人的神经症可以追溯到童年，而在童年则表现为情绪障碍。

（4）就童年情绪障碍与成人神经症的特殊类型而言，二者之间的连续性也是微弱的。强迫症状也许是唯一的例外。强迫性神经症比强迫症状的连续性要小得多，因为童年的强迫症状尽管延续到了成年，但往往伴随各式各样的其他症状，很少到了成年表现为典型的强迫性神经症。

总起来说，童年情绪障碍的预后，一般是比较好的。但是，如果成人神经症确实开始于童年，那就是预后不良的一个指征。

就人口中的全部神经症病例而言，50岁以上的病例只占很少一部分；在就诊病人中，所占的百分比更是小得多。大体上可以说，从老年前期或更年期起，年龄愈大，神经症的患病率愈是显著地下降。并且，在全部老年人的神经症病例中，只有小部分是老年期起病的，大部分是老年期以前起病的。在老年人中，纯粹的焦虑症是罕见的，初发的恐惧症和强迫症也罕见，比较多见的是具有疑病症状或抑郁症状的非典型临床相。由于抑郁色彩浓厚，老年人的神经症常常是不典型的。加上轻度脑器质性疾病辨认上的困难，人们对老年人口中神经症患病率的估计差异很大。一般言之，检查愈详细，采用现代先进仪器愈多，询问了解到的病史愈仔细，能确诊的老年神经症病例愈少。

女性在更年期出现典型神经症的临床相，大多是既往已有神经症的恶化或复发。体力、脑力开始走下坡路引起的心理反应、现实社会和家庭处境的困难以及人格特性的尖锐化等，在恶化和复发中往往起着明显的作用。如果人格相对健全，既往没有任何神经症的病史，更年期出现类似神经症的临床相，应优先考虑抑郁症、内分泌失调、其他躯体疾病以及脑的疾病等的可能性。短期内有把握地排除这么多种可能性是困难的。最明智的对策是在加强心理治疗的同时进行追踪观察，以利确诊，而又可避免不必要的冒失的治疗。

三、预后的指征

神经症的预后研究很多。由于所分析的因素并非彼此独立而是相互依存和互相影响的，所以，哪些因素更重要，意见颇为分歧。现在把文献中提得比较多的不良预后的指征列在下面供读者参考，而把这些因素综合地加以考虑是比较稳妥的。

（1）病期长：超过5年是预后不良的指征。

（2）起病年龄很小：童年起病延续到成年是预后不良的指征。

（3）病前有人格障碍，或者，病后逐渐出现人格的病理发展，神经症预后不良。

（4）临床特点：缓慢起病，症状复杂多样，提示预后不良。就类型而言，强迫性神经症和抑郁神经症是预后不良的，而神经衰弱就好得多。长期稳定而无波动的临床相也提示预后不良，反之，随生活处境变化而有明显波动者往往对治疗的反应比较好。

（5）社会处境困难：如失业、经济困难、教育程度低、没有任何专长、对职业不感兴趣、有违法犯罪的记录，等等，都对神经症有不利影响。缺乏社会性支持提示预后不良。

（6）家庭不和：夫妇长期感情不和，与父母及其他家庭成员关系紧张。

（7）诱发神经症或使神经症恶化的因素很难消除。

（8）有妨碍正常活动的躯体疾病或缺陷，各种残疾。

（9）酒或药物依赖。

（10）既往有其他精神障碍的历史。

以上这些标示预后不良的指征，如果倒过来，则是良好预后的指征。例如，成年起病，病程不长，诱发起病的生活事件得到圆满解决，病前社会适应能力强等，是良好预后的指征。

第十一章　神经症理论述评

- 无意识路线
- 反射—行为—学习路线
- 生物医学路线
- 心理社会路线
  - 生活事件
  - 社会致病的宏观分析
  - 角色累赘
- 人本主义路线
  - Maslow 的学说
  - Rogers 的学说

当代关于神经症的性质、原因和发病原理的研究，有五种主要的理论取向：①无意识路线；②反射—行为—学习路线；③生物学路线；④心理社会路线；⑤人本主义路线。不同的学说并非水火不相容，而在研究和治疗的实践中，医生们常综合地加以利用。本章只是为了讨论的方便，分别进行简短的述评。

第一节　无意识路线

无意识这个术语标示着两种完全不同的概念。因此，必须首先区别清楚，而不可混为一谈。一种叫做现象学的无意识，一种叫做非现象学的无意识。

在现象学里，无意识是意识的派生物。除了目前的意识以外，那些曾经在意识里出现过的，以及可以意识地理解的心理，都是现象学的研究对象。

会两种语言的人，在运用其中之一进行交谈和思考时，另一种语言便成为无意识的。一般言之，一切当时不在意识之中的心理都是无意识的，但它们曾经是意识的。

骑自行车一开始是意识的，久而久之，熟能生巧，动作习惯化和自动化了，我们骑车时完全不必理会肢体该如何协调行动，一边骑车一边还可以集中注意于与人交谈和思考别的事情。此时，我们可以说，骑车活动已成为无意识的。

如果把骑自行车这个例子推到极端，我们会发现情况不同的另一种学习，就是语言的学习。婴儿开始牙牙学语，可以说是无意识的，但却是意识地可以理解的心理。婴儿模仿父母的说话声，却不模仿风雨声、开关门声、玩具的咔嗒声等等，是可以理解的，因为，人之初，性本弱。一般言之，一个人从小开始的社会化，在很大程度上是一种潜移默化的过程，最初是完全无意识的，但是，是完全可以理解的。这种从低级到高级、从简单到复杂、从被动到主动、从不自觉到自觉的社会化，可以说是从无意识到意识的个人成长过程。这种无意识可称为个人成长或发育过程中的（ontogenetic）无意识，或简称发生无意识。无数的事实被归纳成一条发生学原理：个体的发生以浓缩的方式重复着种族的演化（Ontogeny recapitulates phylogeny）。意识的发生便是如此，也只有这样去理解发生无意识才是符合事实的。原始人类没有任何婚配制度，没有任何关于性的道德观念，也没有男尊女卑。S. Freud 的所谓恋母情结（Edipus complex），阴茎羡慕（penis envy），是把意识发展高级阶段的心理强加在发生无意识之上的产物。Freud 甚至认为，婴儿一生下来吸奶，是性欲的最初表现形式。这就难怪，Freud 原来的嫡传弟子和忠实信徒也要反对他了。

非现象学的无意识有两种说法：

（1）无意识是一种力或能，它是心理活动的“第一因”或“最后推动力”。

（2）无意识是一种“存在”，它是一切心理的本质。黑格尔的绝对观念便是这种意义的无意识。C. G. Jung 的集体无意识也有这种味道。

S. Freud及其精神分析学说的无意识，指的是第一种意义的无意识。换言之，在精神分析里，无意识决定着意识，二者之间的关系是决定者与被决定者的关系。如果仅限于此，我们可以把无意识看做一种生物学的东西，最通俗的说法便是，本能或大脑活动决定人的意识。心理学中的还原主义指，把心理活动直接而简单地归结为生物学活动。作者尽管反对还原主义，但上述决定论在某种意义上还是可以接受的。但是，Freud走得太远了，他把成人神经症归结为所谓婴儿神经症。实际上，他的女儿Anna Freud已经用事实否定了这种说法。这在本书第十章第二节里已经谈到。

限于篇幅，这里只对Freud的基本理论提出以下两点批评。

第一，Freud用目的范畴偷换了因果范畴。人的一切活动都有原因，这是任何科学家都会同意的。但是，说人的一切活动都有动机或目的，却是实际上讲不通的。钟友彬在他所著《中国心理分析》（辽宁人民出版社，1988）一书中对Freud推崇备至，但对这一点还是不能不加以反对："一个人不小心跌了一跤，也许他没有留心看地上，被小石块绊倒，这是原因。但很难说他有跌跤的愿望和动机，即使是无意识的动机。在日常生活中，有时失手打破自己喜爱的花瓶，就说无意识中有除去它的动机，完全否认有偶然的非动机性原因存在，这是难以令人信服的。"(p. 102）遗憾的是，钟友彬在他的著作中也未能区分这两个范畴，例如，在谈到无意识这个词的含义时，他写道，"一个是指人们对自己的一些行为的真正原因和动机不能意识到"（p. 47），就把原因和动机混为一谈了。这绝不只是一个哲学问题，而是心理治疗家在实践中必须明确的关键之一。一位大学生说他患神经衰弱的"真正原因"是遗传素质和神经过程过度紧张，能说他对"真正原因"没有意识到么？显然，问题根本不在这里。不论哪一种心理治疗，它可以对原因存而不论，却不可能不用目的观看待病人和治疗者自己。

第二，Freud常常把特殊加以一般化。A. Angyal（1965）写道："Freud 偏好公式化，在他的公式里强调的是特殊，而指的却是一般。" K. Horney（1937）对 Freud 也有类似的批评。例如，关于女性的所谓阴茎羡慕，Horney 指出，这种概括来自他对一种文化区所作的观察，而他却视之为全人类共同的人性。实际上，人类学家都知道，人们对待异性的态度存在着各式各样的文化差异。

Horney 的著作无疑是有价值的。但是，她还是没有免于她所批评的 Freud 以偏概全的错误。Horney 说，"所有的神经症病人都有共同的基本特征"，而"这些基本特征是由存在于我们时代和我们文化中的种种困难造成的"。既然谈的是"所有的神经症病人"，那么，人们自然要问：不生活在"我们时代和我们文化"中的神经症病人怎么会有由"我们时代和我们文化"所决定的"共同的基本特征"呢？这显然讲不通。精神病学要求解答，"我们时代和我们文化"中的神经症病人以及其他一切时代和一切文化中的神经症病人的"共同基本特征"是什么。Horney 似乎并未明确地意识到这个问题，现代西方文化使这个问题跑到她的无意识里去了。

Freud 对人性的理解是深刻的。然而，人性究竟是什么，这是人类永恒的主题。不同的时代和不同的文化对人性有不同的理解。也许，这是我们站在精神分析之外深入其内部所得到的最大的启示。

第二节　反射—行为—学习路线

不论从时间的先后和影响的大小说，还是从今天理论观点和研究方法的渊源说，巴甫洛夫在这个领域里都是首屈一指的。他的条件反射和暂时性神经联系的概念，给人类心理的发展提供了一种生理学的说明。巴甫洛夫发现，超强刺激、兴奋和抑制二者互相转变的过度紧张、过分精细的鉴别等，都可以引起动物"神经症"。他认为，神经过程（兴奋和抑制）力量的削弱，两者的均衡性和灵活性的破坏，皮层与皮层下相互关系的失调等，是神经症的发病机制和病理生理基础。巴甫洛夫还提出了一种高级神经活动类型学说，用以说明不同气质的人患神经症难易的程度和病理现象（症状）的特殊性。

H. J. Eysenck（1965）是属于这条路线的研究者和理论家。在评定人格时，Eysenck（1961）区分了两个轴或维度：一个是内向—外向，另一个是精神病性—神经症性。他认为，内向而高度情绪性的人，在体质上易患情绪恶劣的各种神经症，如焦虑症、强迫症、恐惧症等；外向而高度情绪性的人，在体质上易发展为反社会性人格、犯罪和歇斯底里反应。至于这些病态是否发生，还取决于一个人的生活环境。换言之，生物遗传因素和社会环境的共同作用，决定着病态反应的发生。

J. Wolpe（1958）强调环境因素在发病中的重要性，而认为体质和人格特性是次要的。他把神经症性行为看做以焦虑为特征的持久的适应不良反应，也就是说，是一种条件反射性恐惧。Wolpe 的学说不仅建立在动物实验的基础上，同时也跟他的行为治疗实践密切相联系。他认为，人和动物一样，神经症是导致强烈焦虑的处境引起来的。他用两条原则说明神经症性行为的产生：邻近（contiguity）和驱动减弱（drive reduction）。所谓邻近，实际上就是巴甫洛夫条件反射形成的机制。由于邻近而形成的反应，对于有害的无条件刺激来说是适应性的，而对无关刺激（即条件刺激）来说却可以是适应不良的。驱动减弱的概念来自 C. L. Hull（1943）。面对引起焦虑的处境，一个人有多种不同的行为反应可供选择，而神经症病人采取那种避免焦虑，同时使处境引起的驱动减弱的行为。遗憾的是，这种行为模式是适应不良的，因为它回避了现实。

B. F. Skinner（1938，1953）的操作条件反射，给行为的研究提供了一种新的方法。同时，他提出的行为模型也对神经症性行为作出了一系列的说明。社会代理人喜欢采用惩罚，这大概由于，这种办法对于减少代理人所不喜欢或厌恶的行为有立竿见影的效果。当然，这也就强化了代理人对惩罚的使用。问题在于，惩罚并不能使行为从动机上消失，它只是使行为者面对惩罚刺激或有关刺激（惩罚的条件化）时不出现或少出现那种行为。惩罚的第一个效应是引起情绪反应（恐惧、愤怒），这种情绪很可能与受惩罚的行为是不相容的。因此，第二个效应是，那个受惩罚的行为本身也可以引起那些情绪。例如，给动物的性行为以严厉的惩罚（痛苦的电击），这种惩罚引起的不良情绪在一定条件下再现，可以使动物后来不能完成其性行为。惩罚的第三个效应是造成阴性强化的结果，也就是使动物逃避惩罚或回避条件反射性惩罚的行为反应被强化了。“因此，惩罚之最重要的效应，是确立各种使人厌恶和恐惧的处境，行为者借助于‘做点什么别的’而加以回避。”（Skinner，1953）

Skinner 认识到病态行为的多样性和发生机制的复杂性，但是，他对惩罚的强调对于我们理解神经症的产生确实很重要。

J. Dollard 和 N. E. Miller（1950）的学说常被视为将精神分析理论翻译成学习学说的一种尝试。所以，他们的学说也称为冲突模型。为了节省篇幅，这里就不详细描述各种冲突处境的实验了。跟 Freud 一样，Dollard 和 Miller 也认为神经症是对焦虑的防御，而童年造成焦虑处境的机会是很多的。喂饲、清洁训练、有关性的训练、对儿童愤怒的处理等，是特别容易导致冲突的经常事件。以儿童的愤怒为例。父母亲总是企图控制儿童的愤怒反应。在这件事上面，父母从社会文化可以得到强有力的支持。在我国，情况尤其是如此，因为我国的传统强调“百善孝为先”，而要长大后做到孝，小时候就必须顺，故有孝顺之说。对父母发怒，这简直是大逆不道。儿童一发怒，父母立即给予惩罚，这大概是最常见的处理方式。由于不考虑是什么刺激使孩子发怒，惩罚引起的恐惧与原来引起愤怒的刺激联系在一起了，这就在孩子心里形成了冲突。

在不少场合下，文化允许甚至鼓励我们发怒。岳飞的“怒发冲冠”是他的民族主义精神的表现。从心理学上说，发怒的能力是发展自我所必需的。面对敌意的侵犯或受到不公平的待遇，愤怒意味着自我肯定。可见，父母对孩子发怒，总是不分青红皂白给予惩罚，对孩子人格的发展是有害的。这种教养方式使人成为驯服，但内心常常是痛苦的人。父母难免在孩子身上犯错误，无意中伤害了孩子，可是，我国的父母有几个肯向孩子真诚地承认错误呢？当孩子长到十七八岁的时候，尤其是男孩子，体力已超过了母亲，他就有可能用暴力实行报复了。但是，由于经济上还不能独立，情感上对母亲的依赖，社会舆论和违禁性罪感（所谓良心发现）等，事后孩子往往感到内疚，向母亲认错。如果母亲得理不让人，又进一步叨唠没完，孩子压抑一段时期会忍不住再爆发一次。母亲更伤心且认为孩子屡教不改。这样便形成了母子之间的恶性循环。双方都痛苦，但仍冲突不断，都无法自拔。这种情况在临床工作中太常见了。

O. H. Mowrer（1950，1965）是把学习学说应用于精神病理学最早的作者之一。神经症性行为反应对病人不利，按条件反射原理，它应该逐渐消退。然而，神经症的特点正好是适应不良行为的持续存在。用简单的条件反射机制不能对此作出令人满意的说明。

Mowrer 首先提出了两阶段模型。在第一阶段，无关刺激由于条件化而引起焦虑。在第二阶段，回避反应由于它带来即时的焦虑减轻而被强化，因而持续了下来，尽管回避反应的延迟效应对病人很不利。一般的说，一种行为反应引起两种不同的效应，奖赏和惩罚，那么，就有可能导致持久的神经症性行为。如果弱的奖赏先于强的惩罚而被行为者所感受，尽管总的说来惩罚多于奖赏，行为还是会持续下去。因此，行为学者认为，神经症性行为的特征是，它给人以暂时的利益而带来长期的损害，或者，它给问题以表面的解决而留下后患，使彻底解决问题变得更加困难。Mowrer 写道："神经症患者是一种这样的人，他学会了如何学不会"（1950，p. 526）。这生动地说明了，神经症病人年复一年地在痛苦中挣扎，到头来还是依然故我。

由于重视内疚和耻感这两种情感在神经症发病中的作用，Mowrer 认为，先有情绪障碍后有适应不良行为的传统观点是错误的。Mowrer 宣称，神经症开始的基本原因是某种社会不允许的和应受惩罚的故意行为，这种行为造成情绪扰乱和不安全感，因为病人客观上有过失或罪错，他感到随时可能受惩罚。随之出现的症状，是保护自己免受良心谴责，以及掩盖自己的情绪以免被人识破的产物。因此，故意的过失行为是原始的原因，接着才发生情绪扰乱，然后导致行为上的症状（Mowrer，1965，p. 243）。

对于 Mowrer 的上述观点，作者认为有必要加以补充。孩子判断某行为是否过失或罪错的标准来自社会代理人对孩子是否施行惩罚，这是第一点。其次，人们对过失或罪错的判断标准，是在成长过程中随年龄不同而不同的。这样，我们便不难看清楚亲子关系和亲子相互作用在神经症发病中的重要。同时，也不难看出，一位青年人还停留在用儿童少年的行为好坏的标准来判断自己，以及未能建立自己相对独立的价值观在神经症发病中的重要意义了。

A. Bandura（1962）的学说叫做社会性学习模型。儿童倾向于模仿成人的行为，好的坏的都模仿。这是大家都熟悉的事实。孩子获得父母精神品质或人格特性的过程，Freud 称之为认同(identification)，实际上就是模仿，只是不限于外在行为罢了。条件反射需要强化，模仿并不一定需要强化。有些恐惧症行为，并非来自身受客体伤害的经验，而是看见别人对某种客体的恐惧反应或受伤害的场面。这里，社会性学习（也叫替代性学习，vicarious learning）是最恰当的解释。

总起来说，反射—行为—学习取向有三方面的意义：①它提供了说明神经症发生和发展的一系列理论；②它提供了多种实验方法，举例说，这些方法在精神药理学的研究中有广泛的应用；③它发展了有效的治疗：行为自我训练和学习的治疗方法。

第三节　生物医学路线

生物医学的观点和研究是一种古老的传统。它过去一直被奉为天经地义。但是，在现代精神病学的发展过程中，它受到了严重的挑战。可以断言，神经症绝不仅仅是个生物医学问题。甚至可以说，用单纯生物医学观点看神经症，只能是片面的，持生物医学观点对神经症病人进行治疗，有可能对病人造成不利的影响。这是由于，神经症的概念已经不能只用生物医学的术语加以定义。疾病，作为一个生物医学概念，可以用威胁、危害个体生存或种族繁殖来定义，它只能是有机体的一种生物学状态或过程。神经症却不然。以本书第六章所举狗恐惧症病人作为例子便可以看出：恐惧症对病人个体的生存并无威胁和危害，相反，很可能有利，由于回避行为，他被狗咬的可能性比一般人小得多。至于生殖功能，狗恐惧症显然并无妨碍。因此，从生物医学观点看来，狗恐惧症根本不是疾病。我们之所以说狗恐惧症者是病人，是因为恐惧症严重损害了病人的社会功能：由于怕狗而采取回避，病人不能独自外出，很多事情他都不能做了。我们之所以说恐惧症者是病人，还由于他精神上很痛苦，要求医生帮助他摆脱痛苦。实际上，临床精神病学要解决的问题主要就是这么两个：社会功能（个人作为社会的一员，享有权利和承担责任、义务的能力）障碍，本人无法摆脱的精神痛苦。可见，在精神病学里进行生物医学研究时，我们要记住这一点。否则，缘木求鱼，方枘圆凿，是不可避免的。

我们不妨把人看做由两个层次（或水平）构成：生物学的人，社会的人。显然，生物学的存在是基础性的。没有生命，社会的人就谈不上。以肢体残损而精神健康的人作为例证，说明生物学上有疾病或缺陷，精神上仍然可以健康，并没有抓住要害。关键在于神经系统尤其是大脑的功能。我们迄今尚不清楚，神经系统的哪些生理功能是精神健康必要而充分的生物学条件。也许，问题的这样一种提法从方法学上说是错误的，因为精神健康很可能并不意味着生物学条件和社会条件简单的相加。不少动物实验已经表明，缺乏经验或一定的环境条件，神经系统的某些功能便不出现，即使原来神经系统在结构上是完好无缺的。这类实验很富于启发性，它向我们提示，只有将生物学观点和社会观点辩证地结合起来，才能正确理解和恰当评定生物因素在神经症病因和病理上的意义和作用。

目前，对神经症理论有重大贡献的，主要有三方面的研究：神经解剖生理的研究，精神药理学的研究，遗传研究。这些方面的文献很多，而作者涉猎的很少，只能举几个例子。

J. A. Gray（1982）认为，中枢神经系统里有一个所谓行为抑制系统，其解剖部位为边缘系统里的隔区、海马结构和 Papez 回路。据说，在新奇刺激或惩罚信号的刺激下，或者，在内在恐惧情绪的作用下，通过这个行为抑制系统可以造成行为的抑制，同时警觉性增高。该学说认为，行为抑制系统的过度活动是焦虑的神经生理基础，而抗焦虑药就是针对这个系统产生作用的。

精神外科手术对一部分强迫症有良好的疗效，但是，这种破坏性方法并不能说明具有完整神经系统的人为什么发生强迫症。何况还有一部分强迫症病人无效。也许，充其量它只能说明，神经系统某些功能的过分代偿是一部分强迫症病人长期不好的生理学基础。

苯二氮䓬类药物的应用和研究，导致人类大脑内相应受体的发现。有人推断，人体内可能存在内源性抗焦虑物质，而这种物质受阻滞或缺乏便引起焦虑（Freedman，1981）。不同药物依赖的病人在戒断过程中都体验到了焦虑，这也许提示，致焦虑物质和抗焦虑物质都是多种多样的，焦虑可有不同的生物学基础。

抗抑郁药不能改善神经症病人的心情，也无助于正常人的沮丧心情。这至少说明，从精神药理学上说来，神经症病人的不良心情与内源性抑郁不同而与正常人的沮丧相近。

V. Cowie（1961）研究了先证者的子女 330 人和对照组的子女 342 人，得出结论说，情感性精神病、精神分裂症与神经症之间没有遗传上的联系。这构成了神经症这个临床实体的一个证据。J. Shields（1954）、E. Slater 等（1969）关于孪生子的研究结果是一致的：单卵孪生子的同病率（不论就神经症还是就神经症性症状而言）都显著高于双卵孪生子的同病率。这说明遗传在神经症的病因上有一定作用。至于遗传方式，Slater 认为是多基因的。

Shields（1971）的文献综述表明，遗传是人格的决定因素之一。这里，最重要的证据是，单卵孪生子的人格的一致性显著高于双卵孪生子。从文章对人格的描述可以看出，遗传的作用明显地表现在气质方面而不是在性格方面。换言之，遗传的作用主要在心理活动的形式和动力特点上，而不是在个人的社会价值取向上。这并不难理解，后者是社会决定的。

I. M. Marks（1986）对神经症的家族遗传问题作了一次很好的综述。

孪生子研究表明，遗传不仅是正常恐惧的一个决定因素，也是焦虑症、恐惧症和强迫症的一个决定因素。

在焦虑先证者的亲属中，焦虑障碍的发生率比对照组中要显著地高得多，尤其是在一级亲属之中。

在所有神经症性障碍中，对血和损伤的恐惧症有着最强烈的家族史，尽管行为治疗有效。这说明，某些遗传效应可以用后天环境的力量加以修饰和改变。

第四节　心理社会路线

一、生活事件

H. Katschnig（1986）主编的专著对这个问题做了很好的述评。

尽管生活事件在不同精神障碍病因学上的作用，学者们的意见分歧很大，但生活事件在神经症的发病上起一定的作用，这一点还是比较公认的。至于生活事件如何起作用，则尚不清楚。不同理论兴趣的研究者，从心理学的角度，或者人际关系和人的社会性角度，或者从生物学的角度加以说明。G. W. Brown 和 T. Harris（1986）提出了一个生活事件与抑郁症之间因果联系的模型，对神经症研究者是有参考价值的。

生活事件与一定类型精神障碍之间的病因学联系，可以从至少三方面加以确定：①个案的研究，也就是从临床上确定生活事件与起病的时间关系，与病人的体验、行为反应和症状内容之间的关系，与病程结局之间的关系；②统计方法。通常第一步是从生活事件在许多病人历史上出现的频率去发现线索，然后用不同类型的病人，以及所谓正常对照组进行统计分析；③结合生活事件的作用进行各种实验室检验和测查；用不同的实验设计去检验理论模型。

今后的研究工作将特别重视下述几方面：

(1) 设计病因学模型。

(2) 对病人的症状和内心体验作进一步的现象学描述和分类。不少研究者忽视了这一点，描述只限于焦虑、易激惹、抑郁等笼统的词，这是不够的。没有细致的现象学描述，生活事件在病人内心激起的反应就不能确知。

(3) 进一步使生活事件的衡量和评定精确化。Katschnig 指出，已经有大量证据表明，Holmes 和 Rahe (1967) 的自我评分式的 SRE (Schedule of Recent Experience) 严重地歪曲了人们实际生活经验的符号表现，应该抛弃不用。显然，对精神紧张程度的评分是评分者对过去经验的回顾和重新评定，实际上当时事件对他作用的大小却是另一回事。神经症病人有扭曲了的心理、错误的认知和病态的价值观，他们对事件的评分尤其不可靠。举一个例子。在郑延平等（中国神经精神疾病杂志，1983，9：65）的报告中，病人把“夫妻不在一起或性生活不满意”排在 43 个生活事件的第 39.5 位，跟“生活琐事与人争吵”并列，就是一种典型的神经症性歪曲。尽管本书作者反对 Freud 把神经症归结为性欲这一件事上的理论，“饮食男女，人之大欲存焉”的古训，作者认为还是很有道理的。

看来，搜集生活事件的有关资料，以半定式的交谈法为可取。Brown 和 Harris (1978) 发展的 LEDS (Life Events and Difficulty Schedule) 属于这种性质。这种方法相当麻烦费事，但科学研究并没有什么速成法。

(4) 进一步研究人们面临生活事件时的应对措施，以及应对与各种调节因素的关系。R. S. Lazarus (1966)、D. Meichenbaum 等 (1975) 以及 N. Hann (1977) 对正常人的应对过程有详细的论述。但是，神经症病人病前的应对过程如何，我们并不清楚，也缺乏前瞻性研究。有一点是确定无疑的，在类似或同样的生活事件面前，不同人格的人反应不同，结局也就不一样（A. S. Henderson *et al*，1981）。

（5）研究心理社会变量与生物学变量之间的相互作用。这方面的研究少，R. J. Dolan 等（1985）的研究是一个例子。

二、社会致病的宏观分析

宏观分析并不解决任何一种精神障碍和任何一种疾病的病因学问题，但是，它可以使研究者在细节研究中不致迷失理论方向。

1. 人口问题 演化不仅使动物个体具有巧妙的适应能力，而且还使动物种群（animal population）具有自我调节能力。只要没有人为的干扰，也没有巨大的自然灾变，各种动物种群总是保持相对稳定的大小和密度（Wynne-Edwards，1962）。随着文化的发展，人类已经丧失了这种自然禀赋。其结果，世界人口呈现恶性膨胀趋势。人口密集给人们精神生活造成各种直接和间接的有害影响。但人口密集不是自然和人类天性造成的，而是社会地造成的，也可以说，是人类与自然作斗争的一种不良副作用。

2. 中介作用 直接致病的是理化生物因素，社会起着媒介，甚至制造致病因素的作用。随便举几个例子。娼妓制度导致性病流行。“破锅配破盖”式的婚姻造成子代遗传和先天的缺陷。工伤、交通事故、战争、酷刑等造成脑外伤。工业、农业和家用的各种有毒物质、药物和酒精、环境污染等，也都是社会地造成的。显然，这些情况都可以引起精神障碍。

3. 保护作用 社会对个体的保护在很大程度上排除了自然选择对生物学上不适者的淘汰。这就是为什么动物近亲繁殖并不出问题，而人若近亲交配就很可能生出怪物来的缘故。就适应自然的生物属性来说，人类中具有各种负变异的个体数，已经远远超过了相应正变异的个体数，也就是说，不是正态分布了。在大量生物学上负变异的个体中不出现高出人口患病率的精神障碍者，那才是不可理解的。

假如没有社会对个人的保护，就不会有疑病者，诈病者，做作性障碍者，以自伤和自杀姿态引起人们注意和同情的人，所谓“逃入疾病”、“声称有病的行为”以及“赔偿神经症”等一类的现象。而这些现象都是精神卫生问题。

4. 不均等与强求一律 不同地区和群体（小至家庭）有不同的社会环境和条件。社会对它的成员的待遇是厚薄不均的。有人生来富贵，有人生来贫困。人生的起跑点大家并不相同，跑道也有平坦、崎岖之分。大同世界只是一种乌托邦。但是，社会和国家对所有的人都有原则上相同的要求。不仅“在法律面前人人平等”，在道德面前人人也是“平等”的，我们不允许任何一个不道德的人把责任推得一干二净。

迁居、移民、变换职业、社会地位变化、文化性智力低下等造成的困境、适应不良甚至精神障碍都是社会地造成的。

假如社会对大家一视同仁，就不会发生遗弃、虐待、隔离、社会性剥夺等现象，情感冷淡、猜疑和敌意、孤独和乖僻等等也就会见不到。

5. 奖励与惩罚 社会是一个奖惩系统。我们每一个人的任何一个优点和缺点都是奖惩的结果。与神经症关系最密切的三种情感：恐惧、耻感和违禁性罪感，都是惩罚的产物。不安全感、不完善感和不确定感都由此而来。Horney 的所谓应该的暴虐，根源是社会的暴虐。强求这种人格特性反映了社会对个人的强求。争强好胜之徒，则是社会重赏之下出现的“勇夫”，其极端形式便是完美主义。一切心理冲突，归根到底，都是社会矛盾的反映。

社会适应不良是判定一个人有无精神障碍不可少的一条标准。社会的规范化决定了必然有一部分人不符合规范。

没有社会，就没有人的精神生活，当然也就谈不上任何精神障碍。我们在研究生物学致病因素时，不能忘了这个大前提。对于我们每一个人来说，社会是最大的恩人，同时也是最无情的敌人。社会为了保证它的存在和发展，不断地把千千万万的人推向苦难的深渊，这就是人类社会发展的历史。为什么有些人具有反社会人格？唯一合理的回答是，社会是反个人的(anti-individual)。所谓人权只是一种理想。

三、角色累赘

人们对同一生活事件的反应各殊，这不仅取决于人格，还取决于在同一处境中人们扮演着不同的角色。某机关失窃，丢失一笔巨额公款，涉及可疑者甚多，却毫无作案线索。保卫科长急得团团转，而膳食科长照样坐在办公室里看参考消息，尽管这两位的人格特性差别不大。就某一生活事件诱发精神障碍而言，角色成了连接生活事件和人格特性的纽带。可见，在心理社会因素致病这一研究的前沿阵地里，角色是一个有利的制高点，把火力指向一侧，可以探索有关的社会体制和社会关系，而把火力转向另外一侧，又可以观察和分析个人的心理和行为反应，以及他的人格特性。

所谓角色，通俗地说，就是在一定人际关系中一个人的权利和义务。与神经症关系密切的有关角色的研究是 W. J. Goode (1960) 首先加以理论化的角色累赘 (role strain) 这一概念。按 L. I. Pearlin (1983) 的定义，角色累赘指，人们在一段时间里担任正常社会角色时所体验到的困难、挑战、冲突或其他问题，这种累赘是导致情绪和身体的各种表现（这里“表现”实指症状或障碍，只是社会学家不愿意涉足医学问题而有意含糊其辞——本书作者按）之强有力的先行事件。神经症病人在发病前都有角色累赘，大致说来这是不会错的。Pearlin 将角色累赘归纳成六个类型，下面分别作简短的讨论。

1. 角色任务 早期有关心理社会因素致病的研究几乎完全集中于角色任务，如工作劳累、日夜倒班、工作环境中的有害理化因素，以及威胁生命的工伤事故的可能性等。对某些被认为有害健康的职业或工种研究尤多。逐渐地，有关研究集中于一个中心概念，这就是超负荷 (overloading)。同时，角色的重要性也显露出来。在其他因素相同的条件下，工人愈是感到干活不由自主和处于被动地位，就愈容易感到超负荷。证据表明，工作困难的程度、所需付出的劳动的多少、工人努力的程度等，与所得报酬之间的分歧愈大，角色累赘愈严重。如果人际关系和谐，努力和才能得到上司赏识、职工感到提升的可能性大，那么，即使任务繁重，也不容易产生角色累赘。

2. 角色丛中的人际关系　夫妻关系、亲子关系、婆媳关系和上下级关系，这是我国儿种与精神卫生关系最密切的人际关系，造成角色累赘也是最常见的。

人际关系主要有三个层次：利害关系，角色关系，感情关系。这里，角色关系处于中心位置。完全抛开角色不顾，人与人之间也许就只剩下利害关系了，因为一般的说，角色关系的进一步发展才会产生感情关系。即使像亲子和夫妻这样密切的关系，角色仍然起着不小的作用。J. Zubin（1979）说，Holmes 和 Rahe 的 SRE 的 42 项中有 37 项涉及人际关系的减少或破坏。由此可见人际关系问题的重要性。

人际关系中造成角色累赘的因素很多，尊重和期望也许是最重要的两个。不论两个人是什么角色，如果互相缺乏最起码的尊重，就会导致关系紧张。按今天的青年人看来，半个世纪以前的婚姻几乎都是不美满的。这当然有道理，因为那时的婚姻不是自主的。但是，事情的另一面是，那时夫妻之间的冲突也不像现在这么频繁。“门当户对”的双方在行为上都无需作大的调整就能互相适应，同时彼此的期望与现实也不会有大的距离。现在，夫妻双方对幸福、忠诚、自由，甚至个人的服务都期望太高，而相互给予的又太少了。父母对子女期望太高，即所谓望子成龙之心太切，是造成亲子关系紧张最常见的原因。

3. 多重角色中的心理冲突　过去有所谓忠孝不能两全之说。其实，儒家十三经之一《孝经》在“开宗明义”里就明确指出：“战阵无勇，非孝也。”这在现代社会学里叫做角色优先（role priority）。就是说，一个人同时有两个以上的角色必须有一个角色优先。只有这样，才能避免心理冲突。

武则天利用唐高宗的昏庸，终于登上了皇帝的宝座。这种昏庸，用社会学术语，叫做角色混乱（role confusion），即唐高宗把夫妻和君臣这两对角色搅在一起了，而武则天正是钻了这个空子。

在我国，同一机关或企业里往往聚集了许多彼此有亲戚关系的工作人员，这很容易造成角色混乱：降低效率，危害精神卫生。

在办公室里不谈私事，在家里不谈工作，这是从空间上把角色隔离开。上班不谈私事，下班不谈工作，这是从时间上把两种角色分开。苦于角色混乱的人不妨一试。

但是，多重角色毕竟由同一个人担任，一种角色累赘遂可能传染到另一种角色上去。不少神经症病人诉苦工作过劳以致患病，其实夫妻不和造成的角色累赘在先，然后传染了工作中的角色。一般的说，角色累赘会降低一个人对逆境和困难的适应能力。

4. 角色俘虏 俗话说，干一行怨一行。这只是说明，角色以不可逃避的责任、义务强加于人。仅仅抱怨自己的角色并不构成角色俘虏，必须还有明确地想担任另一种角色的愿望。有些人并无专长，也谈不上什么兴趣爱好，他们一般地厌恶职业角色对个人的约束和强求，这不能视为角色俘虏。这种人工作换来换去，始终不满意。

不少报告说，女人比男人抑郁多见。通常的解释是，女人和男人相比，有较有限而固定的角色。如果这种解释是真的，那么，有职业的妇女比没有职业的妇女抑郁应该较少较轻。但研究表明，二者并无显著差异。Pearlin（1975）设计了一种问卷，问妇女受试者：如果随你选择，你愿意全天工作、部分工作还是不工作？回答全天工作者抑郁评分最高，回答不工作者抑郁评分最低，部分工作者居中间。愿意全天工作的妇女，多不甘心做一个家庭妇女了此一生，她们想在事业上有所作为。遗憾的是，她们无法摆脱妻子和母亲这些角色，即使有了工作，家务还是推不掉。另一种可能的解释是：不愿工作者对家庭生活最满意，想全天工作者对家庭生活最不满意。

退休本身并不构成角色俘虏。只有那些被迫退休后仍然很想工作而不能的人才陷于角色俘虏之中。对老年人的调查大多得出类似的结果：一切取决于老年人对待退休和工作的态度如何。这里谈的是角色俘虏，经济状况和家庭成员之间的关系等应在概念上区分开来。

作者在临床工作中发现角色俘虏相当常见。学非所用对于专业人员是一种精神痛苦，但愿改革能使情况好起来。

5. 角色的取得和丢失　角色的取得意味着某种新的权利和义务。这既要求本人有一定的精神准备，也需要得到社会尤其是周围人的承认。各种仪式在这里起着作用。在我国古代，男子成年要行“束发”礼或“冠礼”，女子十五岁叫“及笄”，也有仪式。欢迎新职工的仪式和就职典礼也起着类似作用。如果周围人不知道，或本人缺乏精神准备，角色的取得可能导致角色累赘。

Goode（1982）区分了社会化的三个内容。第一个内容包括学习如何吃喝适当，如何说话以及如何控制拉屎撒尿之类。父母往往花很多时间教这些基本功。第二个内容包括学习知识和技术，如阅读、书写和算术，也可能要学习农务或针线活之类。第三个内容，按 Goode 的意见，既难教也难学，而这往往是亲代和子代发生冲突的根源。这主要指家庭成员相互间的义务，如尊老爱幼，做家务活等。这种内容的社会化之所以困难，是由于很多规则是任意制订的，没有明确的规范。更难办的是，叫人去做什么或禁止做什么，往往造成一种负担，是孩子所不乐意的。在家庭中，一个人的权利往往是另一个人的义务，一个人想得到的东西往往要让另一个人付出代价，而儿童不大容易接受公平合理的原则，因为他们一向是享有某些特权的。父母必须不断调整他们与子女的关系。孩子的社会化只能慢慢来，急躁的父母容易把事情弄糟。最糟的是互相抱怨和不满，甚至充满敌意。

有人认为，任何生活事件都对人有不利的影响。在郑延平等（中国神经精神疾病杂志，1983，9：65）的调查表里，43 项生活事件中有 8 项（结婚，开始恋爱，录取升学或开始就业，技术革新或个人重大成就，出国出省，怀孕或家庭增添新成员，入团入党或升级加薪或评模得奖，家庭或个人收入显著增加）是人们公认的好事或喜事。以结婚为例，如果确实造成了精神紧张甚至苦恼，恐怕是当事人对结婚的期望太高，过于理想化了，或者当事人不善于处理夫妻关系，或者结婚大讲排场以致债台高筑，或者当事人对结婚以及其他人生大事都抱有“又要马儿跑得好，又要马儿不吃草”的心理冲突，等等，而不是由于结婚本身。Pearlin（1983）指出，“当代的研究一贯地证明，与精神紧张有关事件的特点是具有不希望发生（令人不愉快）和不由自主的性质”。完全在预料之中的、个人生命史中自然会发生的和按日程出现的各种生活事件，一般都是无害的。迄今为止，还没有任何证据表明这些生活事件对人有什么特殊的危害。结婚、生孩子、孩子长大、成家立业、退休等，所有这些与生命自然史直接相联系的角色之取得和丢失，都不足以为害。也许，唯一的例外是配偶的死亡，即使在老年。

6. 角色的再造 30 岁的父亲和 5 岁的儿子构成父子这样一个角色丛。40 年后，父亲 70 岁，儿子 45 岁。父子角色关系没有变，但双方的行为、权利和责任都发生了深刻的变化。独立自主和依赖可能完全颠倒过来。老年人体力脑力下降，经济收入下降，迫使老父亲再造自己的角色。角色再造顺利而成功便没有事儿，否则可以产生角色累赘。

长期大权在握的人，一旦退休，角色再造的任务是艰巨的。名义上的老首长还保留着，但实权没有了，说话人家不听了。有人因此而陷于角色累赘之中。如果只是生活方式的改变，就比较容易适应。

第五节 人本主义路线

人本主义心理学（humanistic psychology）是 20 世纪 50 年代在美国兴起来的。这并不是一个严密的体系。属于这一学派的心理学著作有以下四个共同的特点：

（1）强调人的尊严和价值，尊重每一个人的基本自由和主动性。

(2) 认为人性不可能给出完全的规定，人格具有无限发展的可能性。

(3) 研究的出发点是意识经验，或者也可以说是现象学的。

(4) 强调人的整体性和不可分割性，反对还原主义，既不同意精神分析把意识还原为无意识的驱动和防御机制，也不同意行为主义把意识看做副现象和把人还原为对刺激的行为反应。

不难看出，这种思潮有助于端正我们对待精神科病人的各种不好的态度。确实，精神科医生有必要在与病人的交往中不断提高对人性的理解。这也许是人本主义心理学的最大价值之所在。

一、Maslow 的学说

A. H. Maslow (1908—1970) 是现代人本主义心理学的代表人物之一。他的代表作是《动机与人格》(中译本由华夏出版社出版，1987)，原著初版于 1954 年。他的学说中与神经症关系密切的概念简单介绍如下。

首先是需要的层次学说。除了生理需要外，人有三种基本需要：安全需要，爱与归属的需要，受他人尊重与自我尊重的需要。Maslow 认为，人如果得不到这些需要，精神就会患病。这是很有道理的，与临床事实相一致的。他又认为，满足这些需要可以治愈人们精神上的病。这一点还有待证实。以爱为例，临床经验反复证明，当一个成年人的人格已经沿着病态的方向走得太远了的时候，他就不能真正体验到爱，爱已经不再是他的需要了。

Maslow 强调，满足人们基本需要的先决条件是一定的社会环境。他举了这样一些条件：言论自由，在不损害别人的前提下可以随心所欲，质询的自由，自卫的自由，公平和秩序等。显然，这是一种理想。思想家的卓越之处在此，他们的通病也在此。

Maslow 相信人性是善的。一个人行为不善，是由于他的基本需要被剥夺才做出的反应。这样的解释在理论上可以讲得通，但社会对于恶却不能宽容。

Maslow 强调人的潜在可能性。基本需要一旦满足，人就会追求各种高层次的满足，他称此为发展的需要（与基本需要相对而言）。追求发展的动机，他称为后动机（metamotivation），它意味着一种不断向上的动力。理想的人物是所谓自我实现的人，而所谓高峰体验是这种人最特征性的体验。

Maslow 的心理治疗强调对人的理解。他赞赏 Freud 的这一主张：心理治疗者应该理解自己，否则，他就不能成功地治疗病人。Maslow 的需要层次说不失为心理治疗一种有效的理论工具。需要有低级与高级之分，动机有匮乏性的和成长性的，因此不能一概而论地说挫折不好，高级的挫折未尝不是件好事。牢骚也有不同的层次：生理需要和安全需要的牢骚是低级牢骚，涉及个人尊严和威信受威胁的牢骚是高级牢骚，而抱怨公园里的玫瑰花没有受到充分的照料则是超级牢骚，它体现了抱怨者生活的高度。这一番话对于吃饱喝足了闲得无聊的人有教育意义。也许，我们可以说，解决温饱问题不属于心理学范围之内，社会中存在的各种不合理现象也不是心理治疗者所能解决得了的。这样一来，面对着神经症病人，Maslow 的理论就显得有些苍白无力了。

尽管 Maslow 很少涉及神经症，我们仍然珍视他的有关的论述。举例说，Maslow 关于剥夺、挫折和威胁的讨论、无动机和无目的的反应以及关于心理治疗的讨论都是有参考价值的。

二、Rogers 的学说

C. R. Rogers（1902—1987）以他的咨客中心治疗（client-centered therapy）闻名于世。他出生在一个有着浓厚的宗教和伦理气氛的家庭里，这对他后来的学说影响不小。Rogers 的高等教育从农学院开始，因为他父亲用科技经营农场。两年后改变志向，转入神学院。最后，为了想改善人生，终于转入教育学院，专攻儿童辅导。取得博士学位后以临床心理学家自居，从事心理学的教学和研究，同时积极参与临床心理治疗的实践。

Rogers 的精神病理学理论和特殊的心理治疗方法，可以说完全是以他个人的切身经验为基础的。在《论人的成长》（On Becoming a Person，1961）一书中，Rogers从他个人的经验总结出了如下的14条原则：

（1）在我与人的关系中，我发现若不表现真正的我，则从长远来说，于人于己都是没有好处的。

（2）我发现，当我以接受的态度倾听和表现我自己，工作就更有成效。

（3）我发现，如果我能理解他人，那价值是不可估量的。

（4）我发现，当别人把他的感受和他感知的世界传递给我时，那就有助于我们之间开放的交往。

（5）我发现，当我能接受他人时，受益匪浅。

（6）对己对人的内心世界愈能开放，我发现，我就愈是不会鲁莽地想改变事态。

（7）我能够信任自己的经验。

（8）只有一个人能知道我是否诚实、周密、开放、健全或是谬误、防卫不健全，那个人就是我。

（9）经验是我的最高权威。经验就是我不得不一次又一次地回顾，一直找到了最接近真实的自我。

（10）我以发现经验中的秩序为乐事。

（11）事实是友好的。痛苦的重整就是一般的所谓学习。

（12）最属于个人的也就是最通常的。如果我们把属于自己的最独特的表达出来，或与人分享，可能也正好说中了他人心坎的深处。

（13）依我的经验，人基本上是向善的。我觉得，人被理解、被接受得愈完全，就愈会放弃面对人生时所戴的面具，且愈能前进。

（14）最好的人生是一连串流动、变动的过程，其中一切都未经蓄意修饰。

通读Rogers（1966）为《美国精神病学手册》所撰写的咨客中心治疗，作者感到，上述14条确实是Rogers对本人和他人观点最好的概括。也使作者立即联想到M.Buber（《我与你》，三联书店，1986，原著 *Ich und Du* 由莱比锡 Insel-verlag 于 1923 年出版问世)。Buber 是位神学家，但他和 Rogers 说的话有惊人的相似。

关于心理冲突，Rogers 认为是他人的价值观与真实的自我的冲突。由于受惩罚，一个人不得不采纳他人的价值观，人格里便有可能掺进了虚伪的成分。

因此，Rogers 的心理治疗强调治疗者必须真诚。所谓真诚，就是以真实的自我与病人相处，而不是为了治疗或取悦于人或其他目的，故意装出另外一副面孔。只有治疗者的真诚才有助于使病人去掉虚伪，而恢复他真实的自我。

Rogers 的治疗特别重视治疗者与病人之间的关系。为了强调尊重病人、平等相待和投情的理解，Rogers 把病人称为咨客（服务的对象)。Rogers 相信，只要治疗者与病人之间的关系是良好的（病人感到安全、自由和得到了理解和尊重)，这种关系就会促使病人走向健康。而妄图改变病人的面貌，把意见强加于病人，对病人是有害无益的。

Rogers 所说的真诚和良好的关系，实质上是要求医生在与病人相处时，突破角色关系而产生深厚的个人感情。作者对此表示欣赏，但自认还做不到。也许，缺乏宗教感情的许多中国人都难以做到。我国的很多好医生对病人似乎过分客气了。我们所说的面子实际就是前述第 13 条里谈到的面具，这面具戴得时间长了，就跟我们的脸皮粘在一起而去不掉了。

第十二章　神经症与人格

- 简短的述评
- 手段与目的之互相转化
- 道德情感
- 耻感
- 冲突人格

第一节　简短的述评

人们的人格不同，决定着他们患神经症难易的程度或可能性的大小。与生活事件相比，人格在神经症的病因学上更为重要，这至少有下述四方面的理由：①神经症很少是由于异乎寻常的惨重的精神打击所致。绝大多数神经症病人的经历与不患神经症的相对健康的人并没有明显的不同。在相同或类似的处境下，大多数人不患神经症，只有少数人患神经症。②某些特殊类型的人格对神经症有很高的免疫力，例如，反社会性人格、分裂人格等。③某些特殊类型的人格与神经症互相过渡，二者之间并没有清楚的分界线，例如，强迫性人格障碍、焦虑回避型人格障碍等。④就神经症的结局说，人格因素比生活事件和社会支持重要得多(Henderson. AS，*et al*.，1981)。

因此，什么样的人格，或者，哪些人格特性倾向于发生神经症，一直是精神病学家研究和讨论最多的一个问题。

19世纪的人格概念包含体质和本能在内。现在，人格概念已经完全是心理学的了，也就是说，只包含气质和性格两个方面。

神经质（nervousness，nervosity）、神经症性（neuroticism)、神经症素质（neurotic disposition）等，都是一些过于含糊笼统的术语，最好不用。这些术语标示的概念具有以下一个、两个或三个含义：①倾向于发生神经症或神经症性反应；②心情不稳定，容易因生活琐事产生持久的或强烈的不愉快的情绪反应；③容易出现各种心理生理症状，或者，植物神经功能不稳定。显而易见，这些术语：①和神经症素质是同语反复，并没有任何明确的描述。②涉及太广，倾向于歇斯底里性情绪反应者跟本书所讨论的神经症不是一回事，请参看本书第二章第三节。③属于身体的特点，与心理冲突并无必然联系。

P. Janet（1903）关于精神衰弱的描述是精彩的，尽管有些过于庞杂。精神衰弱可以视为现在称为强迫性人格障碍的早期描述。Janet 所描述的不完善感和缺乏真实感，在今天的精神病学里仍保留了它的重要性。

A. Adler（1927）认为自卑是神经症的根源，这是对人性的一种深刻的理解。但是，他声称所有的人甚至全人类都是自卑的，表明他沿着自己的临床发现所确定的理论走得太远了。

K. Horney（1937，1950）对神经症人格的描述有两点特别值得一提。一是“应该的暴虐”（tyranny of shoulds），另一是被爱的渴求（thirst for love）。她用这些概念描述病人的心理冲突，是既生动又深刻的。

E. Fromm（1976）的最后一部著作（《占有还是生存》，三联书店，1988）从人生哲学的角度描述了重占有与重生存两种类型的人。在该书的第二章里，Fromm 用日常生活体验对这两种人作了精彩的描绘。显然，重占有的人一旦遭受挫折或失去了他们所占有的事物，便容易苦恼和沮丧。占有欲是永无满足之时的，因此，重占有的人很难体验生存本身的意义，也就容易陷于心理冲突的痛苦之中。

K. Schneider（1958）发展了 Aschaffenberg（1911）关于不安全感的概念，区分出了不安全人格这样一个类型的人格障碍，对它进行了细致的描述。确实，代偿性地过分追求安全，可以解释多种多样的神经症性行为。并且，在一帆风顺的时候，不安全感可以不明显，一遇到关键时刻或面临严峻的生活考验时，不安全感就变得很突出了。

D. Shapiro（1965）的神经症性风格未免失之庞杂，但他所描述的强迫风格仍很有参考价值。强迫风格包括四点：①僵硬(rigidity)，即过于死板，缺乏灵活性；②高度集中和不遗余力的特殊活动方式。例如，一位中学毕业生花费大量的时间，仔细搜集各大学和专科院校的课程设置、修业年限和招生章程等情报，并工整地抄成卡片，以便他能选择最佳升学方案；③自主体验的扭曲（distortion of the experience of autonomy)，用“应该”强求自己，以致故意想不应该想的事，愈荒谬愈是非想不可；④丧失真实感和现实感。

对于容易患神经症的人格特性，还有很多描述，如完美主义、罪感、耻感、不确定感、缺乏享乐能力、过分的自我约束、容易精神紧张而不容易使自己放松，等等。

现在的问题是，不同学派对人格的不同描述，以及并无特殊理论取向的临床描述的不同侧重，它们有没有根本的共同之处？如果有，把这些共同之处描述出来就可以称为冲突人格，它必须满足下述要求：

(1) 冲突人格由若干特性构成，诸特性之间有可理解的联系，并且，从个人发育史上看，这整个人格也是可以理解的。

(2) 冲突人格能够解释所有上述的各家之言，也能解释临床回顾研究的各种重要发现。

(3) 冲突人格不同程度的尖锐化或代偿失调，跟神经症的典型临床相构成一连续谱，互相过渡，中间并没有截然的分界线。

(4) 只要有一个特性朝相反的方向获得充分发展，这个人就不会有持久而痛苦的心理冲突，也就是不会患神经症。

以下几节将对冲突人格加以描述。

第二节　手段与目的之互相转化

商人做买卖，目的是赚钱。儿童蹦蹦跳跳，目的在于活动本身给他们以满足或快乐，说出来就是“好玩”。前者叫外目的，后者叫内目的。人们的很多活动既有外目的也有内目的。外目的太强烈时，内目的可能消失。例如，因紧急任务乘车外出，途中往往无心欣赏风景和体验旅行的愉快。内目的太强烈时，外目的也可能消失。有些赌徒不计较输赢，只求赌得“过瘾”，便是很好的例子。据说，陀思妥耶夫斯基就有这种毛病。

目的和手段可以互相转化。目的变成手段，叫目的之手段化。手段变成目的，叫手段之目的化。

兼有内、外目的之行为，就个人行为的发展而言，总是有一个先出现一个后出现。先有内目的，后有外目的，也就是目的之手段化。例如，童年打球只是为了好玩，这是内目的。到了青年，打球成了为国争光的手段，目的手段化了。如果球员过分怕输，打球不但不能带来愉快，还会成为一种精神负担，打球时感到紧张不安。这是外目的太强烈使内目的消失了的缘故。反过来，如果先有外目的后有内目的，即是手段之目的化，也就意味着社会价值的个人化，奖励的内在化。举个例子。如果我们读书只是为了通过考试，为了家长的奖励或免于惩罚，为了面子，为了将来谋求较好的职业，为了名利等等，对读书本身毫无兴趣，读书就只是手段。如果我们读书时被书的内容所打动，被它所吸引甚至迷住，读书时感到满足，甚至读起来摇头晃脑感到其乐无穷，读书这一手段也就目的化了。

缺乏自知之明的一种表现是，不清楚自己行为的目的，或者把目的完全弄错了，或者只知其一不知其二。有人说，他从事写作只是一种冲动，写作本身使他感到满足，如此而已。果真如此，那就不必出版了。出版的目的显然是为了使作品产生社会效益，给读者提供精神食粮，使著作者本人名利双收，等等。冲突人格者在代偿良好时，往往只看见自己行为的好的一面：凭良心，事业心，为人民服务等。一旦犯点错误（其实这是难免的），却又感到自己满脑子全是见不得人的思想。这是怎么回事呢？

第三节　道德情感

儿童为别人服务的行为一开始只是手段，目的是得到长辈的报酬（另一种情况是为了避免惩罚，见后文），最初完全是满足本能的需要，如得到保护和食物。稍大的儿童可以做到把自己的糖果分给别人吃。奖励起了强化儿童行为的作用，同时也使儿童的预见性得到发展。儿童的利他行为（如分糖果给别人吃）尽管违反了本能的即时需要，但儿童已经能够预见到，奖励将继之以更好的本能的满足。继续下去，达到了这一阶段的充分发展形式，表现为儿童只要得到口头的奖励便心满意足。到此为止，儿童的行为仍然只是准道德的，它离不开别人的奖励，不论是物质的还是精神的。再继续发展下去，就有可能发生一种人间最可贵的飞跃。利他行为不仅违反本能，甚至本来要给行为者造成肉体痛苦，行为者在行为中却体验到了愉快。这种愉快不再直接依赖别人的奖励，而取决于和来源于行为者本人的自我肯定的评价或自我奖励。这就是愉快的道德情感，或简称道德愉快。定义：一个人在进行自认为对别人有利的行为过程中，或当他看到行为给别人造成有益的效果时体验到的愉快，叫做道德愉快。

当行为给行为者本人造成身体不适和疼痛甚至威胁生命时，或者，当行为与来自社会的任何报酬都没有联系时（例如别人根本不知道），或者，当行为招致了别人否定评价甚至谴责时，行为者基于道德上的自我肯定而感到愉快，这对于道德愉快来说是最具特征性的。

当利他行为还只不过是手段的时候，它就还不是真正的道德行为。诚然，自我肯定归根到底只能来自社会上的某种评价。但是，一旦发展成了真正的道德行为，这种愉快就不再依赖他人的评价而取决于个人心目中相对独立的自我评价了。可以说，道德愉快是社会奖励之内在化，是社会价值之个人化。道德行为由于它本身能引起愉快而使行为者感到满意，手段也就目的化了。可以说，道德愉快是手段之目的化的一种形式，也是最高级的形式。

儿童的行为如果违反了禁忌，他很可能会受到惩罚。惩罚本身告诉儿童，某种行为是坏的和应受惩罚的。一个人之所以在违禁行为的过程中或看见行为对他人有损时会感到痛苦，是由于惩罚的内在化和个人化，也就是自我惩罚。如果痛苦只限于对惩罚的恐惧，这还不是真正的违禁性罪感。只有一个人在自己心中把违反禁忌跟邪恶等同起来因而感到痛苦时，这才构成违禁性罪感。这是一种消极的道德痛苦。

没有来自社会的奖励，就不可能有自我奖励或自我肯定，也就不可能有道德愉快。没有禁忌和对违反禁忌行为的惩罚，不可能有自我惩罚或违禁性罪感的痛苦。可见，道德愉快和违禁性罪感发生和发展的社会条件和经过是根本不同的，两者不可能互相转变。

Freud 称强迫症为禁忌病（taboo illness），他看到了神经症病人隐藏着的罪感，这是一个了不起的发现。但是，Freud 认为人类只有一种罪感，并且似乎谁也无法避免，这就不对了。实际上，Freud 谈的只是罪感的一种形式，即违禁性罪感。除了妄想性罪感与本书的主题无关而不予讨论外，还有一种罪感，叫做自我背叛性罪感。自我背叛性罪感产生的前提是，一个人有已经确立了的和发展了的道德愉快，甚至有了某种信仰和理想。有高度发展的道德愉快的人并不是圣人，他也会犯错误。这错误意味着行为违反了自己确信的善的标准或人生的理想，也就意味着背叛了自己。自我背叛性罪感是一种积极的道德痛苦，它促使当事人拨正人生的航向，朝着既定的自认为善的方向走去。感人肺腑的《忏悔录》就是自我背叛性罪感的产物。深刻的反省使当事人更进一步坚定为善的方向，接着而来的是更自觉、更有效的利他行为，也就重新不断体验到道德愉快。道德愉快可以把罪感冲洗干净，因而自我背叛的痛苦是不会持久的和非神经症性的。

道德愉快实现了个人与社会之间的矛盾统一，是个人生物性与社会性的矛盾统一，也是矛盾统一的最高形式。道德愉快有减轻和消除任何精神痛苦的作用，特别是，它能抵消和清除道德痛苦的体验及其消极作用。道德愉快给人以平安和欣慰之感，它本身可以构成行为的最高目的。这就是为什么古人有“太上立德，其次立功，再其次立言”的说法的缘故。道德愉快对人有巨大的积极推动作用，它是信心、勇敢、坚韧不拔和乐观进取等许多优良品质的坚实基础。

本书采用禁忌一词，是用了它的最广的含义，不限于民俗中的禁忌，伦理的、行政的和法律的都包括在内。违禁性罪感反映了个人与社会之间矛盾的尖锐和对抗，它是社会对个人最后的判决和最严厉的惩罚。除了道德愉快以外，任何肉体和精神的满足都不能清除掉违禁性罪感的痛苦，也不能消除它的消极影响。神经症性心理冲突的代偿方式可谓多矣，但没有一种能够真正解决问题，道理在此。实际上，当一个人陷于自责自罪的痛苦之中时，他就体验不到任何真正的快感。违禁性罪感具有强烈的消极作用，它对一个人的价值观和性格有腐蚀破坏作用，它可以使人陷于不能自拔的境地，可以使人产生深刻的沮丧和绝望，甚至自杀。

重要的是，我们必须看清楚自己某些行为的准道德性质。这种行为是利他的，别人受益受惠了，但行为者并不感到平安、欣慰、愉快和满意（没有道德愉快）。这样一来，外目的就需要两个，除了使别人得益以外，还必须从社会得到物质的或精神的报酬。后一个目的如果达不到，行为者会感到委屈：“好心没有得着好报”。利他行为便难以坚持下去，至少会任劳而不任怨，甚至愤愤不平，牢骚一大堆。

很多人把道德观念与道德情感混为一谈，是不正确的。

道德观念可以不伴有相应的任何道德情感而出现在一个人的意识里。最突出的例子是反社会性人格障碍。这种人具有这种或那种道德观念，对区分善恶的标准有清楚的认知，说起来头头是道。然而，他们什么道德情感也没有，甚至连同情心、怜悯心也没有，充其量只在严厉惩罚快要临头时他们才感到恐惧。道德观念具有知识的性质，只要一个人智力没有严重缺陷，道德观念总是有的，正像他总会有相当多的其他知识一样。

在我国，长期存在的极端思潮，使许多人把道德的阶级性学说不正确地过于简单化了。对立的阶级的行为规范似乎毫无共同之处："凡是敌人反对的，我们就要拥护；凡是敌人拥护的，我们就要反对。"果真如此，同一社会中不同阶级成员之间经常必然发生的经济的和其他方面的联系就都会成为不可能。恩格斯明确指出过，封建贵族的、资产阶级的和无产阶级的"这三种道德论代表同一历史发展的三个不同阶段，所以有共同的历史背景，正因为这样，就必然具有许多共同之处。"(《反杜林论》，人民出版社，1970，第91页)

假如真像某些人所想象的那样，资产阶级的道德原则只是彻头彻尾的利己主义，那么，资产阶级作为一个阶级早就已经瓦解而不复存在了。所谓个人主义是资产阶级的一种政治口号，用以掩饰其政治经济行动的阶级实质。不少人居然信以为真，实在令人遗憾。任何剥削阶级的道德原则是，也只能是，剥削阶级的利益高于任何个人利益。当狼群攻击野牛时，狼群中诸个体之间必然存在着本能的默契，即彼此不互相厮杀。阶级斗争中同一阶级的成员之间的合作和互相支援，跟利己主义更是不相容的。当然，这并不像狼那样是什么本能，而是生产关系所决定的。可以说，任何道德原则都是反利己主义的，都是利他主义的，只是不同阶级所利的这个"他"不同而已。

事实表明，神经症性心理冲突和冲突人格在封建社会、资本主义社会和社会主义社会里都有，并且也不限于任何一个阶级的成员。为了研究神经症有关的道德问题，就有必要进行抽象，抛弃各种不同道德的不同方面，抽出它们的共同方面。这原则上是各门科学所共同采用的方法，因为没有抽象，便没有科学。为什么我们强调必须把道德情感清楚地区别于道德观念，这是最主要的理由。

道德愉快是人类最高级的情感，它是个人一切心理活动可能的最高调节者。道德愉快只有通过利他行为才能体验到。因此，道德愉快使人心甘情愿地去造福于他人。这就不难理解，只要一个人的道德愉快超过了他的痛苦体验，他就是一个精神相对健康的人。道德愉快愈强烈而持久，一个人的精神就愈健康。

但是，我们不能说，凡道德情感比较薄弱的人都有精神障碍。在正常人中，手段之目的化可以有几乎无穷的、多种多样的内容，并不限于道德。手段之目的化可以用“为 X 而 X”来表示，例如，为艺术而艺术。由于X的内容不同，一个人可以是思想家、科学家、艺术家、精益求精的能工巧匠、各种收藏家和鉴赏家、植物栽培或动物饲养专家，以及各种爱好的入迷者。清朝文学家张潮在《论何者为宜》一文中写道：“花不可以无蝶，山不可以无泉，石不可以无苔，水不可以无藻，乔木不可以无藤萝，人不可以无癖。”癖者，手段目的化之极致也。除了药物、酒精、偷窃、纵火、性心理障碍等有限的若干种癖以外，人们的爱好在客观上总有一定的社会价值。入了迷的人，除了他所入迷的一件或很少几件事以外，别的追求他都看得很淡，所以即使道德情感薄弱一些，他也不会干坏事。手段之目的化给入迷者以精神上的愉快和满足。因此，不论从客观上和主观上看，都不能说他们有精神障碍。

第四节　耻　感

Freud 认为，耻感是分离焦虑与罪感之间的中间过渡形式，它本身并没有独立的精神病理学意义。这种观点并不完全正确。耻感的高度发展可以延续到成年，这种人罪感可以薄弱或不发展。这里很可能涉及文化的差异。中国人和日本人耻感强烈而罪感不显的人多见，这跟西方人大不相同。管仲并非儒家，但他也说：“礼义廉耻，国之四维，四维不张，国乃灭亡。”由此可见耻在我国文化中的重要性。Freud 属于强调“原罪”的西方基督教文化，难怪他只看见违禁性罪感了。

首先必须区别两种不同的耻感：个人耻感和群体耻感。群体耻感主要属于社会心理学和文化人类学等研究的领域，它跟精神病理学没有直接的关系。我们应该看到的是，一个人群体耻感强烈，则个人耻感相对薄弱。勾践卧薪尝胆是知耻的表现，但这耻是越国之耻，而不仅仅是他个人之耻。所谓哥儿们义气，往往是一种群体耻感，这种人为了保住所属小群体的面子，可以干出人所不齿的勾当。反之，个人耻感强烈的人，家庭和国家的荣辱都可以置之不顾，而唯一关心的是他个人的那张脸。

个人耻感是由他人的评价和态度所直接引起。如果别人根本不知道我的某种行为，那么，我为此而感到痛苦便不是耻感而只能是罪感。例如，手淫引起的精神痛苦一般是违禁性罪感，因为别人并不知道某人有手淫。手淫本身有害身体的错误观点之所以为人们所接受，从精神病理学上说，是由于一个人可以把精神上的痛苦归到病上面去，从而掩盖了违禁性罪感。

违禁性罪感，归根到底，来源于惩罚。个人耻感不同，它来源于被人厌恶、疏远和被孤立。个人耻感产生的前提是依恋（attachment）。由于种种原因，例如精神发育迟滞，照看者（通常为母亲）只管婴幼儿的温饱而缺乏柔情和爱抚，儿童便不产生对任何人的依恋。依恋也许是人类最基本、最初级的社会性情感。没有过依恋，也就不能发展任何较高级的社会性情感。这种人是情感冷淡的，也许除了生理满足引起的喜乐，受伤害或侵犯引起的愤怒以及恐吓和威胁引起的恐惧等几种原始情绪外，什么情感也没有。婴幼儿所依恋的人突然离去会引起分离焦虑或抑郁。过分保护使儿童的依恋变成依赖，缺乏独立自主精神和个人相对独立的价值观。当儿童光屁股而大人说“羞！羞！”的时候，个人耻感便开始萌芽。过分夸奖与厌恶疏远的交替，也许是强烈个人耻感发展之最常见而重要的条件。可见父母兄姐的态度起了很大的作用。

个人耻感有不同的水平。粗略地说，可以区分出以下四种：

（1）外貌耻感。如因肢体缺陷、面貌丑陋、身材矮小等而感到可耻。

（2）等级耻感。等级可以体现在人际交往的行为样式之中，如走路时前呼后拥、照相时坐在前排正中，表明某人在该群体中是等级最高的。又如交谈中的语气和措辞也鲜明地体现了人的等级。等级还体现在个人的物质符号之中，如服饰、金钱、住房、家具摆设、交通工具以及勋章、奖状、证书等。等级跟所谓待遇是直接挂钩的。等级如此重要，低人一等则耻感油然而生，也就不难理解。值得注意的是，个人耻感强烈的病人几乎一致地对阿谀奉承非常反感，然而，这些病人最听不得批评，而医生指出他们的优点或长处时却喜形于色。这里隐含着的心理冲突是不难看出的。

(3) 能力耻感。知识、技术、体力、才能、智力等不如人可以使人萌生耻感。

(4) 道德耻感。这种耻感跟罪感有些相似和接近，但并不相同。不道德的行为被人揭发或当场被抓，可以引起强烈的耻感。

一个人的耻感只限于某一较低水平，甚至固定在某一两件事情上，我们就要考虑人格障碍或神经症的可能。

父母对子女耻感的发展还有两点值得一提：①父母亲本人耻感强烈，也就是过分爱面子，通过潜移默化，子女也容易有强烈的耻感。②父母对子女不尊重。只有在尊重人性的家庭环境里成长，权利意识才会得到发展，个人的价值观才可能确立。反之，如果父母凭个人好恶决定对子女的赏罚，子女取悦于父母或听话时加以夸奖或袒护，不如意不听话就斥责惩罚，子女便不能发展恰当的权利意识和独立的价值观，耻感就容易强烈。

第五节　冲突人格

现在，我们可以把容易产生神经症的冲突人格的三个基本特性概括如下：①没有道德愉快，或者，相对于第二个特性来说道德愉快太薄弱；②强烈的违禁性罪感或个人耻感；③手段不能或很难目的化，换言之，童年的好奇心和游戏性未能发展，不能在想象中感到满足，也缺乏审美情趣。

显然，上述三个特性之间具有可理解的联系，并且从个人发育史来看，这种人格是可以理解的。

这种人格的代偿形式和轻度代偿失调以及典型的神经症性心理冲突之间构成一连续谱，互相过渡，它们中间没有截然的分界线。

上述三者之一朝相反方向获得充分发展，也就是说，道德愉快高度发展，或者，根本没有任何罪感和耻感，或者，手段之目的化在人类活动的任何一个领域获得高度发展，那么，这个人就不会有持久而痛苦的心理冲突，也就不会发生神经症。

同时，本章第一节提到的各种理论和描述都得到了统一的解释。下面试图加以解释。

由于不能体验道德愉快，利他行为就必须附加一个外目的，行为也就总是摆脱不了名利和性欲的羁绊。这就给行为者造成深刻的自卑感和不完善感，而过分追求优越感或完美便成为很自然的代偿。顺便一提，Adler 似乎没有看到，有强烈道德愉快的人是不会自卑的。为了避免惩罚，或者为了得到别人的好评，这种人不得不极力约束自己、压抑情欲、倾向于苦修主义、过分严肃认真而缺乏幽默感、作风僵化、容易紧张而不容易松弛等等，也都不难理解。

违禁性罪感等于抹杀个人应享有的权利，也就抹杀了自我，因而这种人缺乏自信，对自己怀疑，造成不确定感，其代偿形式为过分追求确定，表现为武断、顽固、独特的迷信以及仪式化的生活风格。代偿失败则表现为犹豫不决、优柔寡断、胆怯懦弱、过分依赖等等。

强调“应该”，正表明做好事并非出自心甘情愿，也就是迫于责任和义务。用理智主义迫使自己从事自己不乐意做的事，显然是由于没有追求道德愉快这种动机或内目的所致。这种人即使赶上节日或欢乐的场面，也绝不敢稍有放肆或纵情，因为他总担心违禁性罪感的袭击，缺乏享乐能力也就势所必然。

这种人精神上的愉快和满足从哪里来呢？主要靠他人的赏识和好评。因此，他小心谨慎，克己待人，按他人的好恶定取舍，看他人的脸色行事，对批评指责非常敏感。然而，众口难调。取得张三的好评，同时很可能招致李四的不满和指责。我们已经看到，缺乏道德愉快的人其一切利他行为都具有准道德的性质。因此，即使别人的指责根据不足或过甚其辞，冲突人格者也只能忍受委屈，因为他内心深处隐藏着违禁性罪感，他多少意识到自己动机不纯，也就不能有理直气壮的反驳，不论是公开的争辩还是在内心世界里进行自我辩护。这种人怎么会有真正持久的内心平安呢？怎么能不缺乏安全感呢？

一言以蔽之，没有道德愉快，人际关系中的矛盾便无法统一：不是损人利己，就是损己利人。由于违禁性罪感，这种人不敢损人利己。损己利人，当然还是免不了委屈、不满和痛苦。总是损己利人意味着"存天理，灭人欲"，可惜人欲灭不了，它不时要冒出头来给"天理"捣乱，这就使人不断犯过失，并且悔而不能改。

世界上没有十全十美的事。人的行为更加如此。有优点便有缺点，有长处便有短处，有所得必有所失。恶之与善犹影之随形。但是，健康人格者并不因此而苦恼。没有道德愉快的人，行为之正面的和积极的方面不能用自己愉快的体验加以确认和肯定，而行为之反面的和消极的方面却不断地被违禁性罪感或耻感所强化。害怕犯错误而自我惩罚或感到可耻，冲突人格者只好对人生取回避的态度。Mowrer 所谓神经症者学会了如何学不会，显然不是指知识和技术而言，而是对人生从根本上采取回避态度，在社会化道路上学会了如何学不会前进。明知烦恼无益却整天纠缠在里面，丢开大事不想而专想鸡毛蒜皮，耽于过去的回忆，极力计划遥远的未来，穷究抽象空洞的所谓哲理，甚至纠缠于荒诞不经的幻想之中，经常后悔，怨天尤人，等等，全都是回避的产物。

过分争强好胜，过分爱面子，追求虚荣，根子都在于个人耻感强烈，或者是代偿性地免于耻感的表现。耻感在后面推着，面子或虚荣在前面拉着，这种双重动机造成的精神紧张使病人欲罢不能。因为，只要放松对自己的要求，或者看见自己不如人而又不努力，他就感到可耻的强烈痛苦，比头痛、失眠更加难受。

所谓无所为而为，实质上是手段之目的化。有一位快 60 岁的病人，从 20 岁起就有"神经衰弱"。这位病人的一个突出之点就是什么兴趣爱好也没有。涉及退休以后怎样打发时间，大夫提到养鸟栽花之类作为消遣与病人商量，病人回答很干脆："与其养鸟，不如养鸡；与其栽花，还不如种菜。”这是一种典型的态度。她不能体验养鸟栽花的乐趣，至于养鸡种菜，那只是手段，目的是可以吃或卖钱。这种人下棋、打牌以及任何带有竞争性的游戏都必须赢，赢了才有面子，才感到痛快。游戏本身似乎不能给他们多少愉快，所以常常玩得不痛快，兴趣爱好总是培养不起来。文明发展到今天，休闲娱乐的方式可谓多矣，但对冲突人格简直一概不起作用。凭兴趣打麻将是打不出神经衰弱来的，因为玩得太久了，有些疲乏不适了，兴趣便会下降，我们就会停下来不打了。读书工作为什么可以弄成神经衰弱呢？因为病人原来就对读书工作本身不感兴趣，只是出于不得已，为了避免惩罚，为了面子，按“应该”办事。这就不发生从愉快向不快之转变，行为者也就没有自我调节的信息。外行人以为，人是凭视觉走路才不致跌跤。其实，盲人完全可以不跌跤，可见视觉并非必要。但走路不跌跤，必须依靠从本体感受器所传递的关于自身情况的信息。冲突人格者就像一位视觉完好但失去了本体感觉的人。他们自以为对客观情况了解清楚，在人生的道路上却经常跌跤，还不知道是什么缘故。我们的心理活动要做到自我调节自如，有赖于社会生活中体验的改变所传递的信息，特别是由愉快向不愉快的转变。冲突人格者不是过分压抑自己，就是发泄一通积怨。没有愉快的心情背景（道德愉快或凭兴趣爱好的行为动机），当然体验不到由愉快向不快和痛苦的转变，也就无从进行恰当的自我调节。

最后，还要补充说明一点。人们常常把恐惧也视为一种神经症性情绪，这是有道理的。恐惧、个人耻感和违禁性罪感这三者有一共同的特点，就是无法发泄。悲哀可以大哭一场，愤怒可以用自卫反击或攻击行为发泄，仇恨可以用报复行为发泄。成年人的悲、怒、恨一般都是处境性的或继发性的，它们不是人格基本结构的要素。据研究，引起初生婴儿恐惧的刺激只有少数几种，如巨大的声响、身体突然失去支持等。此后，由于条件化和替代性学习或社会性学习，成人才会对多种多样的事物产生恐惧。如果没有违禁性罪感和个人耻感，简单的恐惧是容易通过自我训练

（也许需要别人的指导和鼓励）而消除的。典型的神经症性恐惧，如社交恐惧，是个人耻感或违禁性罪感的变形。因此，作者不把恐惧看做冲突人格的要素。个人耻感和违禁性罪感对个人是有害的，没有它们，我们会更健全。没有恐惧的生活却不是我们所真正需要的。

第十三章　心理治疗

- 心理治疗的性质
- 心理冲突的现象描述
  - 心理冲突的常形
  - 恶性循环
- 冲突情感
  - 概述
  - 耻感
  - 罪感
- 变形机制举例
  - 压抑
  - 回避
  - 转移
  - 代偿
- 行为研究
- 适应与调节
  - 原因和目的
  - 道德情感
  - 适应与调节
  - 自我三层
- 本书心理治疗的基本观点
  - 现象学的心理治疗概述
  - 文化与意识现象
  - 现象学心理治疗的技术问题
- 精神分析的借鉴
  - “论治疗的开始”

■ 移情

■ 阻力

● 交往分析

■ 理论构架

■ 夫妻关系的交往分析

■ 心理治疗中的应用

■ 生活态度

● 起作用的共同因素

■ 矫正性情绪体验

■ 从事新的有效行为

■ 提供可供选择的生活态度

■ 治疗者与病人的关系

■ 随时准备接受社会影响

■ 意识扩大性自我探索

● 治疗技术杂谈

■ 修养与技术

■ 促使病人发挥潜力

■ 评定

■ 澄清

■ 认知技术

■ 病人的选择

■ 澄清目的举例

■ 现实治疗

第一节 心理治疗的性质

为了说明本书讨论的心理治疗是怎么回事，让我们首先考察一位没有受过精神病学和心理学专业训练的医生进行的所谓心理治疗的典型形式。这主要包括以下三个方面：

(1) 医生对病人同情、体贴、照料、给予安慰和温暖，总之，无微不至的关怀，使病人感到医生就像亲人一样。大多数病人对医生都多少有些依赖心理，尤其是人格不大健康的人，而医生则往往自觉或不自觉地扮演了父母亲的角色。

(2) 医学治疗有一个原则或前提：病人应该按文化的要求履行病人角色的义务，他不能讳疾忌医，应该接受医生合理的建议和指导，按医嘱行事。如果病人不合作，医生就对他进行耐心细致的解释和说服，使病人接受各种必要的检查和合理的治疗。

(3) 医生还对病人的身体疾病和生理功能紊乱进行生物医学解释，尽可能使病人对自己的疾病有所了解。医生相信，病人利用这方面的科学知识可以向疾病展开有效的斗争。不少医生深刻地体会到，病人的情绪和心情，生活风格和行为模式，对他的疾病影响很大。因此，除了无微不至的关怀以外，医生还用摆事实讲道理的方式劝说病人保持良好的心情，鼓舞病人的斗志和乐观精神，同时指导病人的生活，如良好的作息时间安排，合理的营养，适当的文化娱乐活动以及体育锻炼等等。

如果一切进行顺利，疾病走向康复，病人也逐渐恢复了原来的工作，那么，本书要讨论的心理治疗便不必要。一旦上述某个方面或重要环节出现棘手的问题，医生很可能会想到，病人大概有什么精神科问题。此时，本书讨论的心理治疗便提到了日程上。简单地说，棘手的问题有：

(1) 病人对医生有过分的依赖，或者抱怨医生甚至有公开的敌视心理。他们似乎缺乏独立自主精神，自信和自尊受到了损害，甚至丧失了生活的勇气，自卑而沮丧。病人情感脆弱，容易生气和不满，也容易伤感；或者，病人自暴自弃，拒绝与医生合作，不肯服药打针，甚至发脾气，摔东西，不吃饭。病人似乎变得像小孩一样，甚至像幼儿一样需要医生、护士时刻不离地给予哄劝和安抚。疾病如果并不严重，至少不危及生命，或者，病情已有好转，而病人心理的困难却不见改进，医生对问题的性质就会看得日益清楚："不是狭义的医疗问题"，同时却感到很难对病人有所帮助。

(2) 医生摆事实讲道理式的说服工作对病人的不合作几乎不起作用，有时还引起病人的反感："谢谢你的教育，不过，我可以告诉你，你说的这一套大道理我也会说。"

(3) 耐心细致的生物医学解释对病人不但不起积极作用，反而起了消极作用。病人的医学知识愈多，烦恼和疑虑也愈多，而病人偏喜欢打破砂锅问到底，这使医生感到狼狈。看来，心情不良对身体健康不利，这个道理病人完全明白，但他"控制不住"。医生为病人的困境感到有些难过，病人敏感地觉察到了这点，他说他比医生不知要痛苦多少倍，因为医生没有这种自我折磨的亲身体会。对此，医生感到实在无能为力。

可以说，父母角色和良师益友的角色都不起作用时，本书所要讨论的心理治疗便应运而生。也可以说，正是由于人们利用已有的各种人际关系解决苦恼和心理困难的企图都反复失败，他们才求助于心理治疗者，专业心理治疗才成为必要。

显然，上述棘手的问题都见之于神经症病人，并且表现为典型的精神障碍的形式。很多神经症病人以身体的不适和诉苦掩盖他们的心理问题，但精神科医生很快就能看得一清二楚。也许更为常见的情况是，病人以神经衰弱、焦虑症状、恐惧症状或强迫症状等表现出他们心理的问题，对于这些，精神科医生是熟悉的。据调查，综合医院内科门诊病人 1/10 以上患有神经症。不少住院病人面临破相、功能缺陷甚至残疾的威胁，有些病人在经受着死亡即将来临的考验，加之慢性病往往使原有的家庭、工作和人际关系问题尖锐化。出现上述棘手问题的病人恐怕远远超过 1/10。可见，非精神科医生学习一些专业心理治疗的知识和技术，绝不是多此一举。

从历史发展上看，现代心理治疗是和人们对神经症的认识密切相联系的。心理治疗的实践推动着神经症理论的发展，同时，神经症各种学说的发展反过来又推动着心理治疗理论和技术水平的提高。随便翻开一本心理治疗的概论性著作，便不难看出，它讨论的中心问题总是离不开神经症。诚然，心理治疗的应用现在已经从神经症扩展到了许多有关的领域。婚姻问题，家庭成员的关系特别是亲子关系问题，危机和各种反应状态，各种社会适应困难，人格问题，酒精和药物依赖，濒死状态，自杀，抑郁状态，以及各种精神病状态等，心理治疗都已经有了用武之地。如果把一切问题及其处理都包括进去，那么，我们就很难拒绝雷米（V. C. Raimy，1950）的定义："心理治疗是应用于无特殊规格的诸问题之无明确定义的技术，而其结局则是无法预测的。"对于初学者，这样的"三无"定义并没有什么用处，也许反而会增添几分迷惑。与其为了全面而什么也讲不清楚，倒不如尽管有些片面却十分明确而又能指导初学者要好得多。因此，本书的初步定义是：心理治疗首先而主要地是处理神经症性心理问题的一种治疗。这样的定义符合历史，也切中现在理论和实践中的要害，同时，它又与本书的主旨一致：心理治疗如何入门？回答是，从治疗神经症性心理问题这个理论和实践不可偏废的地方入门。因此，本书的主体将分两大部分：前一部分讨论神经症性心理问题，从现象的描述到理论性解释；后一部分讨论心理治疗的技术以及指导操作的概念框架。

在《心理治疗指南》（车文博主编，吉林人民出版社，1990）的第一个条目"什么是心理治疗"中提出了下述定义：心理治疗是医生（或其他专业治疗者）用符号去影响病人，以促进疾病康复或增进病人心身健康为目的的一类治疗。这个定义的心理治疗包含四个缺一不可的要素：（1）实施者——医生或其他专业治疗者，如果没有这个要素，求神拜佛和亲友对病人的关怀便都成了心理治疗；（2）对象——病人；（3）主要手段——符号，与此相对的是直接作用于机体生物学状态的物理化学和生物学手段；（4）目的——促进疾病康复或增进病人心身健康。

该文提出，心理治疗的对象只能是病人，具有病人身份的人。这种说法可以说完全是医生的行话。定义中虽然明确指出，实施者不一定是医生，也包括非医生的专业心理治疗者；该文也承认，心理治疗和心理咨询并没有截然的分界线，理由却限于健康与疾病之间并没有黑白分明的界线，因而不得不用角色概念将二者加以区分。其实，这是经不起推敲的。近几十年来一种很有影响的心理治疗，罗杰斯（C. Rogers，1985）的咨客中心治疗(Client-centered Psychotherapy)，便与上述定义有些龃龉。咨客一词为钟友彬所创译，系套用顾客、乘客、旅客等词而来。钟友彬的译名意味着，罗杰斯的工作是心理咨询，但罗杰斯本人却称之为心理治疗，美国《精神病学综合教科书》也把它放在心理治疗一章里。

用符号定义心理治疗，最初是受了巴甫洛夫两个信号系统学说和普拉托诺夫（K. N. ПΛаТОНОВ，1957）的影响，后来学习了一些符号学的知识，这种观点进一步加强。毫无疑问，用符号学和解释学的理论和方法研究心理治疗是有益的和大有可为的。但是，用特殊人际关系来定义心理治疗也许更好一些，因为这对初学者有指引入门的作用，而人际关系对所有心理治疗者也确实是不容忽视和值得研究的课题。那么，心理治疗者和求治者之间关系的特殊性是什么呢？这自然随不同学派而有不同的解说，但有一点是共同的，心理治疗关系不能是亲子关系、恋人关系或夫妻关系、朋友关系、说教者和聆教者关系、权威与服从关系等。通俗地说，两人原不相识，一人由于心理问题而求助，另一人给予帮助，在相对短时间内发展了一种双方卷入的既非友谊又非爱情也不是服从与权威的情感关系，这便是心理治疗关系。当然，求助者需交费，专业治疗者以心理治疗为职业谋生，所以两人不能免于金钱关系，但在心理治疗中，两人却能在相当大的程度上超越金钱关系。金钱可以视为人间一切利害关系的一个象征。所以，我们也可以说，心理治疗关系总是在相当大的程度上超越了利害关系。实际上，医生抱急于求成的功利主义态度会妨碍心理治疗的进行，至少会限制或降低效果。

我们不妨设想一种具体的处境。父子二人感情甚深，不幸，父亲是法官，儿子成了罪犯。对于绝大多数人来说，当他处于年长者地位时，不是父亲心理占优势，便是法官心理占优势。假如这位年长者要对年幼者的心灵真正有所帮助，那么，他就必须忍受父亲心理和法官心理处于均势的尖锐冲突并超越这种冲突。也只有这样，他才会对人生冲突的严峻和不可回避性有所领悟，也才有可能帮助年幼者有所领悟，这就是心理治疗的实质。从心理治疗的角度说，舐犊之情或者公而忘私，不论讲得多么合情合理，都是对心理冲突的回避，而回避心理冲突的治疗者不可能对陷于严重心理冲突的人有真正的帮助。

举一个实例。女性来访者诉苦丈夫近一年来有外遇，对她冷淡，在家里很容易对她发脾气，她感到无法使丈夫回心转意了，因此想离婚。同时她又不想离婚，因为感情上实在割不断，恋爱时期和结婚头几年丈夫对她的关怀、理解和温暖，经常在她的心头浮现，驱之不去。某妇联干部认为，既然丈夫已经不爱她，背信弃义，还留恋他干什么？这只表明这位妇女软弱，缺乏独立精神。因此，极力怂恿来访者离婚。这种说法不无道理，但绝不是心理治疗。心理治疗者在体会来访者因丈夫对她不好的痛苦的同时，还必须感同身受地体验来访者对她丈夫眷恋的强烈旧情，也就是体验来访者的整个心理冲突。也只有这样，心理治疗者才可能帮助来访者澄清冲突的全部心理事实，并进一步解释心理冲突的深层结构。至于离婚还是不离婚，那只能由本人决定，心理治疗者无权越俎代庖。

安娜·弗洛伊德（Anna Freud，1985）可以说继承了她父亲的一部分衣钵。她写道："他（指精神分析者，引者注）对所有三个结构的无意识成分同样地注意和客观。换言之，当他发动启蒙工作时，他对原我、自我和超我采取等距离的立场。"这两句话用精神分析的术语阐明了心理治疗关系的特殊性。可见，要真正掌握心理治疗，就不能像韩愈所说的"望孔子之门墙而未入其宫者"那样，而必须对求治者心理冲突的双方都有感同身受的体验，并在一定的心理学理论的指导下超越那种冲突。而要做到这些，"等距离的立场"是个关键。

还可以这样来说明心理治疗的特殊性。求助于法律咨询的来访者已经决定诉诸法律，他想得到帮助如何才能胜诉，而求助于心理咨询的来访者既想打官司又不想打官司，他陷于心理冲突之中。求教于老师的学生想学好功课，他希望得到老师在学习上的指导，而求助于心理咨询的学生实际上是既想学习又不想学习，他陷于心理冲突之中。如此等等。

在车文博主编的那本书里，区分了一般心理治疗和特殊心理治疗。其实，这样的区分只是为了开始讨论的方便，严格说起来却是牵强的。这可以从理论和技术两方面来谈。

先说理论。牛顿的万有引力定律在他提出来的时候是一种尖端理论，但在今天，中学生都很熟悉，已经成为科普知识了。心理治疗的理论历史也有类似情况。弗洛伊德的“无意识”和性本能学说今天已经成了许多外行人的口头禅。萨特的小说广为流传，使许多大学生都多少知道存在主义是怎么回事。这说明所谓特殊理论之说是相对的。作者说过，不同医生之间心理治疗的差异，主要在于对人性的理解有深有浅。其实，对人性的理解过于肤浅是谈不上什么心理治疗的。当某人遭遇不幸时，好心的邻居张大妈、李大爷便前来安慰，劝说当事人想开一些。其实，这种劝慰之词不能算心理治疗，因为太皮相了，张大妈、李大爷本人有类似的遭遇也会想不开看不透的。自己没有想通的道理和自己做不到的事不应该向求助者提出，这大概可以说是心理治疗的一条原则。心理治疗不能像手电一样，专门照别人。事情还有另外一面，就是对人性任何一种深入的理解从理论上说都可以派生出一种特殊的心理治疗。至于实际上并没有这么多种公认的心理治疗理论，那是另一回事，因为关键不在名称而在实质。

其次谈技术。存在主义心理治疗家博斯（M. Boss，转引自 R. May，1958）采用弗洛伊德经典的躺椅和自由联想方法，并且允许病人移情。现在，自由联想已经很少有人采用，精神分析和非分析性心理治疗都采用类似的交谈方法。至于廉价而方便的弹橡皮圈式的行为治疗技术，对精神病学和心理学一概外行的治疗者也都可以采用。这使一般和特殊心理治疗的分界线几乎趋于消失。

心理治疗与政治工作、思想工作以及德育的区别，在作者看来，已有的国内文献从未加以澄清。也许由于这是一个敏感问题，专家们不愿意触及要害。但是，不能不承认，确实有不少心理治疗者对这件事在观念和实践上都很不明确，并且实际上已经阻碍了心理治疗的开展和提高。

大陆和台湾的政治制度不同，占统治地位的意识形态也不同，当然，政治工作、思想工作和德育也不同。但是，心理治疗却并无不同。台湾出版的心理治疗书籍可以证实这一点。实际上，大陆和台湾的学者完全有共同语言（这是一种国际科技语言）讨论心理治疗的各种理论和技术问题，不涉及政治和道德并不会妨碍学术讨论的深入。作者认为，心理治疗跟政治道德工作根本是两码事（请参看本章第十一节“现实治疗”部分）。心理治疗者当然有他的政治主张和道德信念，但在心理治疗时，他却必须排除政治和道德的干扰，正像他必须排除个人情绪反应和性爱等的干扰一样。换言之，治疗者必须对求治者冲突的价值观、冲突着的道德和本能，冲突着的性爱、名利和权势等“采取等距离的立场”，否则，他就会扮演父母、德育教员、民事调解员等的角色而使心理治疗蜕化。

第二节　心理冲突的现象描述

本书所说的心理冲突，是一种意识的经验。这是我们研究的现象和讨论的出发点。所谓意识的，意思是“知道的”、“觉察得到的”或“体验的”。关于所谓无意识的心理，将在涉及精神分析时加以讨论。这里只需先明确一点也就够了，那就是，所谓无意识的心理是基于意识的心理作出的推断，是一种理论构想，它必须接受意识心理的检验。任何一种构想，不论它有多么重大的理论价值，在心理学研究开始的时候总是有待解释和证明的，因而不能作为讨论和研究的出发点。

心理冲突是一种普遍的现象，几乎谁也不可避免。例如，星期六的晚上，一位大学生想留在安静的宿舍里读书，因为平时宿舍里相当吵闹，此时同学们大多回家或出去玩去了，这种机会实在难得，同时他又想去看电影，因为那是他渴望已久的一部好影片，二者不可兼得，这便是心理冲突，有人称此为双趋冲突。又例如，一位职工想对他的同事提出批评性忠告，同时又怕得罪人或遭报复，弄巧反拙，究竟提还是不提呢，反复思虑，难以决定，这也是心理冲突，有人称此为趋避冲突。正是由于心理冲突很常见，我们的日常用语中有许多描写这类现象的俗谚和成语，如“又要马儿跑得好，又要马儿不吃草，”“左右为难”，“前怕狼，后怕虎”，“自己打自己的嘴巴”，“自寻烦恼”，“自讨苦吃”，“作茧自缚”，等等。

一言以蔽之，心理冲突意味着两种对立而无法调和的情欲、评价、态度和行动倾向之间的冲突。

不过，本书所讨论的不是大多数人日常生活中经常发生的心理冲突，而是少数人才有的严重的心理冲突。这里所谓严重，指符合以下三条标准：(1) 当事人感到精神上很痛苦，不能自拔；(2) 妨害了人际关系，或者，使工作学习效率下降，总之，降低了人的社会功能。或者说，它是破坏性的而不是建设性的；(3) 持续时间长，一般在一年以上。我们称这种心理冲突为神经症性心理冲突，它属于精神病理学的研究领域，也是心理治疗的主要对象。

康德的二律背反和黑格尔的辩证法，可以说是他们心理冲突的体现，但哲学家把它理论化了，建设性地转化成了哲学。杜甫的“不眠忧战伐，无力正乾坤”说出了他内心的痛苦。既然清楚地看到自己官卑职小，无能为力，又何苦为之心忧？诗人却不能自已。陆游临死前写的“死去原知万事空，但悲不见九州同”，也是心理冲突。然而，正是这种深沉的忧国忧民之思，锻炼出了感人肺腑的诗篇。总之，这些哲学家和诗人的心理冲突充其量只符合上述第一和第三两条标准，却不符合第二条标准，因而不是精神病理性的。这里揭示了心理治疗可能性的一个根本奥秘，就是帮助病人将于人于己都没有好处的甚至破坏性的心理冲突实行建设性的转化。

精神健康和精神障碍是人类精神生活的两个极端，二者之间存在着各种过渡和混合的形式。因此，有理由认为，心理冲突的精神病理学对健康人也是有教益的，甚至是富于启发性的。雅斯贝尔斯（K. Jaspers，1963）认为，“极端是理解常态的钥匙而不是相反。”如果读者觉得这话有道理，精神病理学的意义就更加显著了。

一、心理冲突的常形

心理冲突有常形、变形之分。变形以后再谈，我们先谈常形的一般表现。

（一）感到控制不住自己的情绪和思想，同时又觉得非控制住不可

这是精神科医生在工作中遇到的心理冲突的最一般的形式。可以说，所有神经症病人都有这种经验，并且构成他们主要的苦恼。

其实，即使是精神健康的人也并不能完全控制住自己的思想情绪。不妨想象，假设有这样一个人，他能随心所欲完全控制住自己的思想情绪，异性高兴时，他就爱，异性不理他时，他就立即将爱火消灭；死亡对于他等于不存在，因为他能完全控制怕死的情绪，如此等等，这人岂不神了，人世对于他岂不成了天堂！可见，问题并不在于病人出现不愉快的情绪或自认不好的念头，而在于非控制住它们不可的自我强求。这等于自己给自己出难题，自己跟自己过不去。与此相反，精神健康者承认人性的弱点，接受自己，宽容自己，不搞不承认主义或非把某种思想情绪马上消灭不可。这个道理并不难懂，病人也懂，可就是办不到。心理冲突者做不到大多数人都能做到的事，这里面蕴涵着平凡而深刻的道理。从某种意义上说，本节主要目的之一就是想弄清楚这个道理。

（二）感到持续的精神（或心情）紧张而无法使自己松弛

这也是神经症性心理冲突最常见的一种表现。紧张和松弛是两种相反相成的心理状态。每一个健康人都有自我调节能力：必要时可以动员自己，使自己紧张起来，而一旦紧急情况过去或任

务暂告一段落，又可以使自己松弛下来。所谓过度紧张，指的就是持久的紧张而无法使自己松弛。显然，过度紧张不是患病的原因而是结果或症状，即张弛自调节发生了障碍。许多人错误地认为，神经衰弱的原因是工作、学习过度紧张。这是错把结果当成了原因。请想一想，对考试不及格毫不在乎的学生，工作任务完不成不觉得丢面子或内疚的职工，他们会过度紧张吗？一般的说，“我应该怎样”跟“我实际上是怎样”之间的距离愈大，“我”就愈紧张。可见，过度紧张的根子在于自我强求。这在我国最常见的因素是过于爱面子，也就是人们常说的“死要面子活受罪”。这种人想取悦于所有周围的人，张三、李四、王五、陈六的要求全都变成了“我应该”，难怪他过度紧张。

过度紧张可有下述不同的体验：

1. 紧迫感。感到任务迫在眉睫或者事情太多而时间不够用。这种人整天忙碌，好像一年四季都在赶任务，总有做不完的事，没有完成感，从来没有事情告一段落而可以松一口气的轻快体验。

2. 负担感。感到责任重大和义务太多，力不从心，也担心犯错误或失败。总之，原有的工作学习的乐趣、信心和满意感都消失了，生活成了负担，甚至有肩负十字架或充当替罪羊的感受，深感委屈。

3. 效率下降感。感到工作学习进展缓慢，质量不佳，尽管比过去更加紧张却感到成绩下降了。其实，这主要是过度紧张者对成绩的一种主观估计。紧张程度的增长和自我期望的提高是平行的，相形之下，便感到效率和成绩下降了。在别人看来，成绩和效率并未下降，至少不如病人估计的那么严重。

4. 疲乏过敏。感到疲乏和脑力下降，如感到注意不集中，注意集中不能持久，感到记忆变坏了，思想没条理甚至乱七八糟等，同时感到自己不冷静了，容易着急生气，容易由于并不强烈的偶然刺激而产生惊跳反应，如关门声、闪过一个人影子，有人走过来拍他一下肩膀等，都可以使他吓得惊跳起来。

5. 自控感。感到自控能力削弱，因而必须加强自我控制，倘若放松控制，似乎工作和待人接物就会出大问题，害怕自己会言行出轨甚至作出不应该的荒唐事来。

(三) 经常后悔，却悔而不改，老是重复同一水平或同类性质的错误

悔和改是两件事。世间有死不悔改的人，也有悔了马上便改的人。最令人羡慕的是有错便改却从不后悔的人。心理冲突者和这种人正好相反：老是后悔，却悔而不改。

儿童看电视喜欢问：这个人是好人还是坏人？可以说，把世间一切的人看成不是好人便是坏人的观点是一种不成熟的心理。人哪有不犯错误的呢？绝对的好人是没有的。心理冲突者却倾向于用绝对化的好坏观点看待别人和自己，这就难怪他们总是陷自己于狼狈境地。

心理冲突者还有一个共同的特点，就是对自己是好是坏想得多而有效行动却很少，即使是日常生活和娱乐活动也不能使自己感到满意。

即使世上的人可以大致分为好人和坏人两类，心理冲突者也很难归到任何一类里去。说他是坏人么，他经常后悔，良心还蛮好的；说他是好人么，他又老改不了，知错不改，这种良心有什么意义？也许可以说，心理冲突者是坏人之中最好的，也是好人之中最坏的；或者说，他们是不好不坏、亦好亦坏的人。这可以说明，精神分析者为什么要“采取等距离立场”的理由，因为只有这样，才能帮助病人看清楚他内心世界里冲突着的双方。如果你站在“好”的一边，病人“坏”的一面便会挺身而出；如果你站在“坏”的一边，病人“好”的一面便会突出起来。弗洛伊德称此为阻力，这是一个伟大的发现。

(四) 对未来没有信心，却绝不甘心

这跟悔而不改是一枚硬币的两面。经常后悔的人对前途总是缺乏信心的。

如果我想象，我是可以不犯错误的，那就无异于把自己理想

化神圣化了，而一旦犯错误，便感到一下子从天堂掉入了地狱。在我看来，地狱里遭受酷刑的鬼没有一个是心甘情愿的。人痛不欲生时可以自杀，但即使是那么善于想象的蒲松龄先生也想象不出鬼有自杀的。

十年动乱的“战斗洗礼”使不少人变得世故了，玩世不恭了。问起工作来，这种人便洋洋自得地用手指着自己的鼻子说：“我么，一个字，混！”另一个极端的人始终对未来充满信心，尽管仍在经历着挫折和失败。对于这两种典型来说，心理冲突者又成了第三种人：他们对世故一窍不通，也始终学不会，却又缺乏任何情操和激励行动的理想。

与缺乏信心密切相联系的是没有明确的目标系：第一步、第二步的目标是什么，近期目标和远期目标是什么，都不明确。而绝不甘心则表现为没完没了的自我挣扎，在原地踏步不前，或到处求医问药，总想有什么灵丹妙药可以治好他的病。

（五）模糊而强烈的委屈感

这种委屈感是弥散性的，它并不限于少数几件事，似乎整个生活使他感到委屈。这种委屈感也是根深蒂固的。一方面，委屈的不在于表面的利害，而是深深地刺痛了他的心；另一方面，委屈似乎并不只是源于眼前的处境，而是在若干年前甚至童年就似乎早已埋下了种子。再者，委屈感牢牢地占据了病人的心，欲罢不能。

重大的生活事件总是在我们的心里留下清晰的印象和记忆。因此，健康人的委屈感，其强烈的程度与记忆和观念的清晰明确是成比例的。心理冲突者的委屈感却是模糊而强烈的。即使医生帮助病人回忆分析，病人也还是说不清楚，甚至感到有苦难言，无从说起。是善良的心反而遭到了恶报？是怀才不遇？还是蒙受了奇耻大辱或不白之冤？似乎都有那么一点儿，但又都不是，至少不完全是。这是心理冲突的一种典型情况。

(六) 完美主义

完美主义意味着要求某一具体行动完美无缺，要求所达到的近期目标完美无缺，这是心理冲突的表现。实际上，我们做任何一件事都不可能十全十美，而非要做到十全十美不可，便是自我苛求，结果只能是自我挫败，深刻的自我不满，持续的自我折磨。

完美主义的孪生兄弟是丑化现实。厌恶是这种人的一种占优势的情感。他厌恶一切，包括他自己。说老实话，我们每个人的内心都有丑恶的一面，我们只能首先承认它，接受它，才谈得上下一步如何妥善地对付它。如果我们不肯承认内心的丑恶面，它就必然会被推到客观世界上去。有些人特别怕脏，在他们看来，似乎什么东西都是污秽的，以至什么也不愿意碰，不愿接触。空气也是污秽的，所以即使什么也不摸不拿，时间稍久仍觉得手弄脏了，以至整天洗手，没完没了。其实，用普通人的观点看来，他们本身实际上很脏，因为他们长时期不洗头、不洗澡、不换衣服。这就很明显，这种人的干净和肮脏，只是我和非我的代称或象征。“我是干净的”，意味着不肯承认自己丑恶的一面。之所以别人都是脏的，是由于把自己的脏硬栽到了别人身上。

一位美国作家写道：我内心的恶霸总是用原则或规范的名义欺侮我，这个恶霸总是跟我讲道理，那道理归根到底就是完美主义。

完美主义者想象自己是天上的神，因此他时刻有恐惧心，怕犯错误，怕从天上掉下来。

一个儿童，你说他好，他就笑，高兴；你说他错了、不对，他就哭，痛苦。一个少年，你说他错了、不对，他会举出一大堆理由来反驳，如果理屈词穷，他可以不哭，但心里会哭，他感到痛苦。如果我们看清楚自己的某个错误后，不但内心不哭，反而觉得有长进，我们就在走向成熟。

（七）不安全感

深刻的不安全感是心理冲突的又一种典型情况。

人总是要死的，谁也不知道自己什么时候死，怎么个死法。这似乎可以解释不安全感的来源。其实不然，因为多数人活得相当踏实，并没有强烈而持续的不安全感。客观世界充满着危险，但最大的不安全潜伏在我们的内心世界里。“我”是每个人可能的最凶恶的敌人。不接受自己，等于抹杀自我，怎能不害怕“我”的报复呢？不接受自己也就无法理解自己。

然而，不去理解别人，也无法理解自己。你是你，我是我，没有沟通，没有“我们感”，这种生活太可怕了，因为我是完全跟别人隔绝的和孤立的。阿德勒（A. Adler，1929）强调社会情感（Gemeinschaftsgefuhl）是很有道理的。当球迷们看到精彩的射门时，大家欣喜若狂，这是一种强烈的“我们感”。成功的心理治疗总是使病人有过“我们感”的体验。

不接受自己使内心的不安全感变成了客观世界的危险。诗人臧克家有这样的诗句：“一万支暗箭埋伏在你的周边，等候着你一千次小心中一次的不检点。”可以视为心理冲突的一种刻画，病人时刻在为未来担心：门锁好了没有？煤气灶关好了没有？自来水龙头拧紧了没有？万一出了问题怎么办？这就导致反复的检查。过分追求安全使效率可悲地下降。付出的很多而成效甚微，病人更加感到不安全了。

（八）自卑与自大的冲突

我们每个人都时刻面临一个相同的课题，这就是自我评价。心理冲突的表现，不是自我评价过高，便是自我评价过低。

自大有以下两种突出的表现：

1. 过分争强好胜。考试成绩总想拔尖，而对学习中的实际收获或心得反而不大注意，以至考 90 分仍忍不住要难过，因为班上有好几位同学考 90 分以上。参加竞赛性游戏时心情很紧张，唯恐失败，因此常常体验不到游戏的愉快，体验不到游戏中情感的交流。评级评薪时，有如待决的囚徒，焦急不安，一旦落在人们后面，就像受了奇耻大辱一样。这种人对自己的弱点并非完全无知，但理解得很肤浅。他们说，吃亏受罪就在于“自尊心”太强了。其实，这种人过分重视别人的评价，实际是“他尊心”太强，自尊心太缺乏了。他们所谓的自尊心，实际是虚荣心或者过分爱面子，他们迫切需要的是别人的好评。这种人对别人的错误和缺点十分敏感，容易看不起别人，这是自大的表现。宽容和接受别人的错误、缺点，才会尊重别人；宽容和接受自己的错误、缺点，才会尊重自己。对别人的成就由衷地感到高兴，是一种社会情感，也是自尊的人才会有的。自尊心跟虚荣心是成反比的，跟嫉妒也是成反比的。

2. 对自己的道德水平估计过高，以道德观念强和富于正义感自负。实际情况呢？道德水平高的人是坚强的，而这种人却很脆弱。过去，在政治运动中整人的人惯于使用激发耻感和内疚的手法，这种人一旦挨整便经不起鸡毛蒜皮的揭发和追究，一下子就垮了。原来，这种人的道德是过于勉强的，他们总是用“应该”压抑自己的情欲，而自认不应该的处于压抑状态的情欲是经不起考验的。

自我评价过低往往是隐蔽的，因为自卑是痛苦的。这就是为什么自大的人多见而明显自卑的人少见的缘故。其实，自大只不过是掩饰自卑的一种并不高明的办法。一个人要保持过高的自我评价，就得把标准和目标订得很高，这就潜伏着自我挫败的危险。为什么不少自大的人在一次或几次失败后一下子来个180°的大转弯，变成了自卑呢？因为只有故意不去看清自己的短处和缺点，只有用各种办法去掩盖自己的短处和缺点，才会自大。但短处和缺点人人都有，它总是会暴露出来的。一旦失败或丢了面子，短处和缺点无法掩盖，隐藏着的自卑便在意识里清楚地浮现出来，自我评价遂从一个极端跑到了另一个极端：自惭形秽，成就和长处一概看不见了，感到沮丧，自信心也没有了。

恰如其分的自我评价是很不容易做到的，但心理健康者估计的偏差不大。心理冲突者的自我评价偏离实际太远。表面上自大，骨子里却很自卑；或者，表面上自卑，骨子里却自大。正是由于标准太高，做不到，所以才自卑，而过高的标准乃是自我评价过高的表现，只是当事人不自觉罢了。

自卑并不在于存在缺点和曾犯过错误，而在于不敢正视它们，在于用不切实际的高标准去掩盖它们，在于极力压抑自己的情欲和企图把自己装扮成圣人。

(九) 两价性依赖

精神病学里有一种情况，叫做依赖性人格障碍，纯粹的形式并不多见。这种人格障碍者像软体动物或寄生虫一样，丝毫没有独立自主精神，稍微重大一些的事情完全靠别人代作决定。只要所依赖的人不抛弃他，他便生活得像正常人一样，稳定而自在。这种人心甘情愿地任人摆布，按命令行事，即使是指责、训斥甚至虐待，也能忍受。挨了骂他能赔笑脸，有时则表现出一副可怜的样子，祈求怜悯，只要一声“恕你无罪”，便感激涕零。如果得到奖赏，则欣喜万分。

心理冲突的一种常见形式是，对别人有高度的依赖，同时很容易对别人心怀不满和怨恨，甚至公开的敌意和攻击，这叫做两价性依赖。

依赖表现为过分重视别人的评论和态度，看人家的脸色行事。如果生活顺利，不满和怨恨的一面是潜伏的。一受挫折，怨气就冒出来了。怨天怨地，其实是怨人，只是怯懦而不敢明说罢了。如果周围的人都没有任何对不起我的地方，天地有何可抱怨的呢？

西方有人称神经症为诉苦病或抱怨病（complaining disorder)，说得不错。诉苦的目的是得到同情、关怀和帮助。如果你竟不理解我的苦衷，你这个人当然是可恶的了。抱怨意味着推卸责任。与依赖相反，独立意味着对自己负责：愉快和幸福是别人可以施舍的么？精神痛苦是别人可以代替的么？懂得这个道理的心理健康者自然不会怨天尤人了。

（十）性的心理冲突

这是心理冲突一种常见而重要的形式。食色，性也。但社会对食欲几乎不加干预，而对性欲却清规戒律一大堆。正是由于文化对个人性欲和性行为实行无孔不入的多层次的控制和约束，从民俗和道德规范一直到行政命令和严厉的法律制裁，决定了必然有一部分人要陷于性的心理冲突之中。从客观上说，父母的禁欲主义态度和对子女性的惩戒往往起了重要作用。就心理冲突者本人而言，对性欲的压抑是关键性的一环。人们为了免于惩罚和罪感，遂对性欲横加压抑，久而久之，他们也就丧失了自知之明，不了解心理冲突之症结所在，还误以为唯有加强压抑才是走出困境的途径。然而，压抑愈甚，反抗愈烈。企图扑灭性欲的人实际上使自我性欲化（sexualization）了。这就难怪不少病人的心理冲突总是围绕着手淫、阳痿以及性交无快感等问题打转。如果自我从性欲的包围中逃脱出来，心理冲突便表现为各种变形。

一位十几岁的姑娘的症状是，每遇男人就忍不住要注意他的阴部，病人感到控制不住，十分痛苦，曾数次企图自杀未遂。这是自我性欲化的一个例子。

一位 24 岁的男青年主诉病的初期是不敢看中年妇女，现在见了什么女人都紧张恐惧。病人的母亲从病人十一二岁起就反复告诫他："不许看女人。"一次，病人与母亲亲切交谈，忽然感到"有些异样"（后来病人认为那是当时对母亲产生了"罪恶的性意识"），同时发现母亲的表情"很难看"，使病人感到很恐惧，从此不敢看一切中年妇女。渐渐地，病人见了什么女人都紧张恐惧。这里有变形机制在起作用。

二、恶性循环

恶性循环（vicious circle）本来是一个逻辑学的术语，也叫做循环论证，意思是说，用甲命题去证明乙命题，而甲命题的真伪却取决于乙命题是否成立。现在，恶性循环（近来有人译为怪圈）泛指相互关联的两个因素彼此加强，或者指，作用与反应之间存在着正反馈。心理冲突之所以成为病态，就在于冲突的双方互相加强，形成恶性循环，以至病人不能自拔。例如，压抑使情欲反抗地加强，而情欲愈强烈，当事人愈感到有加强压抑的必要。又例如，心情紧张使效率下降，而效率愈下降，当事人的心情愈紧张。愈害怕自己在异性面前失礼或出洋相，愈感到自己表情不自然，甚至张口结舌、手足无措。愈加强自我约束，表情举止也就愈是拘谨而不自然。实际上，上面所描述的心理冲突的十种常见的表现形式，之所以成为病态的，都具有恶性循环的特点。

瓶子里有半瓶酒。甲伤感地说："唉，只剩半瓶了。"乙高兴地说："哈哈，还有半瓶哪!"甲是悲观主义者，乙是乐观主义者。不妨设想，这个世界就像是半瓶酒，那么，关键在于你用什么态度去看它。用悲观主义的眼光去看，世界尽是缺陷和丑恶。用乐观主义的眼光去看，世界便充满希望，到处闪耀着绚丽的光彩。可见，悲观主义和乐观主义都是自己证实的理论（self-validating theory），它们本来是无所谓真伪的。

自卑的人觉得周围的人看不起他。病人认为，周围的人的表情和语气等都证明他确实不如人。这是神经症性自己证实的理论的一个例子。遗憾的是，病人对这个理论信以为真，他的注意遂集中于别人的态度上。病人也许进一步加强对自己的情欲的压抑，极力不让别人觉察出他的"邪恶"，也可能费尽心机去取悦于人，以博得别人的好评。这样，病人对别人的态度愈来愈敏感，爱面子愈来愈严重，自尊心日益下降。众所周知，很多人不喜欢和这种性格的人交往。病人感到人们都不大愿意和他交往，自卑更加厉害了。伴有不快感的自己证实的理论，是心理冲突的典型形式，也是恶性循环的一种形式。

上面提到的那位 24 岁的男青年也有这种情况。其实，病人先有"罪恶的性意识"，这是母亲从小灌输给他的。有了这种态度，他才看出母亲的脸色"很难看"，而这种"很难看"反过来又证实了他的"罪恶的性意识"。后来，在他看来，所有女人的表情都是蔑视的和难看的，以至他低头不敢见女人或捂着脸跟女人打交道。

不仅如此，心理冲突者还常有自己实现的预言（self-fulfilling prophecy)。

预言自己今夜将失眠，心里不由得紧张不安起来，实际上也就久久不能入睡，预言也就成了现实。

预言考试将失败，一到考场便紧张害怕，慌乱中便发挥不出自己的才智，考不出实际水平，甚至丢三落四，试卷上出现了许多完全可以避免的错误。预言又实现了。

有一位职业篮球运动员，本来是位优秀的投篮手，患神经症后却无法参加比赛。每次篮球在手，他便预言投篮失误，心情紧张使他双手发抖，当然无法中篮。这里，预言又实现了。起病的诱因是在一次重要比赛中投篮失误，使他感到十分羞愧。

由于病人感到无法掌握自己的命运，注意遂转向各种征兆。这样一来，便发展出所谓神经症性巫术。偶然的事件被病人人为地分成两类：吉兆和凶兆。例如，双数是吉兆，单数是凶兆，病人做什么事都必须是双数，这样心里才感到踏实一些。有一天去商店购物，一路上遇见迎面走来共 7 人，单数是凶兆，因而已经走到商店门口又折回家来。另一位病人认为左是吉，右是凶，因此出门必须用左手开门，必须左脚先跨出去。还有一位病人不论做什么事都必须在脑海里先回想一系列科学家和英雄的名字，这样他才感到吉利；如果脑海里出现秦桧、汪精卫、希特勒等人的名字，他就认为今天要倒霉，什么也不敢做。

心理冲突的痛苦使病人采取特征性的行为模式，叫做神经症性行为。这种行为的特点是：行为使痛苦迅速减轻，或者使病人面临的问题获得表面的和暂时的解决，却留下长期的后患，或者使问题的进一步和彻底解决变得更加困难。

回避行为是一种典型的神经症性行为。健康人的回避是策略性的，蔺相如回避廉颇、军事上的迂回战术，是最好的例子。神经症不同，它的回避使目的达不到。想找对象的人却避免与异性交往，显然是神经症性的回避，尽管病人谈起来表面上似乎有理，因为他担心一交上朋友就脱不了身，将来性格合不来终生痛苦。恐惧症病人回避他所害怕的客体或处境，也是神经症性行为。克服恐惧的积极有效行动是面对现实。通过锻炼，恐惧是可以减轻的。回避虽使恐惧的痛苦暂时解决了，但后患无穷：工作、学习和社交受到严重妨碍，甚至不敢出门。

故意做些毫无社会意义的动作，转移注意以减轻心理冲突的痛苦，也是典型的神经症性行为，对抗性强迫动作就是这样发展而来的。有些病人为了减轻不安全感和不确定感，独出心裁地制订一套死板的生活程序，这叫做仪式化。有一位病人，连刷牙也必须按左上、左下、右上、右下、中上、中下这样一个严格的顺序，每个地方刷三下，一遍完了，按原顺序重复，共三遍，不能多也不能少。有不安全感的人容易认为世界上偶然意外事件太多，似乎没有规律，把握不住，有强烈的不确定感。人为地制造确定，可以减轻紧张不安，但干什么都这么死板，势必造成适应不良，因为社会人事是变化多端的。这种病人给人以作茧自缚的印象。

用喝酒、服药减轻心理冲突的痛苦，也是一种神经症性行为。正因为如此，神经症病人容易产生药物依赖。

第三节 冲突情感

一、概 述

所谓负性情绪，实际上包含两个不同的概念：①指不愉快甚至痛苦的情感体验；②指对行动起抑制或阻碍作用的情绪。抑郁是一种既不快又对行动起抑制作用的情绪。愤怒尽管是不快的，但它照例伴随着攻击行为。自我满足可以抑制行动但绝非令人不快。可见，要对神经症的情绪问题作进一步的探讨，不能停留在负性情绪这个笼统概念的水平上。

认知心理学的发展使我们有了反思性情感（reflective feelings，1962，转引自 I. Janis，1971）的概念。反思性情感有以下四个特点：

(1) 随着反思（将自我客观化作为对象进行思考）的逐渐深入，当事人知道自己情感的来龙去脉，即引起情感的心理社会因素是什么，情感与一些什么生活事件和处境相联系，情感伴随的观念是些什么，情感与心理活动的其他方面有些什么联系，等。与此呈鲜明对比的非反思性情感的特点是，当事人总是固定在事情的一个方面和在同一水平上重复思考，即思维反刍。

(2) 伴有相对随意而自由自在的表情活动和言语行为反应。与此相反，非反思性情感的表情和行为反应是受约束的和受限制的。

(3) 表情和行为反过来对情感体验起着调节作用。与此相反，非反思性情感的表情和行为反应跟情感体验往往互相加剧，形成恶性循环。

(4) 反思性情感对新信息有相应的和恰当的反应。非反思性情感对新信息不起反应。

显而易见，跟反思性情感处于相反的另一极端的是病态的情感，尽管不一定是神经症性的，例如病态的悲痛抑郁反应。反思性情感的概念有理论价值，也有实践价值，它对心理治疗和心理卫生有指导作用。

焦虑一词有以下五种不同的意义或用法：

(1) 弗洛伊德的所谓无意识的焦虑。歇斯底里的临床特点之一就是没有焦虑，他们的焦虑水平（用心理生理测验测定）甚至比一般人还低。法国学者曾称此为“泰然处之”（belle indifference）。弗洛伊德却认为，病人的焦虑通过“无意识”的机制变成了别的东西，如躯体症状或遗忘症之类。事情还不止于此。弗洛伊德把妄想也说成是“无意识”的焦虑的投射。天才的发现一旦过分地引申就变成了封闭的体系，对于人们的经验、观察和实验，它成了针插不进水泼不进的独立王国。

(2) 存在主义的所谓存在焦虑（existential anxiety）。

(3) 作为精神病学临床概念的焦虑症，是一种无明确对象、无具体内容的不安和提心吊胆的心情，同时伴有明显的植物神经功能障碍和运动性不安。

(4) 没有植物神经功能障碍的焦虑心情。它可以是反应性的或处境性的，也可以是从小发展形成的人格的一部分，因而是持续存在的人格特性。

(5) 焦虑是一个属名 (generic term)，它是三种情绪的总称。这三种情绪是：恐惧、耻感和罪感。

作者认为，用冲突情感概括神经症的各种情感比较好。冲突情感如果是单一的，它通常有以下三个特点：

(1) 无法发泄。一个人愈能成功地通过表情、言语和行动使情感体验外在化，从而有效地减轻心灵的负荷，他患神经症的可能性就愈小。当然，无法发泄跟不让它发泄有时不易区分。

(2) 得不到人们的理解和尊重。一个人如果能够把自己的某种情感如实地表达出来，并且得到人们的理解和尊重，那么，这种情感就不是神经症性的，当事人也无需过分压抑这种情感。

(3) 这种情感是社会所必需的，但对个人不利，它使病人痛苦且不能自拔。个人耻感和违禁性罪感便是如此。假如所有的人都恬不知耻和毫无罪感，社会必将瓦解。可见，耻感和罪感为社会所必需。然而，它们是痛苦的。

上述三个特点说明一个共性，冲突情感反映了个人与社会的冲突，当事人无法把这种冲突调和统一起来。

冲突情感也可以是两种互不相容的情感，例如，对配偶的性爱和怨恨，对权威既恐惧又愤怒，面对一群人十分不满却又怕丢面子。

一个人在遭受不公正的待遇、伤害或侮辱时，自然会产生愤怒，如果他害怕惩罚或报复，或者为了顾全面子，退缩或逃遁反应就会占优势，也就是说，恐惧压倒了愤怒。时过境迁之后，当事人由于生活中某件不愉快的事（可以跟原来的遭遇无关）而勾起了对往事的回忆，这时，恐惧已经不必要了，愤怒便成了压倒一切的情绪。然而，此时的愤怒已经过时失效，无法通过行动去解决。一般人很可能会说，这个人心胸狭窄，太记仇了。

有一位大学生不善交际，感到被人看不起。这时，他想起五六年前初中读书时同学们给他取的一个侮辱性的外号，感到愤恨不已。病人把现在不能安心学习、在同学中感到孤立和自卑完全归咎于那个外号。病人反复问医生，他是否应该去找初中同学说理，以平息他的气愤。其实，病人心里很明白，初中同学恐怕已很难找到，即使找到了，人家很可能早已忘记了此事，即使记得，人家很可能会笑话他太小心眼了。可病人长期无法从这种已失时效的仇恨心情中摆脱出来，休学一年反而更加严重了，没有办法才来找医生。

一位三十出头的男性未婚工人，几年来一直由于对父亲的仇恨而痛苦不堪，工作不起劲，搞对象也没有心思，别人陆续介绍的几个女友都嫌他整天愁眉苦脸而离开了他。病人详细向医生诉述过去父亲如何粗暴地辱骂他和狠狠地打他。其实，他与父亲分居已经十年。近几年来偶尔与父亲见面，父亲对他的态度已完全改变，对他相当客气了。可病人总有非狠揍他父亲一顿不足以解恨的压抑心情。

一位35岁的女医生，十年前结婚，与公婆住在一起，受婆婆不良的待遇，忍气吞声渡过了不愉快的五年。病人说，她有些顾面子，不愿意与人公开冲突，尤其不喜欢大吵大闹，而婆婆却以她的忍让为软弱，得寸进尺。她的丈夫对母亲很孝顺，什么事都听从母亲的安排。近五年来，病人和丈夫有了自己的房子，已与公婆分开。按理说，事情早就解决了。可近一二年来，因丈夫在经济上有几件事屈从了他母亲的意志，使病人甚为不满。婆媳朝夕相处那五年里的各种委屈都一齐涌上心头，以至抱怨丈夫。丈夫不但不理解，反而怪病人“太记仇”。这样一来，夫妻免不了争执，关系紧张，病人感到很苦恼：对婆婆的愤恨盘踞心中，驱之不去，而得不到丈夫的理解更使她感到委屈。

个人耻感和违禁性罪感也常有类似的情况。在过去的当时，病人知道自己的行为不光彩，或者是违背良心的，但他还是那样做了。这表明，当时体现在不良行为中的情欲胜过和压倒了面子或良心。事后，这往往是过了很久以后，个人耻感或违禁性罪感又被勾了起来并在心灵中取得了优势地位。病人的分析往往是，过去他“不懂事”、“糊涂”、“不理智”、“没有好好想过”，甚至不承认过去的行为给过他任何好处（否认当时的情欲和满足），或者干脆把病说成从那时就已经开始了。如果我们进一步了解，现在的耻感或罪感是如何被勾了起来的，便会发现，病人又干了一件自认丢脸或不应该的事，只不过病人把耻感或罪感推到过去很久的过失上去了。人不可能不犯错误，如果病人不能对自己的情欲进行反思，那么，他的耻感或罪感便会不断地被错误和过失所强化，又不断地往过去已久的事情上推。从某种意义上说，弗洛伊德把病人的罪感说成是恋亲情结所致，乃是搬用了神经症病人的“理论”，只不过弗洛伊德比病人走得更远：神经症病人一般只推到少年期为止，而弗洛伊德却推到了幼童期甚至婴儿期；病人只说是“不懂事”或“糊涂”，弗洛伊德却说成有动机有目的，只不过是“无意识的”。

二、耻　感

耻感，即感到自己可耻，是一种痛苦的情感。高考落第自杀的，姑娘受骗失身自杀的，甚至干部提级评薪未能如愿而自杀的，报纸上有过不少报道，大抵都是强烈的耻感造成的悲剧。由此可见耻感的痛苦可以剧烈到什么程度。

使自己免于耻感最常用的办法是争强好胜，爱面子。但这种办法并不高明，许多人因此而陷于心理冲突的痛苦之中。他们感到不解的是，一个人难道不应该争强好胜？甘心落后于人难道是可取的？爱面子虽算不得美德，但人总不能死不要脸吧？关键在于，如果一个人没有自己相对独立的价值观，完全视他人好恶而行事，那么，耻感的阴影就可能笼罩着他的一生。再说，进取心可有不同的形式。争强好胜是完全跟别人比，而“自强不息”则主要是自己跟自己比，努力使今天的我超过昨天的我。至于死要面子和死不要脸，只不过是人生数不清的两极问题之一，唯有在一定程度上跳出两极范围才能找到自我解放的道路。即使我们缺乏高尚的情操，也没有才具以琴棋书画自娱，我们总可以培养一些在平凡的生活中体会人生乐趣的本领吧，譬如说，北京人提鸟笼子，四川人在茶馆里摆龙门阵，以及打麻将之类。

从精神病理学的角度说，首先必须把耻感分成两种：群体耻感、个人耻感。

勾践卧薪尝胆是知耻的表现，他发愤图强终于灭了吴国。但这耻并非勾践个人之耻，而是勾践和一大群效忠于他的臣民的共同耻感，是越国之耻。在我们的周围，有时可以见到许多人“万众一心”地打肿脸充胖子，即鲁迅先生所说的“合群的爱国的自大”（见《热风》），显然是群体耻感的一种过分代偿，但那属于文化的领域，不在精神病理学讨论之列。

就一个人而言，如果他有强烈的群体耻感，则个人耻感相对地不大强烈。这种人有强烈的集体荣誉感，可以得到人们的尊重。可见，群体耻感与心理冲突无关。

反之，个人耻感强烈的人一般对国家民族和公众的利害荣辱不大关心，他们一心想的是自己的那张脸有无光彩，这就给心理冲突提供了肥沃的土壤。

个人耻感有不同的水平，粗略地说，有以下四种：①外貌耻感；②等级耻感；③能力耻感；④道德耻感。详见本书第十二章第四节。

等级耻感和能力耻感常常在同一人身上都很明显，但随处境不同而此显彼隐。一位研究生在研究生群里常感能力不如人，“抬不起头”。有一次，他遇见一位久别的中学同学，得知该同学中学毕业后即参加工作，他感到欣慰，因为研究生跟中学毕业生比起来，学问要高出一大截。基于此种心理，他主动热情地和同学攀谈叙旧。该同学请他吃饭，在高级饭馆叫了一桌美味佳肴。此时才知道，该同学已是处长级的某公司经理。这位研究生的等级耻感一下子爆发了，他痛苦地感到读书无用和低人一等，虽有美味佳肴，却“食而不知其味”了。

不少神经症病人坚持“不求人”，这是等级耻感的一种表现。一位36岁的未婚女子向医生诉苦她生活枯燥，烦恼多。她自称喜安静，“乐于助人”。常有同事朋友来找她谈心，她感到人家不理解她，“绝不像他们那么庸俗”，因而心里实在有些“厌恶”他们，但表面上还得装出高兴的样子招待客人，这使她感到“累得很”。医生问病人，“在你认识的人中间连一个你喜欢的人也没有吗?”病人说，“倒是也有那么两三个。”医生问，“为什么不主动去找他们交往，调剂一下单调枯燥的生活?”病人的回答是，“主动去亲近人家?低三下四，那多丢脸。”原来如此。别人来找她，她厌恶人家“庸俗”，并且这样做是“低三下四”；而她所喜欢的人她又不敢去找人家，因为“那多丢脸”。这位女病人的苦恼显然跟耻感有直接的关系。

厌恶本来有两种，一种与食欲相联系，一种与性欲相联系。不合口味的东西，不清洁的东西，尤其是排泄物，容易引起厌恶。不符合我们的审美观和行为规范的异性，也容易引起厌恶。“秽”的原义是肮脏，喻义是丑恶的；“淫”的原义是过多、过甚，引伸义是在男女关系上不正当的态度或行为。现在，“淫秽”连在一起说，肮脏或不干净已经具有性的喻义了，这在中西文化都是如此（世界上是否有不把性跟肮脏相联系的文化，待考)。性的耻感强烈或有性压抑的人容易对别人产生厌恶，同时又过分爱整洁和厌恶不洁，这就完全可以理解了。俊男靓女相遇，双方都不免有些害羞。倘遇粗俗下流的异性，我们便感到厌恶。其实，耻感和厌恶异曲同工，都是为社会服务的，它们共同起着抑制性欲的作用。总之，同一表现，若发生在自己身上，我们便感到羞耻，若出现在别人身上，我们便觉得厌恶。

弗洛伊德强调罪感而几乎不谈耻感。在他看来，耻感充其量只是分离焦虑和罪感的中间过渡形式，它本身并没有什么精神病理学的重要性。耻感出现的年龄比罪感早，这是事实。当成人对幼童的光屁股形象说“羞!羞!”时，幼童便开始发展他的耻感了，而罪感一般要到青春期才有。但弗洛伊德的观点并不完全正确。耻感有个人与群体之势，个人耻感也有不同的内容或水平，耻感的高度发展可以延续到成年，此中有些人罪感是没有发展的。再者，有罪感的成人完全可以同时有强烈的耻感。还有，罪感并不是单一的和同质的，这将在下面再讨论。即使就违禁性罪感而言，它与耻感的来源和性质也是不同的。违禁性罪感源于害怕惩罚，是社会性惩罚的内在化，是精神上的自我惩罚。耻感源于害怕被抛弃和被孤立，是社会性厌恶的内在化，是自己厌恶自己。

个人耻感强烈而群体耻感、罪感以及各种社会情感都发展不足的人，不妨称之为面子人。这种人没有比面子更重要的了，面子是他们最高的追求。遗憾的是，在追求面子的行为过程中并没有满足感，即手段未能目的化，只有当别人赞赏时才能感到满足，因而经常有害怕丢脸的焦虑和紧张。他们不敢逆众违俗，甚至谁也不敢得罪。这种人看不见厌恶别人跟耻感痛苦的内在联系，他们很难接受别人，也就很难免于厌恶自己之痛苦。压抑使耻感与观念分开，使他们并不能清楚地意识到耻感，而只是模糊地感到紧张不安。在我国，自卑往往是耻感的别名。如果一帆风顺，尤其是得到上级和权威的赏识，这种人可以是自信而踌躇满志的。一旦丢了面子，如受到上级的批评或失宠，往往一蹶不振，陷于不能自拔的痛苦之中。

在事件发生的当时，面子人往往极力克制自己，即使正当权益受侵犯也不敢反击。到了事后，丢面子的危险不复存在，便感到十分气愤，然而当众人之面时还必须压抑自己。回到家里对父母或配偶发脾气，尤其是一个人关在房门里发脾气或哭泣，确实毫无丢脸的危险，但这种过时的和无效的情绪并无助于提高适应水平，不但妨害家庭和睦，且徒增后悔的痛苦，发泄之后也不能恢复内心的平静。

一位女病人的父亲把她描述为“只顾面子，不要里子”，说得十分形象。这里所谓“里子”，可以理解为个人相对独立的和具有个人特色的价值观和生活目的。换一个比喻，也可以说，面子人没有脊梁，自己站立不起来，要靠别人赏脸来支撑。看别人的脸色过日子，对人们的批评议论和态度十分敏感，也就是很自然而可以理解的了。

在等级制度根深蒂固的社会里，一个人要做到撕破面子坚持原则，是很不容易的。这是心理治疗的一个难题。然而，心理治疗的原则之一是，文化的某个方面或因素，即使它为很多人所认可，如果它危害心理卫生，也必须加以反对。这个根本态度问题不解决，心理治疗的技术是无能为力的。

父母的态度是子女长大是否成为面子人的一个重要决定因素。在尊重人性的家庭里成长起来的人，权利意识才会得到发展，个人的独立自主精神才能确立。反之，父母视子女为自己的私有财产，从根本上不尊重子女，凭个人的好恶决定对子女的赏罚，子女取悦于父母时给予夸奖，不听话就斥责惩罚，便很可能使子女成为面子人。

三、罪 感

弗洛伊德在神经症病人身上看到了明显的或深埋着的罪感，这是他对精神病理学的一大贡献。但是，弗洛伊德关于罪感的学说有两大缺陷：①他以为人类只有一种单一的和同质的罪感，这是错误的；②他只强调了禁忌和禁忌意识，而忽视了权利意识，后者在精神卫生上具有更重要的积极意义。

罪感至少有四种，分述如下。

（一）违禁性罪感

儿童不识禁忌，言行肆无忌惮，也就免不了要受惩罚。来自父母的惩罚一旦内在化，变成了自我惩罚，违禁性罪感便产生了。

任何人类社会都有禁忌。亚当夏娃偷吃禁果，其普遍性喻义就在于此。人类学并不认为禁忌为上帝所制定，而是人们自己制定的。

违禁性罪感也就是神经症性罪感，这种罪感愈强烈，患神经症的可能性愈大。违禁性罪感有以下三种常见的情形：

1. 一种生活风格、人生态度和行为模式。这种人有强烈的“应该感”，跟医生交谈时三句话不离“应该”。霍妮（K. Horney，1950）称之为“应该的暴虐”（tyranny of shoulds）。有一次，作者在与病人交谈时指出病人“应该”太多了。病人似乎有所领悟，说医生的分析抓住了他的要害。可是，结束交谈时，病人问医生：“那么，我究竟应该怎么办呢？”还是“应该”！可见，这种人要发展他们的权利意识是很不容易的。多年来，他们习惯于按“应该”行动，很少从“我要”、“我喜欢”、“我愿意”出发。有些人甚至一想到“我喜欢……”就觉得“不应该”。清规戒律把他们紧紧地捆住了。这种人有明显的禁欲主义倾向，享乐能力低下，思想行动力求完美，权利意识薄弱。可以说，这种人有根深蒂固的违禁性罪感，而罪感成了人格的核心，弥散性地渗透到了心理活动的方方面面。

2. 禁忌的象征化。弗洛伊德称强迫性神经症为“禁忌病”，可谓切中要害。前面提到过，淫秽二字并提，表明不洁早已具有约定俗成的象征意义。肉体不洁象征灵魂不洁，以至病人整天没完没了地洗涤，似乎有跳进黄河也洗不清的罪恶。有些病人的禁忌已经离开了社会的约俗。例如，有一位病人回避一切圆形器物，吃饭盛菜一律用方形的食品盒，连写字也不用圆柱形笔杆而只用多面体笔杆，因为他认为做人应该方方正正，不应该圆滑。

尽管表现形式相当荒谬，这一点病人心里也明白，但仍然不得不这样做，似乎这样心里好受一些。对于神经症病人来说，荒谬意味着把现实加以非现实化，把道德加以非道德化，因为他要逃避现实，他要逃避道德上的自我惩罚。与此同时，在病人心目中，幻想的东西变成了现实，与道德无关的事变成了严重的道德问题。心理冲突的辩证法就是这样的无情。也可以说，荒谬是对违禁性罪感的反抗，可惜，这种反抗不具有反思性，所以只能陷于同一层次的重复之中。弗洛伊德的学说，随着他的研究重点从歇斯底里转向强迫性神经症，变得越来越复杂和体系化，可以说主要是为了解释荒谬。据沃提斯（J. Wortis，1984），1934 年 10 月 22 日他接受弗洛伊德的精神分析时，老先生表现友好而随便(不像平常那么严肃)。老先生说，“恐惧症很常见，我本人就有三四种。”也许，正是由于弗洛伊德本人始终未能完全摆脱神经症，以至他解释太多，到头来自己也不能免于荒谬。这里并没有贬义，伟大和荒谬从来结有不解之缘。然而，如果我们信仰弗洛伊德，照搬他的理论，那就只有荒谬，伟大连影子也没有了。尼采说过，基督徒只有一个，他已经钉死在十字架上了。

3. 混沌罪感。这是含糊笼统不分青红皂白的罪感。例如，把观念和行为等同视之，把“邪念”甚至自认不应该的想法一概视之为罪恶；把儿童少年时的顽皮行为和小过失视为不可饶恕的罪恶而深埋于心底；把哀悼心情渲染成罪感，似乎亲人的死亡是他一手造成的，等等。

一位西方作者把神经症性良心比作盖世太保，生动而确切。确实，违禁性罪感是无孔不入的，任何小错它都不放过，这就难怪神经症病人要过分地使用自我防御机制。心理治疗要使病人领悟到，消极的防御是不行的。对付盖世太保的唯一办法是反法西斯和争取自由民主的战斗。与此类似，权利意识是禁忌意识的有效对抗剂。

（二）自我背叛性罪感

自我背叛意味着对我的理想和信仰的背叛。因此，这种罪感的前提是权利意识的发展、自我肯定、独立自主精神的确立，因为只有这样，我们才有可能上升到追求真善美一类理想和信仰的高层次。有了坚定理想和信仰的人仍然不可能不犯错误，错误意味着自我背叛，意味着偏离了生活的航道，自我背叛性罪感促使我们立即拨正航向，驶向预定的目的地。安吉尔（A. Angyal，1965）称此为真实的罪感（real guilt）或健康的良心（healthy conscience），而神经症性罪感则称之为伪造的罪感（spurious guilt）或病态的良心（morbid conscience）。感人肺腑的《忏悔录》是自我背叛性罪感的流露，是健康良心的自白，是催人向上的。我国很少有人写忏悔录，多见的是表扬与自我表扬相结合的传记和墓志铭。

（三）妄想性罪感

现象学派认为，妄想是不可理解的，只能用生物学的疾病过程加以说明。这里就不细说了。

（四）宗教性罪感

佛教和基督教一致认为，所有的人生来就是有罪的。唯有皈依宗教才能从罪孽中解脱，这当然是教主们的处方，但基督教开的是热药，佛教开的是凉药，不一样。泡在澡盆里感到浑身通泰无思无欲的人，那神气跟如来佛似笑非笑、似醒非醒的表情，在作者看来，好像没有什么区别。洗澡既非行善，也非作恶，是不是这样便超脱了轮回？禅宗主张，劈柴烧水也可以成佛。这原是我国士大夫的老把戏，品茶赏菊皆可以得道。看样子，这种具有中国特色的精神卫生之道还会时兴起来。

第四节　变形机制举例

某人想离婚，因为结婚五年以来，夫妻感情一直不和，并且越来越严重，近两三年来，几乎事无论大小，总是意见相左，经常争执，每一次争执都毫无结果，弄得双方很不愉快。同时，他又不想离婚，因为婚前他曾经一再说过，永远爱她，现在背信弃义，良心上实在说不过去，也担心人们议论，何况已经有了一个三岁的孩子，离婚对孩子很不利，并且住房问题也无法解决。想离婚和不想离婚两方面都很强烈，都有充足的理由，双方势均力敌，互不相让，因而感到十分痛苦。这种心理冲突的常形似乎无需什么理论去解释，是容易理解的。可是，当他来找精神科医生时，诉述每天晚饭后便陷于不能自拔的两难境地：想吃药又不想吃药，这在局外的一般人听起来就有些费解了。在一般人看来，想吃就吃，不想吃就拉倒，这有什么可为难的呢？如果由于缺乏医药知识无法决定，请教医生不就解决了吗？医生叫你吃你就放心大胆地吃，医生叫你别吃你就不吃，这不是很简单么。在这种问题上反复思虑，犹豫不决，简直是白费心思，自讨苦吃。殊不知，这吃药不吃药的心理冲突饱含着离婚和不离婚这两种强烈的情感和愿望。变形由常形转变而来，观念内容变了，情欲的冲突未变，心理冲突的形式和性质没有变。这个例子比较简单，嬗变的经过也容易弄清楚。由于长期苦于离婚与不离婚的冲突，病人失眠了。开始服用催眠药很有效，很快就失效了，遂自作主张加大剂量，两种甚至三种催眠药一起吃。这时，心理冲突变形了，离婚与不离婚的想法退居次要地位，可以不去想它了，思想的焦点集中在吃药问题上：吃药么，白天昏昏沉沉，实在难受，并且害怕上瘾和肝硬化，可不吃药实在睡不着，整夜在床上翻来覆去，烦恼焦躁达于极点，让人无法忍受。

从上面的例子可以看出，心理冲突的常形有两个特点，一是它具有道德的性质，涉及人生的重大问题；二是它与现实生活事件或处境直接相联系，内容是人们容易理解的。心理冲突的变形恰相反。首先，它跟道德没有什么关系，你不能说吃药和不吃药哪是道德的哪是不道德的，也可以说，它在一般人心目中是不值得反复去思虑的问题。其次，在局外人看来，它是不现实的，感到难以理解，病人似乎在钻牛角尖，或者硬往死胡同里走，碰了壁也不回头。

常形也可以表现为事无巨细总是陷于心理冲突之中，这照例从儿童少年时期起就已露端倪，我们称此为冲突人格。

弗洛伊德认为，心理冲突的背后存在着“无意识”内在的冲突，这就是他关于“力比多”（libido）和作为本体的“无意识”的理论。弗洛伊德称之为超验的或形而上的心理学（metapsychology），实际上是一种关于人性的学说。尽管有启发性，本章不讨论它。

从临床的角度看，心理冲突的变形有三种情况：①伴随着严重的或明显的生理功能障碍，如焦虑症和恐惧症，或者，通过生理障碍的中介，变形的观念内容集中于疾病、诊断和医药治疗一类的事情，如疑病神经症。②没有明显的生理障碍，而变形与常形之间的联系却不难理解，例如性压抑的病人害怕看异性的眼睛。③变形与常形之间的联系不明显。在这一方面，精神分析关于防御机制的概念十分有助于理解。由于本书作者反对弗洛伊德的“无意识”理论，所以对他的防御机制必须加以修改，下面举例说明。

一、压　抑

压抑（suppression）是一种意识的心理过程，旨在把某种情欲和观念从意识领域里驱赶出去。这是人人都有的经验。

意识的心理变成无意识的，可以是由于遗忘或自然的消退，也可以是意志活动的直接结果，如故意不去想它，还可以是这两个极端的过渡或混合形式，如一个人在性兴奋难熬的时候从事某种体力活动，意志发动的体力活动导致性欲的抑制，这可以说是间接的压抑。

意识的压抑可以叠置于抑制之上。例如，一位幼童玩弄他的生殖器，父亲给他一记耳光，幼童的好奇心消失了，这里起作用的是抑制。后来，儿童逐渐懂得，玩弄生殖器是不好的和可耻的，意识的压抑便得以叠置于原有的抑制之上。

意识的压抑可以自动化。在开始的时候，压抑需要一定的意志努力，久而久之，所谓习惯成自然，也就无需什么意志的努力了，当事人甚至觉察不到自己在压抑。

这里不得不对弗洛伊德的阻抑（repression）略加说明。按弗洛伊德的说法，阻抑是无意识的，这个过程本身永远不能成为意识的，可能成为意识的只是被阻抑的内容。如此说来，阻抑不过是生理过程抑制（inhibition）的误称。至于弗洛伊德的作为本体的“无意识”，它只能是生物学的东西的别名，这种“无意识”不可能具有任何观念的形态。一切观念的东西都只能是意识的，或源于意识经过遗忘或压抑而成为无意识的。

现在言归正传，回到压抑这个题目上来。

压抑可以描述地分为两种。

一种是自我否定性压抑，即企图把自认邪恶至少是不应该的情欲从根本上消灭掉。自我否定性压抑源于害怕惩罚或被抛弃、被孤立，它跟违禁性罪感或个人耻感密切相联系。这种压抑可以减轻痛苦，因而它既是手段同时也是目的。正因为如此，自我否定性压抑很容易过分。实际上，自我否定性压抑总是过分的。

另一种是适应性压抑，也可以叫做成长性压抑。当事人对情欲的态度是承认它的合法存在，只不过在一定的时间、地点不让它表现出来，不让它马上得到满足，或者，需考虑通过什么样的途径或方式方法使它得到满足。这种压抑是一种手段，目的是为了既满足个人需要又能适应社会，为了高层次需要的满足和自我的成长。

自我否定性压抑就是神经症性压抑，它是心理冲突的个人根源。可以说，没有自我否定性压抑，就没有心理冲突。正是由于一个人对情欲采取镇压的态度，企图消灭它，这才导致情欲反抗性地加强，个人耻感和违禁性罪感也就被强化了。

我们知道，人性就在于有情欲，情欲是消灭不了的。压抑愈甚，反抗愈烈。不仅如此，过分压抑使我们对自己的情欲缺乏了解，似乎满脑子全是符合道德规范的思想和愿望，这叫做缺乏自知之明。还不仅如此，被压抑的情欲总是要寻找出路、要表现它们自己的。既然不让它们通过正常的途径和方式表现出来，它们便只能以异乎寻常的形式扭曲地表现出来，心理冲突的各种变形便出笼了。

适应性压抑是健康的。这种压抑并不费力气，因为我们并不企图消灭情欲，而是承认它们的合法存在，也就不致引起它们的强烈反抗。由于压抑不过分，各种情欲不时在意识里浮现，健康人便视此为人性的一部分而采取接受、承认和宽容的态度，也就对人性的弱点有自知之明。接受且宽容情欲和人性的弱点，也就是接受和宽容自己。只要社会条件许可，我们便适当地满足自己的情欲，情欲也就不会发生畸变。不费力气的压抑意味着心情不紧张，这就避免了不必要的内耗。情欲经常通过各种正常的途径和方式得到适当的满足使人心情愉快。低层次的需要满足后，高层次的需要便会出现，人也就成长发展起来。

自我否定性压抑却不然。它是过分的，对情欲是根本否定的，这就造成压抑与情欲之间不可调和的冲突，并且倾向于不断加剧。紧张、焦虑、自卑、心理活动效率下降、社会适应不良、生理功能障碍，等等，都可能发生。由于缺乏自知之明，病人始终弄不清楚自己为什么那么多烦恼和痛苦，不知道为什么老是紧张而放松不了，也不知道究竟担心害怕些什么，当然也找不到摆脱困境的途径。可见，自我否定性压抑本身是不健康的，它同时又是心理冲突的各种病态形式产生的基本机制。

二、回 避

回避（avoidance）有广狭二义。狭义的回避是一个行为心理学概念，它限于指人的回避行为。回避行为如果只是为了减轻痛苦，出于不得已，偶尔为之，当属正常；若经常采用，构成个人的一种行为模式，那就是适应不良了。大家都懂得，生活中有很多事情，不硬着头皮去干是不行的，也就是不能老回避。恐惧症最重要的特征是回避。如果没有回避，即使怕得厉害，也不见得是病。而回避愈甚，恐惧症也愈典型、愈严重。

广义的回避不仅指行为，也指一个人对待现实（包括自己的心理现实和客观的现实）采取置之不理、不承认甚至根本否认的态度。显而易见，回避与压抑是密切相联系的，在有些病人简直就是一回事。

谁也不可能毫无回避。有所为就必须有所不为。只要当事人清楚地知道自己所回避的是什么，回避的后果是什么，这样做所能得到的又是什么，取舍符合自己一贯的价值观，有所失而无遗恨，那么，这样的回避是完全健康的。韩信忍受胯下之辱是经过慎重考虑的，他回避了与恶棍地痞的一场无意义的厮杀，确保健全的身躯将来好施展平生的抱负。其所以传为千古美谈，道理在此。

只要既定的目标并未放弃，回避便是策略性的，它是达到既定目标的一种特殊手段，往往能更好地达到目标。走路没有不拐弯的，这是常识。

病人对医生说："我现在唯一的痛苦就是失眠，只要睡好了觉就什么事儿也没有了。"在交谈中，病人承认他在工作中和家庭生活方面确实有过许多苦恼，可是，"这些我现在都不去想它了。"显然，为失眠而苦恼起了回避现实的作用，也可以说，回避现实正是失眠痛苦的根源。

一位青年说，他在青春期性的冲动强烈，很想和女孩子亲近交往，但是，他很害怕女孩子会认为他“居心不良”和“耍流氓”，因此，见了女孩子就紧张害怕，不敢接近。他说，他现在见了女人就躲，已经跟性欲无关，因为他已下决心不搞对象不结婚了，也感觉不到有什么性的要求了，他只想正常地工作，做一番事业，然而，怕异性已经成了“条件反射”，为此十分苦恼。显然，病人先有这样一种观念，即认为跟女孩子亲近交往是“居心不良”和“耍流氓”，才会害怕女孩子如此看他，这是下面要讨论的投射。病人对性欲采取自我否定性压抑，以至使他现在“感觉不到有什么性的要求”，这跟回避性欲这一内心现实几乎可以说是一回事。

神经症病人迷信药物，到处求医问药，依赖药物和医生，其根源都是回避自己心理的现实。

不敢正视自己心理的现实，与回避客观现实密切相联系，是一个问题的两面，并且，这两方面互相加强。沉溺于往事的回忆和后悔，或为过去很久的事气愤不已，倾向于想入非非，或为未来可能的挫折和失败而焦虑，都是对当前现实的回避。只有清楚地了解自己，才能制订相应的目标，才能根据社会现实采取可行且行之有效的具体步骤。低层次需要的满足必然会引出高层次的需要，自我便发展了。在不断发展的过程中，对自我和客观现实的认识逐渐深入，实践能力也得到提高。可见，正视自己和面对客观现实是互相促进的，这是显然不同于病态恶性循环的良性循环，是精神卫生之道。

也许现实过于严峻和残酷，我们大家都多少有些自欺欺人，但心里都明白，只是彼此心照不宣。即使如此，这跟病人的回避仍然大不相同，因为大家互相欺骗是一定文化所决定的，每个健康人心里都很明白。例如，我们都尽量避免谈论死亡，而说“过去了”、“去世”等，至于长命百岁和万寿无疆一类的祝愿更明显地是过甚其词。文明倾向于用语言去粉饰现实。这样看来，不少神经症病人喜欢抓住某些词句不放，抠字眼儿，也就不足为奇了。然而，心理治疗的重要工作之一，就是要弄清楚病人语言背后的心理现实。

三、转　　移

本书所说的转移是一个很广义的概念，包括投射、替代和归咎三者，因为很多病人的心理冲突变形同时涉及这三者，有时很不容易区分得一清二楚，也可以说，三者的过渡或混合形式是常见的。

投射（projection）是跟反映（reflection）恰好相反的过程。客观世界通过感官在我们心里形成知觉、表象、观念、情感等的过程叫做反映。投射是把自己的心理像放电影似的投射到“银幕”上——即投射到客观世界上。我们在心情高兴的时候，觉得花在笑，鸟也在歌唱，而心情忧郁时，天空显得灰暗，一切了无生气，连流水也在呜咽。可见，投射是一种普遍的心理现象。健康的投射一般具有两个特点：①当事人清楚地知道投射使客观世界带上了主观色彩，例如我们知道，花不会笑，只不过是自己心里高兴。②投射具有建设性，它创造了美，或者增添了生活的情趣，或者有利于促进良好的人际关系。反之，当事人不知道自己在投射，以为客观情况就是那样，并且，投射不但不创造任何价值，还妨害或破坏人际关系，则是病态的投射。

病人认为周围的人都看不起他，却举不出任何令人信服的证据，很显然是自卑的投射。

把自认不好的观念、态度等硬栽到别人头上，有时叫做推诿，这是投射的一种形式。爱挑别人毛病的人常常看不见自己恰好有他所鄙视的那种品质。压抑情欲导致自知之明的缺陷，而缺乏自知之明又与推诿互相强化。愈是推诿，愈是缺乏自知之明，而缺乏自知之明又使推诿更进一步。爱说别人自高自大的人自己骨子里自大很严重，骂人家自私自利的人正好本人非常自私，这样的例子很常见。

恐惧症病人害怕异性的眼睛，感到异性的视线“寒光逼人”，是压抑性欲导致害怕受诱惑和违反性禁忌的心理之投射。

替代有目标替代和方式替代两种，但二者可被同一人所采用。被压抑的情欲总是要寻找出路的，替代是一种常见的表现。

受了上司的气，压抑在心头，回家大发作，瞧着茶杯越看越气愤，终于把茶杯摔得粉碎。这个“上司—茶杯”模型虽然简单，却有助于理解神经症。如果我们纠缠在摔茶杯这件事上，不去思考和用行动解决和上司的关系，那么，我们就会陷于无法摆脱的心理冲突之中。茶杯是无辜的，我为什么要对它发那么大的火呢？茶杯是花钱买来的，打碎了多可惜，因而深感后悔。可是，气愤并不因此而解决，下次可能又把新买来的茶杯摔了。愤怒，摔茶杯，后悔，压抑，买个新茶杯，又一次愤怒，又一次摔茶杯……神经症的特征之一是重复，痛苦的和非建设性的重复。

过分压抑可以造成转移的潜伏期延长。事过相当久以后，很可能基于偶然的联系而发生目标替代，这时，病人已经看不见“上司”与“茶杯”之间的联系，不知道自己为什么对某一无关的人或事物有那么强烈的情绪，即丧失了自知之明。

象征一般的是约定俗成的。例如，五星红旗象征中华人民共和国。爱国者对五星红旗有深厚的感情是可以理解的。“记得绿罗裙，处处怜芳草。”这象征是诗人个人的创造，但“芳草”与“绿罗裙”之间的联系可以引起许多读者的共鸣。一般的说，象征和它所象征的人或事物之间的联系是健康人清楚地知道的。

神经症病人的类似情况叫做象征化（symbolization），这既非约定俗成，也没有审美价值，并且连病人本人也莫明其妙，当然无助于增进他和别人之间的相互理解，还会造成适应不良。象征化是一种替代，特点是变形与常形脱节，病人不知道变形从何而来，也看不见变形与常形之间的联系。

一位秘书发现她的顶头上司搞不正之风，想揭发举报，但又害怕打击报复，陷于心理冲突的痛苦之中，这是常形。半个月后，她每次锁文件柜后总不放心，要反复检查。这种情况迅速恶化，以至上班时间完全纠缠于反复检查文件柜是否锁好的强迫动作之中。在与医生交谈时病人说，她“已经想通了”，不再为是否揭发检举上司这件事苦恼了。医生请她谈谈“想通”这件事的具体经过和细节，病人说，她已记不大清楚了，但她诚恳地说，绝不是欺骗医生，确实已经想通了。病人说，现在的痛苦就是老不放心、反复检查，无法工作，真是痛苦极了。显然，强迫观念这一心理冲突的变形已经替代了想检举又怕报复那一心理冲突的常形，经过象征化，变形已与常形脱节。

攻击可以用笑话、漫画等替代，这是常见的健康人的一种替代方式，原来的攻击目标和替代的攻击目标保持着可理解的联系，二者并不脱节。

有一位父亲对他的独生子非常严格，可说已达到了苛求的地步。上大学后儿子患强迫性神经症，辍学在家，整天洗手没完没了，同时要求父亲严格按他的标准洗手搞卫生，只要父亲有一点不符合病人的要求，病人便大吵大闹，甚至用脑袋撞墙，使父亲十分苦恼。这是一种奇特的报复，同时也是一种替代方式。

病态的替代总是过分的，似乎病人全部被压抑的情欲都倾注于替代物或替代方式上。替代愈是具有个人的特殊性，则替代的病理性愈突出，此时，变形与常形完全脱节。

归咎是转移的又一种形式，即把个人的痛苦、失败和过失等归咎于客观事物或别人。病人把一切个人不幸都归咎于疾病。“我这个人过去性格很开朗，就是病把我折磨成这样，一点儿小事也想不开，痛苦极了。”这是神经症病人的一种典型态度。考试没考好是病，工作没干好是病，人际关系弄得很糟糕也还是病，病成了保护伞或防空洞，责任推得一干二净。这样做病人当然有所得，减轻了个人耻感和违禁性罪感，但所失更大。从表面上说，整天为病苦恼，明知苦恼无益有害，却长期陷在里面出不来。深一层看，病是不取决于病人的意志的，是不受意志直接支配的，既然病决定了病人的痛苦和不幸，也就等于说，病人承认自己对个人的痛苦和不幸完全无能为力，这怎能不使人自陷于沮丧和绝望的境地？

神经症病人对病的态度是自相矛盾的，这也可以视为一种变形。病人强调自己的一切问题归根到底是疾病所致，要靠医疗才能解决。与此同时，病人又对病保密，挂号用假名、假住址，不敢向亲友吐露真情，患病本身似乎是件不光彩甚至可耻的事。如果把病人对医生说的片段的和拐弯抹角的话整理一下，使之条理化，往往可以看出，病人实际上承认病是他自己造成，他为此感到可耻或内疚。

不仅对待病的态度如此，对各种生活事件的态度也往往如此。既怪客观，也怪自己。仔细分析起来，病人却怎么也说不清楚，前后自相矛盾。错过了一趟公共汽车，丢失了五元钱，给儿子买双袜子没注意是件次品，他们都后悔不已，绝不视之为命中注定。口头上的宿命论只不过是减轻心灵负担的自我辩护之词，而在行动上，他们照样不屈不挠地作困兽之斗。

很多人抱怨自己记性不好，却很少有人说自己良心不好。推卸责任原是一种相当普遍的倾向。记忆不好可以推到脑子不好上面去，良心不好这责任可推不掉。

可见，归咎的核心是推卸责任。推卸责任固然可以有所得（减轻耻感和罪感），但不负责任也就解除了我们意志的武装。

从心理冲突的现象看，病人满脑子是“我不要”：我不要失眠，我不要烦恼，我不要恐惧，我不要痛苦……这跟对人生持“推”的态度分不开。另一方面，病人没有明确的积极追求，没有目标系，想得多而相应的有效行动很少，也就是“我要”的意志被扼杀了：“我喜欢……”“我乐意……”“我愿意……”都被扼杀了。这显然跟情欲遭受过分压抑有直接而密切的关系。

从深一层说，生命本无意义，人生的意义是人创造出来赋予自己的。解除意志的武装就谈不上创造，病人便看不到生活的意义，这是推卸责任的最大恶果。

通俗地说，人生的不幸和灾难不请自来，想推也推不掉。精神痛苦并非病态的特征，幻想毫无痛苦和对痛苦不肯负责，终于陷在痛苦里停滞不前，才是病态的特征。无法避免的天灾人祸造成痛苦，个人对此是没有责任的。个人的责任在于从痛苦中走出来或者在痛苦中往前走。即使是最亲爱的人的死亡，如果个人从此一蹶不振，多年陷在痛苦中无所作为，对这种心理状态个人也不能不负责任。对持久的或同一水平的痛苦不负责任的人，不是后悔自责，便是怨天尤人。本人不振作起来，没有有效行动，便很难得到别人的理解和尊重。乞求怜悯只能降低自己的尊严，加重自卑心理。健康人并非没有烦恼和痛苦，只是他们不被痛苦所压倒，原来干什么的还得干下去，或者，还能干些什么就得干点什么。健康人并非主要地着眼于减轻痛苦，而是积极地去追求，去创造，去体会人生，要说意义，大概也就在这里面。

四、代　　偿

代偿可以分为自觉的和盲目的两种。自觉的代偿指知道自己的短处和缺陷所在，可以做到扬长避短。盲目的代偿指并不清楚地了解自己的短处和缺陷，只是为了趋乐避苦，往往导致过分代偿，结果某些方面畸形发展，破坏了人格的协调统一，反而加剧心理冲突，造成适应困难，人际关系不良。可见，代偿可以是建设性的，也可以是破坏性的。

知识、才能和技巧方面的代偿一般都是建设性的。例如，数理不行的人发展了文学才能，不会唱歌的人发展了舞蹈的技巧，好静不好动的人田径、球类不行却下棋下得很好。

性格的代偿往往是盲目的，因为性格缺陷愈是深层次的和严重的，本人愈是缺乏自知之明。有深刻的不安全感的人往往并不能清楚地觉察到自己内心的不安全感，更不知道不安全感的根源在于基本需要未得到满足和对缺点短处的否认。不承认自己的弱点和缺陷很容易产生不安全感，因为最大的不安全是不知道失败潜伏在自己心里。这种人用极力追求安全来代偿，结果导致过分：做事反复核对检查，过分重视细节。可见，完美主义是性格缺陷的过分代偿。只有承认自己有缺陷，才能承认这个世界有缺陷，才不至于过分追求完美。完美主义等于苛求自己，必然导致自我挫败。为了防止自卑的袭击，不得不进一步严格要求自己，恶性循环也就发动起来了。

娱乐活动是不会过分的，因为一旦兴趣锐减，甚至感到疲乏而不耐烦了，人们自然会停止该项活动。其实，学习和工作也是这个道理。如果不按自己的心情作出行为上的适当调整，只考虑别人的评价，那就有可能走上完美主义的道路，迟早会自我折磨。

关键在于，愉快必须来自对自己努力的肯定和自我欣赏，才会有独立精神。如果愉快完全取决于别人的赞赏，行为者就会缺乏安全感，因为命运完全抓在别人手里。

特别争强好胜和过分爱面子也是一种过分代偿。他们的努力只是为了博得别人的好评，没有个人相对独立的价值观和自我评价。这是用虚荣代偿耻感。

理智主义是缺乏社会情感的过分代偿。社会情感愈薄弱，一个人就愈是倾向于对自己讲道理，迫使自己屈从于理智。这种人好钻牛角尖，既不宽容自己，也苛求于人。

代偿，不论自觉还是盲目，如果只是为了减轻痛苦，如缓解耻感和违禁性罪感的痛苦，归根到底总是消极的，也很容易过分。以乐而为之的行为去发展自我，才是积极的精神卫生之道。但是，这里有个前提，我们必须明确，我这个人乐而为之的究竟是什么？仁者乐山，智者乐水。我乐个啥呢？这里，神经症病人碰到的拦路虎是压抑。由于压抑，病人不清楚自己的情欲和个人需要，乐而为之也就谈不上。神经症的心理治疗，不论采取什么技术，也不论人们用什么理论去解释，关键的一环是去压抑，增进自知之明，也可以叫做自我解放，把“我”的真面目从压抑中解放出来。

第五节　行为研究

巴甫洛夫的经典条件反射实验说明，无关或中性刺激（就无条件反射和本能而言）可以经过联系的重复而成为信号。这是关于人类学习机制的第一个模型。晚年，巴甫洛夫建立了系统的高级神经活动生理学和病理生理学，并且用它来说明人类精神障碍的发生机制。他的后继者沿着这条路线做了许多工作。这些研究成果对心理治疗有重大的参考价值。陈永德（见《精神医学与相关问题》，湖南科技出版社，1986）对这一方面做了很好的介绍和评论，读者可以参阅。

斯金纳（B. F. Skinner，1953）的操作条件反射实验说明，一个行为的后果或效应决定着该行为以后出现的概率。这样，个体在特定环境下便形成一定的行为模式。这种行为模式不是生来就有的，而是在环境作用下发展起来的。

斯金纳虽然没有建立什么精神病理学模型，但是，他强调惩罚在病态行为发生上的重要性，对心理治疗很有价值。

惩罚是社会代理人为了控制人们行为最常采用的方法。从惩罚者的角度看，这道理很明显，因为惩罚对于减少他们所不喜欢的行为来说有立竿见影的效应，而这效应又强化了惩罚者的行为。遗憾的是，惩罚所引起的复杂效应，很多人不清楚。惩罚并不能消除人们的行为储备，而只是在惩罚及其相关刺激存在的场合使行为出现的概率下降。

惩罚的第一个效应是激起行为人的情绪反应（如恐惧、愤怒），而这种情绪跟受惩罚的行为可以是不相容的，例如性行为。这可以说明许多阳痿、性唤起困难或缺乏性快感的病例发病的根源。

惩罚的第二个效应，是事件过去以后，受过惩罚的行为本身可以引起跟行为不相容的情绪。有些病人一想起性行为就害怕，觉得不应该和可耻，可以从惩罚的第二个效应来理解。

惩罚的第三个效应，是对结果的负强化。这就是说，逃避惩罚和回避条件化惩罚的行为被强化了。神经症性回避归根到底来源于惩罚。

尝试与错误（trial and error）是学习的一种基本形式。它比条件化更基本，因为没有神经系统的单细胞动物也有这种学习行为。可是，很多人忽视了这种学习的重要性。幼童行为中的错误往往只是达不到目标，却并无危害。如果不予惩罚和限制，幼童会继续实践，通过尝试与错误，使行为日臻有效。如果给予惩罚，幼童将不再尝试，这就限制了儿童适应性行为的发展。神经症病人的行为储备往往是有限的，例如不会社交。这使人想到，他们在儿童少年时期受的惩罚、警告和限制太多太过分，被剥夺了在实践中发展行为储备的可能。

多拉和米勒（J. Dollard and N. E. Miller，1950）的学说常被视为用行为主义的术语翻译弗洛伊德的精神分析。和力必多相应，他们假设有一种推动行为的内在力量，叫做驱力（drive）。驱力减弱的行为过程也就是学习过程。推动行为的驱力可以是趋向（如求食行为），也可以是回避（如逃避痛苦）。在学习过程中，个体可以产生获得性驱力。食物偏好便是在减轻饥饿驱力的过程中学到的，特殊的恐惧则是在减轻痛苦的过程中学到的。驱力是个体产生行为反应和学习的先决条件。但是，特定行为的实际发生却取决于环境情况。在任何特定环境中，可有不同的行为反应。有些行为是很可能发生的，有些行为发生的可能性很小。不同可能的行为反应组成一等级结构，这有时取决于当时个体的生物学状态，有时则取决于过去的学习经验。得到奖赏（使驱力下降）的反应在等级结构里的行序上升，没有得到奖赏的反应在等级结构里的行序下降。当两个或多个驱力不可调和时，便导致冲突。原发的驱力之间可以冲突，获得的驱力之间也可以冲突，冲突还可以发生在原发的与获得的驱力之间。就行为而言，可以有双趋冲突、双避冲突（“前怕狼，后怕虎”）以及趋避冲突。对于神经症来说，最重要的冲突是愤怒（攻击倾向）与恐惧（回避或逃遁倾向）之间的冲突。这种冲突对心理治疗有指导意义，对精神卫生也有指导意义。孩子的愤怒和攻击倾向受惩罚是怒惧冲突的根源。如果孩子的怒是合理的，例如需要得不到满足，正当权益受侵犯等，家长应予肯定，并帮助孩子克服阻碍达到目标，或给予补偿。如果孩子的怒是不合理的，最好的办法是装着没有看见不予理睬，使怒无效而消退。最坏的办法是惩罚，因为容易引起怒惧冲突，给神经症埋下祸根。发怒的能力是自我肯定所必需的。如果完全夺走了孩子发怒的能力，他很可能长大成为一个事事退缩、依赖性强和非常自卑的人。

毛然（O. H. Mowrer，1950）的学说有时被称之为两阶段学说。在第一阶段，无关或中性刺激由于条件联系而引起焦虑，也就是说，无关刺激成了危险的信号。在第二阶段，回避反应由于它减轻痛苦的即时效应而被强化，所以它持续了下来，尽管回避的延迟效应是不利的。这个学说也有时叫做两因素学说，因为它强调一个行为可有两种不同的效应即奖赏和惩罚。如果弱的奖赏先于强的惩罚而被行为者所感受，适应不良行为（神经症性行为）便可能持续存在下去，尽管总的说来惩罚多于奖赏。和斯金纳一样，毛然也重视惩罚在发病中的重要性。惩罚太多可妨碍行为者对信号的辨别，也就是说，行为者倾向于不分青红皂白把多种近似但实际不同的信号都看做危险信号，这就妨碍行为者以不同方式处理问题的适应能力之发展。如果惩罚太重，行为者为了减轻痛苦，对危险性很小的信号也极力回避，行为模式主要是防御性的。有许多处境，只有参与其中才有利于正常的成长，病人却一律回避。难怪毛然说，神经症病人是这样的人，他“学会了如何不去学习”。这话很精辟，它可以说明神经症病人各式各样的借口的来源。神经症性借口的特点是它旨在减轻痛苦和逃避责任，表现为自欺欺人，于人于己两不利（尤其是从长远的利益看）。对于行为本身来说，借口掩盖了真实的动机；对于行为已造成的不良后果来说，借口是为了逃避责任；而对于回避行为来说，借口则是为了免于痛苦。对于病人自称的“理由”，如果交谈中发现病人还有刚好的相反的理由，那就只是借口，但病人对他同时持有相反的理由（表现在他的言语中）往往觉察不到。

哈洛（H. F. Harlow，1962）的社会性剥夺实验是很有影响的。恒河猴的剥夺经验可导致类似人类神经症的表现。据观察，在自然条件下，婴猴与母猴的关系要经历若干阶段。最开始，婴猴与母猴的密切接触的行为是反射性的，这是为了保证得到营养和保护。随着随意运动的发展，进入依恋期，此时出现非营养性相互作用，跟随和模仿机制开始起显著作用。接着是安全期，婴猴的探索行为增多，母子相互作用的频率下降，婴猴与环境中其他客体的接触频率上升。随着与环境的接触增多，婴猴逐渐进入分离期，伴有依赖行为的母子关系告终。剥夺开始的时间愈早，持续时间愈长，导致病理行为的可能性愈大。在哈洛看来，在减轻饥渴这一水平之外，母猴提供接触安适（contact comfort）的经验是很重要的，因为这对婴猴情绪的发展实属必要。剥夺了接触安适的幼猴没有亲密的情绪和行为的流露，相反，在危害性刺激作用时，它们显示高度的恐惧和类似孤独症的行为，而不是逃向母猴或进行探索。哈洛还认为，接触安适经验与生物学需要的满足（驱力下降）并无相关。这是一个很不寻常的观点，因为学习心理学家一般地都把适应性社交行为看做生物强化的延伸或扩展。哈洛还有一个重要观点：同辈群体经验对正常行为的发展也有关键性的作用。他认为，这种经验甚至可以弥补接触安适的剥夺。有适当营养和接触安适的猴子如果剥夺了同辈相互作用的机会，仍然会显出严重病态行为。这种雌猴成熟以后，有显著异常的母亲行为，她们不理睬甚至攻击自己所生的婴猴。不言而喻，哈洛的研究有助于我们理解各种适应不良的行为。

班杜拉（A. Bandura，1962）的社会学习理论虽然借用了强化概念，但他似乎更重视模仿。他认为，模仿学习不能用强化机制解释。他区别了两种不同的模仿：模仿学习和模仿操作，后者必须强化，而前者在没有强化的条件下仍然发生。在混乱环境中长大的婴幼儿往往直接模仿成人的病态行为。由于模仿，本来需加以抑制的行为却不抑制，无需抑制的行为反应却被抑制了。班杜拉强调，恐惧症行为并不是源于对有害客体的反应，而是亲眼看到别人对某些事物的恐惧反应或受伤的后果。对抑制性反应的模仿，使儿童不去积极应付困难而一味回避或退缩。父母大发脾气也可引起儿童模仿，以至儿童发脾气并无相应的和足够的刺激，这样，儿童发脾气成为适应不良的了。

以上的介绍都是实验性研究。我们必须看到，实验性研究只是动物行为研究的一种方法，这种方法带有很大的人为性。动物的所谓实验性神经症是最明显的例子。看来，动物实验性神经症不大可能是人类心理冲突的原型。这有以下两方面的理由：

（1）从结果上看，迄今并没有发现动物在自然条件下有实验性神经症相同的表现。

（2）从原因上看，实验室条件跟动物生活的自然条件大不相同。

例如，巴甫洛夫实验室将阳性条件刺激与阴性条件刺激在短时期内迅速互相接近，造成一种冲突处境。很显然，动物在自然条件下大概根本碰不到这种情况。狗被皮带拴在实验台上，更是自然条件下所不会发生的。可以说，实验性神经症是研究者以人类所特有的冲突处境为原型而强加于动物所造成的。动物在短期内对十分接近而性质相反的条件刺激不能鉴别而作出相应的反应，意味着个人不能适应社会对个人迅速增长的要求，而动物的被束缚状态象征着个人无法摆脱社会的约束。可见，人们从动物实验性神经症“发现”某些类似人类心理冲突的地方，完全是预料中的事。实验的设计本身乃是基于对人类心理冲突的理解然后到动物身上去找等价物，从逻辑上说结论早已包含在前提之中。

又例如，有人将猫头鹰标本放在鸟笼子旁边，造成笼子里的鸟惊恐不已，来回乱跳。这种处境也是极不自然的。自然界没有和泥菩萨一样不动的猫头鹰，也没有见了猫头鹰不拍翅飞逃的小鸟。

一只麻雀误入室内后由于门窗紧闭而飞不出去时，它的反应跟被皮带拴住的狗和笼子里的鸟完全不同。它反复朝窗玻璃飞去，并不因一再碰钉子而放弃努力，直至衰竭而死，但绝不会待在室内犯神经症。门窗紧闭显然是麻雀飞入室内后人为的，是不自然的，但比实验室要接近自然一些。可见，只要处境有差异，动物的行为就跟实验室动物大不相同。

巴内特（S. A. Barnett，1964）发现，一只野鼠无法从另一只处于交尾期而具有强烈攻击性的雌鼠的领域中逃脱时，几小时后便由于应激反应而死。死鼠身上并无伤痕，但肾上腺皮质显著肥大。对于某些种动物（对啮齿动物研究最多），过分拥挤的群居生活造成慢性应激反应，可以解释一个时期的大量繁殖为什么会继之以种群头数的急剧下降，尽管食物供应并无不足。

类似上述的观察很多。一言以蔽之，自然条件下的冲突处境如果持续下去，往往导致动物的死亡。这跟人类持久的心理冲突是大不相同的。

庭伯根（N. Tinbergen，1953）提出的转移行为（displacement behavior）这一术语已被动物行为研究者广泛采用，尽管人们并不一定同意庭伯根所赋予它的理论含义。从描述的水平说，转移行为是冲突处境下动物的一种特殊行为，其特征是行为与当时的处境不相称或完全无关。例如，一对公鸡在双方怒目相视的紧张对峙状态下，往往穿插一些无关行为，它们几乎同时把头转向旁边，啄地上的小石子，或者啄起一颗谷粒但并不吞咽而又让它掉下。又例如，雄性动物的求偶行为未能引起雌性动物相应的反应时，也往往出现与性行为完全无关的行为。鸟类在冲突处境下用嘴理毛的行为显著多于平时但并无必要，是典型的转移行为。不论在理论上如何解释，转移行为的适应性是明显的，它实际上有暂时减轻或解除神经紧张的作用。

这类转移行为倒是容易使人联想起人类在某些场合下的行为。在手术室外等候手术的人照例是不安的，平时不爱讲话的人此时会和陌生人攀谈起来，有人掏出小本子漫不经心地翻几下又塞入衣袋，姑娘可能解开辫子重编，如此等等。有人认为，脆土豆片一类的零食被吃掉的量，可以看作某次鸡尾酒会不愉快程度的指标，因为人们肚子并不饿，而是用吃零食来打发不愉快的时间。

动物在冲突处境下的行为可以在种族演化中被固定下来。这在求偶行为中最为明显。求偶行为与攻击、逃遁显然是不相容的，但它们往往同时被诱发。这在某些种的蜘蛛简直达到了戏剧性的程度。雄蜘蛛有可能成为比它身体大得多的雌蜘蛛的盘中餐。在种族演化过程中，雄蜘蛛发展了一套特殊样式的求偶行为。这种行为作为一种符号刺激使雌蜘蛛的攻击行为受抑制而性活动则被激发。

求偶行为是交尾前一种特殊化了的正常准备行为，不同物种各有其独特的样式，而同种动物惊人的一致，其作用在于使两性性器官的活动同步化，以利交尾的进行。多种动物的求偶行为显然包含攻击、逃遁、乞食、求和等行为的因素和遗迹。雄性动物在雌性动物面前表演特殊的舞蹈：时而突然向前猛进，时而仓促后退；有的走着曲折的路径，呈现攻击和逃遁的混合样式；还有的做出小动物向母动物求食的样子。这些都可以看做冲突处境中动物行为的遗迹在种族演化中被凝固而成的求偶行为模式。

攻击和逃遁的冲突在动物界是不少见的。这在两个同种动物的领域交界线上尤为突出。脊椎动物普遍存在着领域行为。所谓领域，指一个动物在其居处周围加以防卫（主要针对同种同性动物）的一定区域。领域的可能作用有：①保证食物来源；②保证交尾期不受侵扰；③防止种群过于密集，避免种内肉搏式的斗争和疾病的传播等。有人将领域比喻为一个橡皮盘子，它可以因压力而缩小，但愈小对进一步缩小的反抗便愈强烈。在领域中心是动物的巢穴所在地。在这里，任何入侵者都会受到最猛烈的攻击。当两个动物在领域交界处相遇时，攻击和逃遁两种倾向几乎相等，这就造成一种冲突处境。但是，冲突照例是短暂的。一次交锋或很少几个回合便决定了胜负。胜者的攻击行为转变为威胁行为，败者逃遁或屈服求和。威胁和屈服求和行为是高度适应性的，它们减少了种内无益的斗争。过分好斗对个体和群体都是不利的。人工选择和培育的猎鸟和斗鸡，如果放回到自然条件里去，那肯定是无法生存的。

根据已有材料，可以看出，在自然条件下，冲突处境不外导致两种结局：①在很少情况下，冲突处境持续存在，这往往导致动物的死亡；②绝大多数冲突处境是为时短暂的，此时动物发展了各种适应性行为（如庭伯根描述的转移行为），甚至在种族演化过程中被凝固下来而获得了高度的适应性（如求偶行为）。

上面，我们从描述动物在自然条件下的行为与实验室行为的不同出发，进而引用了另一种行为研究的方法和资料，这第二种研究叫做动物习性学（ethology）。习性学的方法是在自然条件下观察动物的行为。作者认为，这种研究应该是一切行为研究的起点和终点。这也就是说，实验室研究可以发展我们的起点知识，但有关行为的一切实验室研究的结论最后必须接受动物在自然条件下习性的审查。同理，临床研究应该是一切精神病理学研究的起点和终点，临床精神病学绝不能放弃它对一切实验研究结果进行审查的职责。

动物行为研究告诉我们，生来就有的或遗传决定的倾向是强有力的，后天环境的影响和学习经验也同样强有力，两者共同决定着动物的行为。因此，过分强调任何一方面而忽视或抹杀另一方面的观点都是偏颇的。

弗洛伊德认为人类战争永远不会消失，他用“死亡本能”作为这种估计的理论性根据。罗伦兹（C. Lorenz，见中译本《攻击与人性》，作家出版社，1987）认为，攻击是本能性的。人类的攻击性究竟是不是本能，众说纷纭。作者认为，对此有理论兴趣的人当然可以探讨，但从实践的和应用的角度看来，攻击性是否是本能的问题并不重要。重要的是，人类的攻击性可以为各种目的服务，如金钱、异性、地位、名誉、权力等等。这样看来，手段化了的攻击性是几乎无时无地不在的，并且在相当长的未来也不会消失。因此，心理冲突和心理治疗的研究者不能忽视人的攻击性。

仅仅从个体生存和种族繁殖及演化这两个水平来研究行为是不够的。已经发现，多种动物具有取决于种群密度的行为（population density dependent behavior）。举一个大家熟知的例子。高尔基热情歌颂过的海燕搏击狂风巨浪的“英雄行为”，就既不是为了觅食，也不是为了交尾，而是在个体之间不断传递信息以调节种群的密度。种群必须保持一定的密度，这在最开始时也许主要是为了保障食物供应。但是，经过长期的演化，种群的自调节已经成了食物和生殖以外的一种相对独立的需要了。这就是说，有种群自调节行为的动物除了食物、异性和安全以外，还需要占有一定的空间。用小缸养鱼，即使食物、空气、温度等条件都很好，小鱼还是长不大，因为生存空间太小。诚然，不同动物栖息的密度差异很大。平均每英亩（约 4000 平方米）草地年产牛肉 100 磅，而最密集的动物之一贻贝每英亩海滩可收贝肉 10000 磅。遗憾的是，人类早已丧失了种群自调节行为。在拥挤的大城市里，每英亩已超过 20000 磅人肉！这也许可以说明，在我们日常生活中，谩骂和斗殴为什么如此常见。在这样有限的生存空间里，一部分人发展了严重而持久的心理冲突，从宏观上说，是完全不足为怪的。

第六节 适应与调节

一、原因和目的

人的行为有原因，也有目的。原因和目的是两个不同的范畴。不论是机械的因果观，还是概率性因果观，也不论是线性锁链式因果观，还是非线性环路式因果观，因果观总是隐含着决定论。目的观意味着人有意志自由，对行为有选择的可能。心理治疗的前提是，病人有意志自由，他对可能的行为有选择的自由。病人在心理治疗中的阻力，主要表现为不愿意面对和承认自己的动机和目的，把一切病态说成归根到底系由客观原因所决定，以缓解个人耻感和违禁性罪感的痛苦，逃避对自己的责任。如果我们断言，病人对自己是没有责任的，心理治疗便谈不上，充其量只能对病人进行驯兽式的行为训练。正是由于社会要求病人对他自己的行为负责，而病人力图逃避这种责任，他才陷于无法解脱的心理冲突之中。因此，行为目的之分析和研究，对心理治疗是关键性的。

行为的目的是各式各样的。

区别外目的和内目的很重要。商人做买卖，目的是赚钱。幼童蹦蹦跳跳，目的在于活动本身给他以满足或快乐。前者叫做外目的，后者叫做内目的。

很多行为既有外目的，也有内目的。外目的太强烈时，内目的可能消失。例如，因紧急任务外出，途中往往无心欣赏风景和玩味旅行的愉快。内目的太强烈时，外目的也可能消失。有些赌徒不计较输赢，只求赌得“过瘾”，便是一个例子。据说，陀思妥耶夫斯基就有这种毛病。所谓为X而X的行为，都是专心体验行为过程中的满足而不顾行为外目的的“上瘾”行为。神经症病人可以说是为回避而回避，为仪式化而仪式化，目的归根到底是逃避现实和减轻痛苦。

目的和手段可以互相转化。目的变成了手段，叫做目的手段化。手段变成了目的，叫做手段目的化。

兼有内外目的之行为，就个人行为的发展而言，总是一个目的出现在先，一个目的出现在后。先有内目的后有外目的，也就是目的手段化，这往往意味着人的生物性之社会化。例如，幼年打球只是为了好玩（内目的），如果打球完全为了决胜败（目的手段化），打球输了很可能完全体会不到打球的乐趣。这是由于外目的太强烈而内目的趋于消失的缘故。反过来，如果先有外目的后有内目的，即手段目的化，便意味着社会价值的个人化或奖励的内在化（自我奖励）。如果我们读书只是为了避免惩罚和得到奖励，为了通过考试或获取高分而夸耀于人，为了将来谋求一份好工作，为了名利和地位，读书就只是一种手段。如果我们在读书过程中因知识的增长、对人生的体会和境界的提高而感到满意和愉快，读书这一手段也就目的化了。其实，人生来就有好奇心，这是学习的一种原始动力。满足好奇心是学习本来就有的内目的。主要由于不恰当或错误的教育内容和方式，许多人的好奇心被践踏了，这是教育的最大失败。对于幼童，游戏是学习的主要形式。幼狮和幼虎的行为跟幼童非常相似，它们互相追逐，跳起来扑向前去，扭滚在一起，是在做捕猎的学习准备。遗憾的是，家长和教师往往对孩子干预过多，约束和禁忌太多，惩罚太多，而鼓励、启发和诱导太少，其结果，学习成了一种苦差。作者认为，培养孩子的学习兴趣是教育的首要任务之一。据说伽利略有言：“教人以其性之所无殆不可能，助人发挥其所固有，则能事毕矣。”这真是把为师之道说得淋漓尽致了。一位家长或者一位教师即使教了孩子不少知识，但如果摧残了孩子的学习兴趣，败坏了孩子读书的胃口，或者，阻碍了孩子社交技巧和兴趣的发展，苦了孩子的生活，那仍是犯了很大的过失。说得严重一些，很可能害了他一辈子。青少年以学习和社交为主要内容的心理冲突，其根源往往就在这里。

有人几乎不论干什么总是两只眼死死盯着外目的，似乎从来也没有任何内目的。什么叫做精神空虚？没有内目的之谓也。有一位病人已属退休年龄，苦于退休生活无聊。有人建议她不妨栽花养鸟，病人说：“栽花？还不如种菜呢；养鸟，我还不如喂几只鸡呢。”又有人建议她去上老年大学，她说：“这么大岁数了，还学习干吗！”这就难怪她要无聊苦闷了。

行为有客观效应和主观效应。客观效应又可分为社会效应和身体效应。生产劳动的社会效应是创造财富，身体效应也许是提高了健康水平，也许是使肝炎加重了。斗殴的社会效应可以是伤害了别人和破坏了社会秩序，身体效应可以是同时也伤了自己。主观效应指行为者的内心体验，这有直接间接之分。如果行为者对某一行为感兴趣，乐而为之，他在行为过程中的直接体验是愉快的；如果他不情愿，甚至是强迫自己去干的，直接体验就会是不愉快的。间接的主观效应是别人对行为的评价和奖惩造成的。如果别人夸他干得好，他会感到高兴；如果别人骂他缺德，他会感到不满或生气，总之是不痛快。

在社会条件相对稳定和没有急剧变化的一段时间里，个人行为序列中良好的自我调节之一个必要的环节，是主体的体验。一切客观效应都要通过体验这个环节才能对下一步行为作出符合自我的选择和取舍（良好的自我调节）。

不妨用比喻来说明。

有些不懂医学的人以为，人完全靠视觉才能走路不跌跤，这是不对的。人主要靠来自肌肉、肌腱和关节的本体感觉，才能判断自己肢体的位置、姿势和活动情况，才能保持平衡和走路不跌跤。盲人可表演精彩的健美操和舞蹈，说明了这一点。反之，本体感受系统有严重损害的病人，即使视觉正常，仍免不了东倒西歪，跌跌撞撞。

神经症病人压抑自己的情欲，体验不能反映主体的真实情况，这就是为什么病人的理智和视听正常，能够对客观环境作出正确判断，在社会生活中却反复跌跤而不能吸取教训的缘故。神经症病人在行为的直接体验上是完全“盲目的”，就像丧失了本体感觉那样。

我们在学习工作和待人接物时，并非完全甚至主要不是靠耳目的情报和抽象大道理来评定行为是否过分，而是靠内心体验来调整行为，大道理只能起“宏观”调控作用。时刻起作用的“微观”调控几乎完全取决于内心体验。很多神经症病人显得那么拘谨，说话吞吞吐吐，笔直地坐在椅子边上，有扶手和靠背却不利用，显然是“微观”调控出了问题。打麻将为什么打不出神经衰弱呢？因为感兴趣才打，没有兴趣我们就不会打。打麻将时间太长，疲乏了，兴趣会下降，甚至头昏眼花，六饼和九饼也分不清楚了，我们自然就不再打了。不存在打和不打麻将的心理冲突。

有一种理论认为，神经症病态的关键在于认知的绝对化、偏颇等等，这是讲不通的。新中国成立前，我认识一位老太太，她相信世界上的人都是善良的。这是一种绝对化和偏颇的认知，因为实际上世界上有坏人。其实，这种看法只不过是她本人善良之心的投射而已，但这种投射是健康的。这位老太太乐善好施，人际关系良好，个人生活勤劳俭朴，心情总是稳定而愉快的，人们从来没见过她发脾气和叨唠抱怨，她也从不说人家的坏话。孩子们都乐意亲近她，她也很喜欢孩子，爱护关心孩子。左邻右舍的父母打骂孩子，她就成了孩子的保护神。用认知理论来说，这位老太太的精神健康是建筑在一个绝对化和偏颇的认知基础之上的。

二、道德情感

行为治疗重视行为而轻视情感体验，精神分析重视情感体验而轻视行为。这两种理论不但各有所偏，并且它们都同样忽视了行为和体验二者之间的相互作用。

低层次对高层次的心理活动起不了调节作用，这就是为什么单纯的物质享受填补不了精神上的空虚。同一层次的心理活动之间的代偿，其调节作用是有限的，例如，用虚荣心代偿耻感往往使人的争强好胜行为走极端，到头来陷于心理冲突之中而很难自拔。只有高层次对低层次的心理调节才是最有效的和健康的。但是，我们必须记住，高层次只能由低层次发展而来。没有低层次需要之适当的满足，高层次的需要就不会出现。神经症病人把“应该”当作需要，是一种根本性的错误。全心全意为人民服务，大多数人都认为是理所应该，但是，究竟有多少人实际上服务于人已经成了需要，这就很难说了。在成长过程中，教育的最大错误在于对孩子提出超越发育年龄（developmental age）的要求。父母亲很难承认他们对孩子有苛求，因为他们自认充其量只是批评多一些，管得紧一些，要求严一些。其实，超越发育年龄的一切要求都是苛求，并不在于要求的方式是否粗暴。即使是耐心地讲道理，只要超越了发育年龄，仍是不折不扣的苛求。与苛求密切相联系的另一方面是，不按孩子的年龄给他们相应的需要以适当的满足，如自由自在的玩耍，爱抚等。过分保护（G. Parker，1983）已经成为研究者和教育卫生领域的实践者普遍关注的问题。过分保护的最大恶果是挫伤了孩子追求独立和自由的意志，长大了以后再教训孩子要“自力更生”也就晚了，作用不大了。

道德是人类心理的最高层次。因此，我们现在就来讨论，道德情感是怎样发展的。

儿童为别人服务的行为一开始只是手段，目的是得到长辈的报酬，最初几乎完全是为了满足本能性的需要，如得到保护和食物。稍大的儿童可以做到把自己的糖果分给别人吃，其结果是得到人们的奖励和更好的本能满足。奖励起了强化孩子行为的作用，同时也促进了儿童预见性的发展。儿童的利他行为（如分糖果给别人吃）尽管违反了本能的暂时需要，但儿童已经能够预见到，奖励将继之以更好的本能满足。继续下去，可以达到这一阶段发展的充分形式，表现为精神上的满足可以取代本能的满足，也就是，只要得到夸奖，儿童便感到心满意足。然而，到此为止，儿童的行为仍然只是准道德的，它离不开别人的报酬，不论是物质的还是精神的。再继续发展下去，就有可能发生一种奇迹式的质变或飞跃。利他行为不仅违反本能，甚至本来要给行为者造成肉体的不适或痛苦，然而，行为者在利他行为中却体验到了愉快。这种愉快不再依赖于别人的奖励而取决于行为者本人自我肯定的评价。这便是道德的愉快或愉快的道德情感。可以简明地定义如下：一个人在进行他自认为对别人有利的行为过程中体验到的愉快，叫做道德愉快。

当行为导致行为者肉体痛苦甚至危及生命时，或者，当行为与来自社会的任何形式的报酬都毫无联系时（例如别人根本不知道），或者，当行为招致了别人否定的评价甚至强烈谴责时，行为者基于道德上的自我肯定而心安理得和感到愉快，这对于道德愉快来说是最具特征性的。也许，只有经过考验的自我肯定，我们才有把握地说它是道德愉快的可靠基础。

当利他行为还只不过是手段的时候，它就还不是真正的道德行为。诚然，自我肯定归根到底只能来自社会上的某种价值观。但是，一旦发展成了真正的道德行为，行为中的愉快就不再依赖于别人的评价而取决于个人心目中相对独立的自我评价了。我们可以说，道德愉快是社会性肯定评价的个人化和体验化，是社会性奖励的内在化。道德愉快是最高层次的自我肯定。道德行为由于它本身能引起愉快而使行为者感到满意，手段也就目的化了。因此可以说，道德愉快是手段目的化的最高形式。也可以说，道德愉快成了利他行为的内目的。凡是坚信所有人都自私自利的人，他们不仅自己没有体验过真正的道德愉快，也不能投情地体验别人的道德愉快。

一个人的行为如果有损于他人，他会遭到别人的抵制和反对，受到指责甚至严厉的惩罚。一个人在不道德行为过程中或行为后其所以会感到自责和内疚的痛苦，其社会根源就在于此。如果痛苦只限于对惩罚的恐惧，这还不是真正的道德痛苦。丝毫没有罪感的反社会性人格障碍者，当严厉的惩罚即将来临时，他们也会恐惧。只有当一个人的精神痛苦跟他对自己的否定评价直接相联系时，这才构成道德痛苦或痛苦的道德情感。因此，道德痛苦实质上是把社会惩罚变成了个人内在世界里的自我惩罚。也可以说，道德痛苦是社会惩罚的个人化和内在化。

可见，道德愉快和道德痛苦这两种道德情感发生和发展的社会条件和经过是完全不同的，二者之间不存在互相转变的可能。没有来自社会的奖励，不可能有自我奖励，也就不可能有道德愉快。没有来自社会的惩罚，不可能有自我惩罚，也就不可能有道德痛苦。这个要点，我们每一个为人父母的和从事心理治疗工作的都必须明确。惩罚不可能培养出高尚的情操，它只能塑造出伪君子或者自卑自责和自我折磨的人，也可能使人走上犯罪道路。

道德愉快实现了个人与社会之间矛盾的统一，是个人生物性与社会性矛盾的统一，也是矛盾统一的最高形式。道德愉快有减轻和消除各种精神痛苦的作用，尤其是，它能抵消和消除违禁性罪感的消极作用。道德愉快给人以巨大的满足感和最高的享受，它本身可以成为行为的最高目的。古人把“立德”置于首位，“立功”次之，“立言”又次之，道理在此。从人格的角度说，道德愉快是自信，勇敢，坚韧不拔和乐观进取等许多优良品质的最坚实的基础。

道德痛苦反映了个人与社会之间矛盾的不可调和性，它意味着社会对个人最后的判决和最严厉的惩罚。道德痛苦比任何其他精神痛苦都要深刻而剧烈。除了道德愉快以外，任何愉快都不能抵消和消除这种痛苦。事实上，当一个人陷于自责自罪的痛苦之中时，他就体验不到任何真正的愉快。道德痛苦有着强有力的消极作用，它对一个人的价值观和性格有腐蚀作用，可以使人陷于不能自拔的境地。弗洛伊德发现神经症病人不惜采用一切可能的“防御机制”以掩盖罪错和减轻痛苦，他推断在病人心理活动的背后隐藏着一颗一碰就痛的良心。这是一个了不起的发现，但他的所谓无意识的本体，对于心理治疗来说却是不必要的哲学瘤子。

三、适应与调节

人类心理有行为和体验两个方面。行为是外现的和可观察的，而体验只有本人能够觉察到，别人充其量只能根据行为进行推断和基于自己的体验作类比。“鲦鱼出游从容，是鱼乐也。”(《庄子·秋水》)就是一种类比，当然，在这种类比中，情感的投入是不可少的。

因此，心理机制也有两种，即适应和调节。行为目标的选定和达到目标的行动过程，属于适应的范围。为满足内在需要而引起的体验、观念和态度的变化过程，叫做调节。显然，精神分析着重于调节，行为心理学着重于适应。它们的共同缺陷是忽视了适应与调节这两种过程的相互作用。

一个人的行为受着社会要求和个人主体需要的双重制约。既符合社会要求同时又满足主体需要的行为可称之为两全行为，这是精神健康的特征性行为。在满足主体需要的同时却与社会规范背道而驰的行为是反社会性行为。遗憾的是，以反社会性行为为特征的人格，其主观需要总是停留在较低层次而不能发展到较高的层次。符合社会规范却与主观需要背道而驰的行为是自我折磨，这是神经症性行为的特征，也是心理冲突的典型表现。遗憾的是，病人总是看不清自己的主观需要（主要系压抑所致），误以对"应该"的认识作为自己有高层次需要的根据，实际上却老是在过分追求所谓基本需要的冲突里挣扎。马斯洛（A. H. Maslow，1954）认为，安全的需要、爱与归属的需要和被人尊重与自尊的需要，是所有人的基本需要。基本需要满足后，人才会发展出高层次的需要。基本需要未得到满足便表现为各种病态，得到满足则可使人恢复健康。马斯洛的需要层次说对心理治疗和心理卫生都有重大意义。但作者有两个疑点：①所谓基本需要的满足是不是有像印刻（imprinting，见 E. H. Hess，1973）一样的敏感期或关键期？也就是说，一旦错过了某一年龄或某一段时期，再给人以满足便来不及、无法弥补了？举例说，对一位青年，即使长时期给予母亲式的爱抚、保护和关怀，也并不能使他有安全感、归属感和爱的感受。②马斯洛似乎过分重视"自我实现"和"高峰体验"等人类幸运儿或优秀者的心理，忽视了人类的下层人物，例如，智力发展限制在一定水平之下的人没有任何基本需要，某些极端类型的人，如孤独症儿童、分裂人格者等，也没有基本需要。人与人的差异也许比猿与苍蝇的差异还要大，忽视这一点就不能有适用于整个人类的心理学理论。

所谓高层次的需要，实际上是个人化和内在化的社会要求。显然，没有目的与手段之互相转化，高层次的需要便不会出现。

符合社会规范的行为有消极、积极之分。消极的行为只是为了免于惩罚，积极的行为在社会意义上是建设性的，甚至是创造性的。

弗洛伊德特别重视个人的性爱需要，这是有道理的。一方面，前面提到过，文化对性欲和性行为有多层次、多方面的控制和约束，以至性爱的满足容易受挫。另一方面，性爱的需要具有跨层次的性质。实际上，只有适应和调节机制都相当完好才能使性爱得到充分的满足，从而对高层次需要的发展起积极推动作用。否则，性爱的满足总是不充分的、不完全的甚至是有缺陷的。反过来，性爱满足的体验对整个心理活动又有巨大的调节作用。

调节的主要内容是什么？一言以蔽之，可以说是自我情感(self-feelings)。自我情感可以大体分为两类：自我满意的各种情感和自我不满的各种情感。也可以说，调节的主要内容是自我评价（自我评价过高、过低还是相对地恰如其分）和心情（良好和不良的心情）。

调节可以是消极的，即单纯为了减轻痛苦或不快体验。精神分析学派把心理机制称之为防御机制，它重视的显然是消极的调节。唯一的例外大概只有升华，但人们很少讨论它。当基本需要已经得到适当满足后，人们可以不再追求它们，此时的调节是积极的。这种人可以在痛苦中前进，走向较高层次的追求和满足。当然，这种人仍然不能免于心理冲突，但这种心理冲突完全不同于神经症性心理冲突，它促使人们对人性的理解逐渐深化。

满足主观需要的行为具有自我肯定性，因此，这种行为本身对体验有调节作用。所满足的需要层次愈高，行为本身的调节作用愈大。符合社会规范的行为如果同时不能满足主观需要，那就只有在行为的客观效应（结果）得到别人的认可和赞赏时，通过主体的间接体验才能起调节作用。间接体验对行为来说是延迟发生的或滞后的。这种行为本身没有调节作用，也就是说，行为者在行为过程中不能体验到愉快，行为本身没有自我肯定性。心理冲突者由于压抑过分，忽视主体的需要，有时会爆发不符合社会要求的行为，尤其是在家庭成员面前，如大发脾气、骂人、摔东西甚至打人等。这种行为可以暂时减轻痛苦和内在的紧张压力，但并不能带来所谓基本需要的满足，所以无助于摆脱心理冲突。

调节良好的人保持有活跃的动机，对外在事物感兴趣，有强烈的参与意识，对挫折有较好的耐受性，乐于投身建设性社会活动之中。这就是说，良好的调节对适应起促进作用。

现在，我们可以用另一种方式和术语来描述心理冲突者的恶性循环，即调节不良和适应不良二者互相作用而加剧。

当然，适应与调节并不能包括人的精神生活的全部，也没有直接涉及人类最可贵的方面，即高层次的追求。但是，适应与调节对精神卫生有着根本的重要性，却是很明显的。在心理治疗中，从调节和适应两方面着眼，并且时刻注意到调节和适应的相互作用，也许能有助于看清楚病人的整个面目而不至忽视重要的环节。谈到积极的精神卫生，只有在适应调节良好的情况下才谈得上充分的自我发展，那是不言而喻的。

四、自我三层

1983年4～5月间，世界卫生组织在北京举办了一次规模相当大的学术讨论会，讨论精神卫生的心理社会方面。会上，美籍华裔人类学家许烺光教授（Francis L. K. Hsu）报告了他的心理社会稳态（psychosocial homeostasis）学说。这是把自我（self）放在不同文化中加以考察的一个概念框架，很富于解释力。许烺光的英文报告虽有中文译稿，但未正式出版。好在1989年江苏文艺出版社出版了一本书，题为《文化与自我》（马赛拉、德沃斯和许烺光编，九歌译），其中第二章由许烺光执笔，简要而系统地介绍了他的这个学说，读者可以参考。

许烺光认为，西方传统的人格研究的主要问题是，使人容易把人格看做一个与社会和文化截然不同的分离的实体，忽视了人的现实性。人格概念是西方个人主义观念的一种表述，它与西方人生活的现实并不一致，与其他文化中的人如何生活的现实更不一致。因此，研究者必须从个人主义的禁锢中走出来。确实，离开某人与其他人及事物的关系，那个人就成为不可理解的。不仅如此，还必须根据那个人对别人及事物情感卷入的强度，才能精确地描述那个人。许烺光声言，要理解他的理论，首先必须忘掉人格这个术语，要记住人的意义只能从人际关系中去寻找。这是不同于人格研究的一个新的视角，尽管也有它的历史渊源。

下面的讨论完全基于本书作者对许烺光理论的理解，任何有价值的东西都应归功于许烺光教授，而一切错误都应由本书作者负责。

自我主要由三个层次组成：浅层、中层和深层。

自我的深层指每一个人感到最亲密的那一部分外在世界。作为自我深层所依托的对象，个人对他有最强烈的感情，可以无话不谈，无需任何戒备，也不用担心会遭到拒绝、厌恶和鄙视，从他得到安慰、同情和支持而绝无丢脸之虞。总之，他是完全可以信任的，个人和他是互相充分理解的。英文里用“亲密”（intimacy)、“依恋”（attachment)、强烈的情感卷入或倾注（intense emotional involvement）等来描述这种关系。如果一个人的深层得不到这种人作为依托，个人便会用神、物或一定的观念和理想等作为替代，并对这些事物倾注感情。行为学家惯于用奖惩观点来考察一切。作者认为，亲密关系是超奖惩的。否则，你就无法理解“春蚕到死丝方尽，蜡炬成灰泪始干”这两句诗的感情含义。

许烺光认为，个人对深层的需要可以毫不夸张地说与他对食物、水和空气的需要同样重要。自我深层所依托的对象若突然丧失，会给个人带来巨大的创伤，使个人感到无所适从。属于这一层次的文化惯例和人工制品发生重大变化，也可以使人极难忍受。如果个人被迫接受这种变化，而长时期又缺乏可接受的替代物，那么，个人就会发生严重的心理问题甚至出现精神症状。许烺光认为，文化变革和稳定的秘密，反抗变革和坚持变革的秘密，都埋在一定文化中人群的这个层次里。

自我深层可以叫做亲密层，在有些情况下也可以叫做高尚层。

中层以角色关系为特征。这跟上面把深层描述为感情关系显然不同。但这并不是说深层的人物没有角色关系和中层里没有情感关系，而只是说，深层的激情关系更重要更强烈，而中层里的角色关系更重要更普遍。位于中层的人、观念和事物对个人很有用，但并没有依恋感情，因为同一角色完全可以由不同的别人扮演。确实，教师必须有学生，老板必须有雇员，当官的必须有下属，商人必须有顾客，但我们无需某一特定的人作为角色关系人。长期稳定的角色关系总是带感情的，例如，同事、同学多年忽然分手难免有惜别之情。这说明，自我中层的变化可以引起一定的情感反应，但没有深层变化那么强烈。

自我中层可以叫做角色层或支持层。

自我浅层的个人联系是可有可无的。这种个人联系照例是偶然的和短暂的，例如，男女之间逢场作戏便是。即使长期有联系，也是无关宏旨的。

自我浅层可以叫做工具层。

许烺光用他的理论对不同文化（例如中国的、西方的、日本的）的自我进行了比较，很有启发性。

对于本书来说，任务是把这种理论跟神经症和心理治疗联系起来。

安吉尔（A. Angyal，1965）认为，神经症是一种自我的孤立状态。这可以理解为，神经症病人自我的深层是空虚的。类分裂人格同样处于孤立状态，甚至比神经症病人有过之而无不及。然而，类分裂人格与神经症大不相同。由于我们现在还不清楚的原因，类分裂人格的情欲资源是贫乏的，他们的动力不足，因此，他们可以安于孤立状态，并不作什么努力。神经症病人的情欲资源和常人无异，这就决定了他们跟常人一样要不断奋斗。类分裂人格的自我中层也是不充实的。服饰和仪式属于自我的中层，它们体现社会规范和人与人的角色关系。类分裂人格者不修边幅，举止怪异，也就是非仪式化，可以理解为他们把属于社会规范的东西大多当作工具对待了。

神经症病人的自我深层空虚，但是，他们拥有和常人一样丰富的情欲资源，这就决定了他们自我的中层是过分拥挤的。自我中层主要是角色关系，神经症病人却赋予它们过分的情感成分，这就导致冲突。可以说，心理冲突部分地是自我中层角色关系与情感关系的冲突。所谓疏导治疗跟劝人想开一些、看透一些似乎并无重大区别，实际是帮助病人把自我中层的内容疏散一部分到自我浅层去。如果病人果真能做到，把自我中层的人和事淡化，看做只不过是工具而已，他们也就不会那么认真了。然而，这并不能解决他们的根本问题，即自我深层空虚的问题。

自我深层空虚或自我孤立状态描述的是同一情景，即神经症病人不能与任何人建立亲密关系，不能建立在相当大程度上超越角色和利害关系的感情关系。病人极力想建立这种关系却做不到。可以用一个形象的比喻帮助我们理解，这就是一大群人挤公共汽车的情景：一大堆人在门外挤，一个个争先恐后，结果谁也上不去，有时三四个人卡在车门里，尽管车子里是空的。自我中层的角色关系跟社会规范密切相连，也就跟奖惩和利害分不开。神经症病人追求的理想却是超奖惩、超利害的亲密关系，这是一个根本性的心理冲突。霍妮（K. Horney，1950）称此为“被爱的渴求”。举一个病例。

一位中年妇女痛哭流涕地向医生说，她是“生活的彻底失败者”。在工作中，她跟上级以及同事充满矛盾。总起来说，她认为上级和同事普遍有不负责任、口是心非、阳奉阴违等恶习，她忍不住要给他们提意见，他们便都以攻为守挑她的毛病，甚至讽刺挖苦。这使她穷于应付，每天弄得精疲力竭。可是，回到家里却得不到丈夫的理解，反而说她“太要强了”，“缺乏灵活性，死教条”等。不论她如何摆事实，进行分析说理，始终也得不到丈夫的同情和支持。她痛苦地感到，甚至连上小学六年级的儿子，她也无法跟他搞好关系。孩子总是跟她拧着，甚至引用他父亲的话来反驳她，使她气得头痛失眠。她无论如何不能承认自己是个坏人。她对工作充满热情，过去不止一次被评为先进。她对儿子关怀爱护，这一点连邻居也说她实在是位好妈妈，就是急躁了一些。她真诚地爱着丈夫，恨不得“用菜刀切开胸膛掏出心给他看。”病人认为她的委屈只有心理学家才能解决，因此来找精神科医生。这个病例鲜明地体现了病人极力把她与上级、同事的关系理想化，这样反而妨碍了夫妻之间的亲密关系，也破坏了母子关系。总之，病人既把一切人际关系都看做角色关系，同时又都倾注强烈的情感，结果一个人也进不了她自我的深层，以至绝望地感到委屈和孤立。

不少人的自我深层也是相对空虚的，但绝非病态。秘密似乎在于，自我的中层和浅层随着处境的变化而经常变动，因而不至使自我中层过分拥挤，也就不发生角色关系与情感关系的尖锐冲突，自我深层的空虚不使这些人感到不自在么？是的，他们有时也感到“人生在世也就是那么回事儿”，但他们有着更强烈的实用主义倾向，什么罗曼蒂克的爱，无私的奉献，拿着几块化石反复研究或者抱着显微镜整天观察切片以至常常饭都忘了吃，在他们看来，似乎都是“戏剧”似的东西，尽管有教育意义，有时也使他们一时大受感动，却不宜拿到日常生活中来实行。他们不无机智地反问：要是大家都成了人生舞台上的主角，人间岂不成了疯狂的世界？因此可以说，这种人的适应和调节是良好的。他们安于平凡甚至庸俗，从而保证了在行动上、观点上和情绪态度上都不过分、不走极端。

第七节　本书心理治疗的基本观点

除了集体和小组心理治疗以外，当代心理治疗主要地可以分为三大类：

（1）精神分析及其各种变种；

（2）行为治疗及有关的各种治疗；

（3）现象学的心理治疗。

前两者的理论和技术迥异，但在基本观点上却有共同之处，这就是还原主义和决定论。精神分析把人的心理还原为本能，它还认为，人的心理直接或间接地决定于本能。行为治疗理论把人的行为还原为刺激—反应式的反射和条件反射，它还认为，人的行为决定于环境中的刺激和机体的机能结构。在还原主义看来，人和动物并没有什么根本的差异，要说有差异，也只不过是简单与复杂之分罢了。决定论是科学主义（scientism）的一块基石。科学主义适合于研究自然，用之于研究社会及其历史却是不够的，而要研究人自己的意识则是不适合的，也不能作为心理治疗者理解病人的基本观点。

所谓现象，指的是意识的心理，尤其是人的主观体验。本书把现象学看做研究人类心理的一种方法学和心理治疗的基本观点。这种基本观点排斥还原主义和决定论，但并不排斥任何有益于病人的技术和有解释力的概念。

按胡塞尔（E. Husserl，参看《现象学的观念》倪梁康译，上海译文出版社，1986）所确立的方法学，研究者必须排除对现象的任何价值判断，也必须排除有关现象背后的任何本体的和原因的判断，才能如实地研究人的意识本身。

一、现象学的心理治疗概述

本节主要根据奥夫曼（W. V. Ofman，1985）所撰《存在主义的心理治疗》。

世界有两种基本形式：①自在的存在（being-in-itself），包括所有非意识的存在；②自为的存在（being-for-itself），指的就是人的意识。

自在的存在是被决定的，它谈不上任何自由。自为的存在是自在的存在的否定，实际上是无物或非物，即意识。意识的语音是自由，它的语汇是客观世界的形形色色，它的语法是责任。

桌子并非存在于意识之中，它是自在之物。意识中的桌子是人对桌子的知觉、表象或观念，总之是无物或非物，这是物的否定。假如意识是物的一种形态，那么，它就是被决定的，无自由可言的。意识内在地是空的，它什么物也没有。意识是开放性的和能动的，行动总是指向它的客体，因此，意识总是跟它的客体发生某种关系。理解意识，就是理解它和客体的关系，理解这种关系的过去和现在。

自由是最美和最神圣的音乐。“不自由，毋宁死”一语道破了自由和责任是一对孪生子这一无情的事实。要享有自由或体验到自由，就必须对自己负责任。责任和义务不是同义词，义务涉及他人，责任只涉及自己。一般的说，神经症病人是有义务感的，有时这种义务感是过于沉重的。作者收到过不少病人来信，说他们痛不欲生，但一想到父母亲、配偶或子女，他们便放弃了自杀的念头。神经症病人的问题在于，不接受自己，不愿意面对自己的错误、缺点或丑恶，不肯对它们负责，同时却渴望自由。时间不可能倒流，已经实施的行动不可能取消，神经症病人的取消（undoing）只不过是他们愿望的象征化，聊以自慰或自欺罢了。即使是“一失足成千古恨”的行动，我也必须对它负完全责任，自欺欺人，怨天尤人，是无济于事的。正是由于神经症病人逃避责任，他们体验着不自由的苦果。自由是有风险的，不安全感归根到底即源于此。既要自由又不肯负责任，这种完美主义的心理冲突是可以理解的。

一个人的意识并非决定论地取决于他的血肉之躯和周围的环境，心理治疗者必须完全割断病人意识与一切物之间的决定论联系。心理治疗者如果对病人的意识持决定论观点，他对病人的态度就会是怜悯的或鄙视的或敷衍的，他的治疗就只能停留在症状的水平（头痛医头脚痛医脚，甚至挖肉医疮），他对人性的理解就会是肤浅的和左右摇摆的。现象学研究在于弄清楚意识与外在世界之间的可理解的联系（不是决定论的联系），可理解的联系体现着人的意向、意图以至整个意志。

意志的组织过程是前反思的、立即的、直接而生动的体验本身的结构。在一个人觉察到某物或某人的那一瞬间，世界已经按他的意志组织了起来。一个人的情绪、心情和目标是意志地决定的，起组织作用的意志的来龙去脉也决定着一个人如何认识和评价处境。一个人的痛苦不可分割地与他的生存方式联结在一起，与他的意志不可分割地联结在一起。客观存在是混沌的，人的意志给它以意义，给它以评价，把它组织起来。但是，意志并非是已经浇铸成形和凝固不变的，一个人一旦清楚地觉察到自己的存在和意志，他是可以自由地改变自己的，当然，这绝非没有风险和困难。

现象学的心理治疗首先而主要的工作是澄清病人对意识的体

验。这在病人那一方面来说，便是意识扩大性自我探索（consciousness-expanding self-exploration）。用德国学者的术语说，神经症病人过分关注人际世界（Mitwelt），而忽视了自己的世界（Eigenwelt）。因此，心理治疗者要帮助病人觉察他的“亲在”（Dasein）。病人的责任是忠实于自己，而他的任务是，在交谈中和在治疗者的帮助下，逐渐用尽可能确切的语言表述自己的体验。只有用确切的语言表述自己，才能充分地理解自己。神经症病人的困难往往正在这里：他们苦于“不知从何说起”，“无法形容”，感到“思想混乱”，“理不出头绪来”。分析是有用的，但它只是理解的准备，而不是理解本身，因为意识的体验是整体性的。研究汉语文字的所谓“小学”只是文学的准备，而不是文学创作或文学欣赏本身，也是这个道理。

小孩从来不说“我有生气的情绪”，而说“我不喜欢你”。前者是回顾性陈述，后者是体验的直接表达。神经症病人倾向于回顾，而避免情感体验的直接表达。现在的真实情感是与关系人直接联系着的，它指向某一关系人。神经症病人逃避他对现实情感的责任，现在的情感遂不断沉积在过去的事件上，这样一来，病人成为被过去缠住了无法脱身的人。结果，病人的积怨或积爱很容易指向一位并没有怎么得罪他的人或彼此并不怎么理解的人，连病人自己也莫名其妙。

现象学心理治疗强调治疗者和病人双方的参与和情感卷入，个人与个人之间的沟通。这里有两个要点：

（1）病人不仅是意识到某事，而是要按某事的本来面目加以意识，这就是说，过去了的事还得以其当时所具有的活生生的情感体验重现于意识，病人与某人的关系要如同某人就在眼前一样地去描述；

（2）语言的描述使病人对意识体验的觉察具有象征性，但这不是个人所特有的象征，而是“我们的”象征。

这就是说，意识不仅是意志的，同时也是主体与主体之间的。意识体验的觉察通过语言的表达成为“我们的”共同觉察，这在治疗者便是投情性理解。

二、文化与意识现象

资产阶级革命改变了世界，从此，在资本主义社会里，人们拼命追求利润和财富，占有欲空前膨胀。弗洛姆（E. Fromm, 1981，见中译本《占有还是生存》，关山译，三联书店，1989）从一个新的角度使我们对神经症病人的困难有了相应的理解。

人有两种不同的生活态度或存在方式：一种是占有型，一种是生存型，即体验存在本身的意义。

以学习为例。占有型的学生力图听清楚教师讲的每一句话，并把它记住或写在笔记本上，他们要占有知识，为了应付考试。他们读书也主要是为了记住词句和条文，书的内容并不能真正进入思想而成为他们思想有机的组成部分。不少人高中毕业参加工作几年后，不仅物理、化学知识几乎都已忘记，连一些最基本的概念也没有，说明他们过去并未真正掌握。占有型的大学生往往被众多学科的新观念、新理论弄得心神不宁，因为这些观念和理论向他们已占有的知识提出了挑战。对于他们来说，那些不易记录和记忆的思想是令人害怕的。这些新思想像所有成长中的事物一样，它们不断地变化，使占有型学生不知所措。所谓知识爆炸更使那些想成为学者的学生深感不安。指导占有型学习者的最高和唯一原则是学以致用，学习和挣钱目的是相同的。培根（见 Of Studies）说："读书可以怡情，可以装饰，可以增长才具。怡情主要见于独处幽居之时，装饰主要见于高谈阔论之中，而才具则见于处世经济之际。"占有型的人学习只有两个目的，装饰和增长才具。生存型学生的学习过程与上述者根本不同。他们以读书学习为人生乐事，这是最具特征性的。他们不把教师讲的和书上印的东西看做僵死的教条和现成的知识，他们善疑（"无疑之处须使之有疑"），通过独立思考得出自己的看法（"有疑须使之无疑"），这是一个创造性的探索过程。在读书的时候，他们取参与和投入的态度，跟作者一起思考和感受，共同体验研究学问和人生的甘苦，这样，在读书过程中，他自己也起了变化，领悟到人生的一些道理。张载谈到他读书时的心理说："遇圣人则为弟子之位，若亲闻训诲；遇贤人则为交游之位，若亲投膝而语；遇乱臣贼子则为世师之位，若亲降诛罚于前。"（见《独坐轩记》）这可以视为参与或投入式读书的一个例子。

两种不同类型的人在交谈中也大不相同。占有型者倾向于抱住自己的观点不放，好像这些观点是他们占有的财富一样，生怕丢失或被人夺走。因此，他们在交谈中颇具戒心，唯恐自己的防线被人攻破。他们可以倾听对方，目的却在于从对方的谈话中获取有用的知识，或者为了模仿对方的辞令。他们利用交谈达到交谈外的目的，就像两个商人或外交家进行谈判那样。我们在与神经症病人交谈时可以看到这种典型的形式。病人用各种方式维护自己的观点，即使他们自己也认为有些自相矛盾或理由证据不足却绝不退让。有些病人一旦感到自己的观点受到挑战，他们便马上改变话题，"顾左右而言他"，或者巧为掩饰。他们对交谈本身似乎毫无兴趣，而是时刻在想着如何从医生那里挖掘出有用的知识和方法使他们摆脱困境。他们的根本困难是他们看不见的：不能与别人沟通。有些病人除诉苦之外很少说话，专心等待着医生给他们现成的解答。另一些病人则垄断交谈，滔滔不绝，似乎他们所说的每一句话都是至关紧要和绝不能省略的。他们还喜欢重复，唯恐医生没有听清和记住。他们极力要给医生这样的印象：事实就是如此，前因后果一清二楚，他们别无选择，也无能为力。这种病人不能容忍医生表达（即使是委婉的和用商量的口吻）个人的想法。医生的话不是左耳进右耳出，就是只记住了词句（有些病人还要求医生把他讲的"警句"写在纸条上他们好回去背诵），完全没有领会它的精神。生存型的人完全不同，他们对新鲜事物感兴趣。因为每一个人都是独特的，他们对交谈总怀有好奇心。他们没有什么东西不能抛弃，所以敢于袒露自己也能够接受别人，他们觉察着自己的"亲在"，也就领略了生活的趣味或意义。在交谈中，他们不会由于过分认真地坚持所占有的东西而使自己窒息，他们对交谈本身的浓厚兴趣，使他显得生气勃勃而富于活力。交谈不是商品（今天知识和情报都成了商品）的交换，而是人与人之间的沟通。他们可能跟人激烈地争辩，但只是乐于此道，感到有意思，即使被人驳得无言以对也并不觉得丢失了什么占有物。弗洛姆写道：“精神分析中最重要的治疗因素是治疗者给病人以活力的品质。如果治疗气氛沉闷不活跃，使人感到无聊，那么，即使是最细致的开导也是不起作用的。”

占有型的人很容易在夫妻关系上发生困难。这道理很简单：金钱、器物和一切财富可以占有，名誉、地位和权力也可以占有，唯有人心不可能占有。人们使尽一切可能的手段力图占有配偶，但总是逃脱不了失败的结局。给予性欲的满足，给配偶金钱和名誉，利用亲子之情等，是最常使用的手段。要死要活的哭闹当然是下策，使用暴力则未免有些野蛮。有人年复一年自己过着勤劳俭朴的生活，杜绝与其他异性的交往，给配偶提供舒适、方便而丰裕的物质生活条件，以此企图完全地占有配偶，力图控制配偶的情感和行动，却难免话不投机的场面反复发生。如果配偶提出离婚，他或她马上会说：“我有哪一点对不起你？”占有型的人最容易对配偶产生嫉妒，总担心配偶有外遇，一切同性都是潜在的竞争对手或可能插足的第三者。即使始终保持表面上的相安无事，从不大吵大闹，占有型的人至死也不能体验到婚姻的幸福。根本问题在于，他或她总想占有对方的一切，而不是去体验爱的生活，体验存在本身的意义。

西方文化强调二人关系的相互性（mutuality），这种关系是对等的。我国的传统文化不同，我们历来强调集体主义。遗憾的是，人们往往不知道集体主义有高低不同的层次或水平。

原始集体主义（primary collectivism）具有共生性(symbiotic)，母子关系是它的基本形态。在这里，人们还没有明确的义务观念。国人心目中理想的家庭强调的是所谓天伦即自然的人际关系或自然的感情。

次级集体主义（secondary collectivism）也可以叫做义务集体主义，维系集体的关键是义务。君的义务是“亲民”，民的义务是“忠君”。“天下兴亡，匹夫有责。”这里的“责”实际是义务。父母亲的义务是“慈”，子女的义务是“孝”。夫的义务是

“唱”，妇的义务是“随”。“知己”一词大概最早见之于司马迁的《报任少卿书》：“士为知己者死，女为悦己者容。”这里所谓知己，实际上是知遇之恩。正如魏徵的诗里所说：“岂不惮艰险，深怀国士恩。”王勃也许是第一个唱出了对等而相互间友谊的诗人，这就是迄今仍广为流传的两句：“海内存知己，天涯若比邻。”儒家的伦理学显然是义务第一，所谓礼也就是给不同等级的人规定不同的义务。

三级集体主义（tertiary collectivism）也可以叫做权利集体主义，这是在义务集体主义基础上发展出来的一种高级形态。改革开放以来，人们尤其是青年一代的权利意识增强了，这是一件值得庆幸的大好事。

可见，现象学心理治疗的实施必然要遇到我国传统文化的抵抗，这是每一个心理治疗者都不能忽视的。

三、现象学心理治疗的技术问题

现象学在心理治疗领域里结下了两个硕果，一个是存在主义心理治疗，一个是人本主义心理治疗。这两种心理治疗的主要差别也许只是疗程的长短不同。罗杰斯的大部分工作都是基于比较短时期的治疗关系，而存在主义心理治疗的技术是在长时期治疗关系中发展起来的。

下面的介绍和讨论主要来自罗洛·梅。

总的说，从存在主义者的著作中去寻找心理治疗的技术细节，是难免要失望的。这不仅由于这种新的治疗技术实施时间不长且流行范围不很广，还没有来得及发展一套详备的技术，更深刻的理由是，存在主义治疗是理解人的存在的一种方式或途径，而阻碍这种理解的主要障碍却是西方文化对技术的过分强调。如果把西方技术比作卷帙浩繁的天竺佛经，那么，存在分析便很有点禅宗六祖不立文字的味道。

首先，治疗强调的是技术的灵活性。治疗者不同，采用的技术不同是合乎情理的。同一治疗者对于不同的病人和不同的情境，技术也应随之而变。前面提到过，存在分析者博斯（M.

Boss）采用弗洛伊德躺椅和自由联想等技术，由此可见。

罗洛·梅写道："弗洛伊德的治疗实践是对的，但他解释实践的学说都错了。"

以移情为例，并非病人把他对父母的情感移到了配偶或治疗者。毋宁说，神经症病人的心理发育在某些方面从来也没有超出婴幼儿特征性体验所局限的诸形式，因此，后来他用看父母的那副歪曲的"眼镜"来看配偶或治疗者，也就不足为奇。

再以阻抑和阻力为例。弗洛伊德把阻抑看作是与资产阶级道德相联系的形成物。由于病人要保持他本人的形象能够被接受和认可，他就把他的思想欲望等压了下去，因为这些思想欲望不符合资产阶级道德规范。存在主义认为冲突之根本性的问题在于，病人接受还是排斥他本人成长发展的潜能或趋势。是什么东西使病人不接受他的潜能呢？这里可能涉及资产阶级道德，但也涉及更多的东西，这就引出有关自由的存在主义问题。在阻抑成为可能甚至可以想象以前，一个人一定得具有接受或排斥的某种可能性，即一定程度的自由。至于一个人是否觉察到这种自由，那是另一个问题，他也无需觉察到。所谓阻抑，就是使一个人觉察不到自由。因而阻抑具有动力机制的性质。可见，阻抑或否认某种自由，已经预先假定自由是一种可能。心理活动领域内的决定论，终归是一种继发性现象，并且这种决定论只在有限的范围内起作用。原发的问题是，一个人如何把他的自由跟生长发展的潜能关联起来，阻抑只是关联的一种方式。

是什么使得阻力这一现象成为可能的呢？回答是，病人有把自己沉溺于人际关系世界的过分趋势，这就使他滑进无名者群（the anonymous mass）中而成为一般的人（das Mann），也就否定了个人的独特性和固有的潜能，而独特性和潜能是某一特定的个人的亲在。从众心理是生活中阻力的一般形式，甚至连病人接受治疗者的解释和说教，这本身也可以是阻力的一种形式。

存在主义把所有动力机制都放在个人亲在的基础上。把病人的存在看做一个独特的亲在，病人的各种行为方式都是可以理解的，也都有了解释。

博斯力图“抛弃陈旧的精神分析说这一煞费苦心的智力杂技，他企图从躲在现象后面的某些力量或驱力的相互作用中引申出现象来”。博斯并不否认生物学力量本身，但是，他坚持，意识现象不可能用“能量转换”或任何自然科学模式加以理解，而只能作为人的存在的潜能而加以理解。这样，我们便能从各式各样不必要的构想中解放出来，从而促进病人和医生这两个独特的亲在之间的理解。这也可以使伪阻力（pseudo-resistances）消失，因为心理治疗者侵犯了病人的存在时，这些伪阻力乃是合理的防御。博斯认为，一旦这些根本性的观点端正了，他就完全可以采用精神分析的技术了。

参与或卷入，意味着治疗者和病人之间的关系是现实的、真实的、切身的、休戚相关的。这是心理治疗起决定作用的因素。

雅斯贝尔斯说：“我们是何等疏忽！多少理解的机会在我们身边溜过去了，因为在关键性的一瞬间，尽管我们不缺乏知识，却没有完全的人性的参与。”（K. Jaspers，1963）

宾斯旺格（L. Binswanger）说，如果精神分析失败，分析者倾向于设想，病人未能克服阻力，例如，把医生视为“父亲形象”，其实，失败可能不在病人一边，而是某位医生给病人提供了这样做的机会。

把治疗失败归咎于病人，并不总是正确的。那么，治疗者有什么错呢？这里，我们不是谈的任何技术性的失误，而是根本性的错误，也就是指治疗者没有完全的人性的参与。维特根斯坦说得好：“只有和真理亲如一家的人才能说出真理。”

不能把治疗者对病人的温情脉脉的态度跟参与混为一谈。参与取决于治疗者坚定地和一贯地把病人作为人对待的根本态度。用宾斯旺格的话说，这是“一个存在与另一个存在之间的沟通。”弗洛姆-莱克曼（F. Fromm-Reichmann）据说是特别拥有这种天才的卓越治疗家，她总喜欢说，“病人需要某种体验，而不是某种解释。”显然，罗杰斯也是拥有这种天才的另一个范例，据说，他能一下子就跟病人的内心世界发生直接的接触，使病人有深受感动的体验。

为了防止误解，有必要作几点补充说明：

（1）强调治疗者与病人之间的关系，绝不意味着治疗可以简单化和有什么捷径可走，它不能取代严格而全面的训练，也不排斥技术上的精益求精。对人的理解既非天赋，也不是神秘的直觉，更不是什么偶然碰巧可以到手的东西。我们强调的只是，专业知识再渊博，社交技巧再娴熟，如果不把病人看做和自己一样的人，知识技术都不起作用，甚至可能有害。

（2）强调参与的现实和真的品格，并不排斥弗洛伊德移情概念的真理性，问题在于如何正确理解移情。移情本身完全有可能成为病人和医生一种方便的防护面具，双方都把自己的亲在隐藏在面具后面，因为个人与个人的直接对质（confrontation）可以是令人十分焦虑和紧张不安的。罗洛·梅说，当他特别疲劳时，“病人由于要证明她能使父亲爱她而表现非常强求”时，他有一种如释重负之感。

（3）参与绝不意味着治疗者把他本人或他的观念或情感强加于病人。治疗者的作用是苏格拉底所谓接生婆的作用。

参与和卷入既是手段也是目的。它是吸引病人参与的手段，而一旦病人参与，他就会体验到沟通的意义——体验亲在的意义，通俗地说，即体验人生或生活的意义。各种操作性技术和操作性概念（如防御机制）只是治疗的手段，但它们也可以成为治疗者免于焦虑的自我保护手段，这就是用自然科学技术的观点去看病人，病人成了没有亲在的一堆防御机制的人工合成物。

心理治疗的目的是什么？痊愈的意义是什么？这是有争议的问题。不仅不同流派的心理治疗者看法不同，同一流派的不同治疗者之间也是千差万别的。

神经症病人有痛苦。因此，缓解病人的痛苦似乎是治疗者义不容辞的责任。但是，事情并不这么简单，因为很多没有神经症且精神可说正常的人也有痛苦。弗洛伊德说得好，治疗者充其量只能使病人“把神经症性绝望转变成人类的共同命运那种普遍的不幸”（转引自 J. C. Clarke *et al*，1985）。

心理治疗中对体验的强调这一观点和在这个观点下进行交

谈，潜伏着一种风险，即病人把治疗者自己的世界直接搬了过去。因此，必须防止这种倾向，一定不要把心理治疗变成两个自己的世界（Eigen welten）之间的争斗。

消除症状照例是病人求治的动机，而他们的困难也正好就在这求治动机之中：症状似乎成了病人的存在，以至他们体验不到自己，体验不到自由，存在变得暗淡、模糊，自己的行动得不到自己的批准。治疗的目标就是使病人体验到他自己，体验到自己的存在，体验到自由，而症状的消失只是一种副产品。

一般人关于痊愈的概念意味着，寿命尽可能地长，对文化的适应尽可能地令人们满意。适应文化的行为调整，可以通过治疗中对技术的强调而达到（如认知治疗、行为治疗和危机干预等技术）。然而，如果一个人沿着调整行为以适应文化这条路走得太远，那就等于放弃存在，放弃自由，“戴着面具生活，”“随波逐流”，潜能的发挥就要受到严重的限制和束缚，这跟现象学心理治疗的目标是背道而驰的。

体验自己真实的存在，就是抓住自由，并且决心对自己负责，这就有可能使人走向个人存在的潜能的充分发挥、存在的充分实现。

这里，信守对自己的承诺是极为重要的，因为归根到底只有行动才能创造价值。我们通常认为，病人对自己的觉察和领悟日益增长，他就会作出恰当的决定。其实，这只是一半真理，而另一半常被忽视。这另一半是，只有当病人正在作出决定，采取决定性的生活取向，并且沿着这个方向已经做了一些初步的决定以后，病人才会允许他接受自己或关于自己的知识。这里说的决定并不是“毕其功于一役”的一次跳跃，例如决定去登记结婚或决定写申请参加某一组织。这种跳跃是决定性生活取向的必要条件，但是，重大事件上的跳跃只有在沿着同一方向做出了许多小的决定的基础上才是健全的，否则，它只不过是缺乏自知之明的盲目行动或冲动行为。

决定在这里意味着对存在的决定性态度，视决定为自己的选择，是自由的表现，也是对自己负责的表现，一句话，信守对自己的承诺。

不少神经症病人一直到他们决定要怎么办时，才开始回忆起过去某些对他们特别重要的事件。人们常说，一个人的过去决定着他的现在和将来。这也只是一半真理。另一半真理是，一个人的现在和将来（他决定怎么办）也决定着他的过去。也就是说，决定着他所能回忆的过去，决定着他对过去数不清的事件的选择，决定着他用什么价值观去组织过去的历史。

尼采说过，自杀观念拯救了许多人。人恐怕很难严肃地对待自己的生命，除非他真正认识到，生命完全掌握在自己手中，自己随时有结束它的力量。

信守对爱的承诺，就是要经常重新决定爱的言语和行动。没有任何一次行动能够把对生活的承诺永远维持下去。神经症性不忠实于生活的主要特点，就是把流动性变成凝固性。生活所提出的问题没有任何外在的和超个人的解答。只有行动才创造价值并将它注入世界。人生除了行动以外，别无他途，而每一具体的行动却是我的自由选择，因此，我有无法逃避的责任。唯一使人勇敢地活下去的是负责任的行动。现象学关于人生的断言并非宣扬悲观主义，而是为了清晰、明确，它意味着坚韧，不愿意使自己迷惑和犹豫，不愿意无所作为地等待，不愿怀抱美好的幻想，这样，倒使人得到安详。

现象学的心理治疗是生活的一种形式，所以它不可能有最终的目的。只是由于处境条件和时间的限制，它不得不规定有限的目标。更重要的理由是，生活绝不只是心理治疗，每位病人都有许多其他的事情要做，因此，疗程不可能无限期地延续下去。只要病人对自己的存在有过如实的觉察，只要他和治疗者有过沟通，那么，病人便从他的孤立状态跨出了一步，也就为他与另外的人沟通做了必要的准备。罗杰斯说得好，心理治疗是人与人之间的建设性关系的一种特殊形式。

现象学对心理治疗最重要的贡献，无疑在于它对人性之深刻的理解。意识的萌生和消亡是现象学的极限问题，是不可穷究的。同时，现象学断言，人性不可能给予完全的定义，人有无限发展的可能性。心理治疗之最神圣的任务就是促进人的成长和发展。对此，只要方向正确，一切文明的成果（包括各种治疗技术）都是可以利用的。

第八节　精神分析的借鉴

现代心理治疗可以说是从精神分析开始的，并且，除了行为治疗以外，精神分析对几乎所有心理治疗都产生了或多或少的影响。尽管许多理论家和心理治疗者不同意甚至反对弗洛伊德的理论，却不能抹杀这一历史的和现实的事实。因此，吸取精神分析的实践技术要素和若干操作性概念，是我们每一个心理治疗者一项重要的任务。由于精神分析的有关文献汗牛充栋，本书只能限于管中窥豹的工作。

一、“论治疗的开始”

这是弗洛伊德 1913 年初次发表在《国际精神分析杂志》上的一篇论文，后来载入英文全集标准版第 12 卷 121～144 页。在全集中，讨论治疗技术的只是很小一部分，专门讨论技术问题的文章就更少了。也许，本篇是专论技术最重要的一篇。

文章一开始，弗洛伊德把心理治疗比作下象棋。他说，从书本学习象棋的人很快就发现，只有开局和残局有系统而详细的说明，而中局却不可能这样做，因为棋局千变万化，无法概括，更无法一一加以描述。心理治疗也是如此。下棋有若干规则，弗洛伊德经过慎重考虑，把心理治疗的规则称之为他的“建议”，意在不希望读者无条件地加以接受。

文章提到，在 1905 年的“论心理治疗”一文中曾提出选择病人最重要的指征。在那篇文章里，弗洛伊德强调移情，就是说，不能移情的人不适合于精神分析。其实，非分析的心理治疗也是如此。所谓不能移情就是病人不能与医生发生任何情感关系，这种人无疑不能深入地进行任何一种心理治疗。当然，有危险性冲动的病人也不适于深入的交谈。

弗洛伊德认为，不论病人说他非常相信精神分析，还是说他根本不相信，这都无关宏旨，只要病人按约定接受分析就行。然而，我们却容易因病人公开表示对心理治疗或医生不相信而大受挫折或感到无能为力，而病人说几句“久慕专家大名，远道专程来此求治”或“绝对相信科学”之类的话，我们也就信心倍增，似乎胜券在握。对于这种情形确有自我分析之必要。当然，弗洛伊德对付阻力的技术也确实值得我们学习。

治疗开始前必须就时间和治疗费用达成协议，这往往是我们所忽视的。

弗洛伊德坚持定时治疗的原则。协议规定，病人在医生工作日的特定钟点来接受分析，这时间是属于病人的，即使不加以利用也是他的权利。在约定的时间内开始和结束一次交谈，是医生病人双方信守诺言的体现，也是一种互相尊重。更重要的是，按时来就诊是对病人改变自我的动机的一个检验。因此，作者认为，把神经症病人收入住院进行心理治疗的做法，大多是不可取的。在要求住院时，病人可表现出强烈的求治动机，其实主要是由于病人认为，住院可以得到日夜不断的照料和持续的治疗，可以做详细的检查，可以得到门诊所办不到的各种特殊治疗，也可能还有逃避使他难堪的院外困境的动机。病人一旦住入医院，似乎一切全靠医生，他就只是被动地接受治疗了。不少病人住院不久便抱怨不已，甚至疗程完毕不肯出院。总之，住院神经症病人往往使医生处于被动的不利处境。在门诊，下述情况常见：20 岁左右的病人由父母大清早冒着刺骨的寒风来替子女挂号，病人却在温暖的被窝里睡懒觉，十点钟以后才慢吞吞地往医院出发。父母亲的包办代替和病人缺乏主动性，预示着心理治疗效果不佳。

看来，我们一开始就要求病人相信医生能治好他的病，至少是有些冒昧的。病人还没有从医生那里得到任何帮助，他有什么理由相信医生能解开多年困扰他的心理难题呢？病人主动来挂号看病，表示他相信医生是愿意为病人排忧解难的。有了这一点基本的信任也就够了。至于医生病人关系的发展，那要看心理治疗如何进行，尤其是医生的态度和技术。

弗洛伊德坚持，在正式分析以前，一定要向病人说清楚，病人在治疗中会遇到困难，需作出一定的牺牲。他认为，病人还没有想好以前不开始分析，比分析到半截感到受骗上当（付出太多而获益太少）要好得多。这对我们是很有参考价值的经验之谈，也是实事求是和对病人负责的精神所要求的。

病人常常一开始就问：我的病治多久才能好？弗洛伊德喜欢用伊索寓言里哲人回答旅行者的话对病人说："往前走！"因为只有弄清楚了旅行者走路的速度，哲人才能估计到达目的地所需的时间。我们有些心理治疗者一开始就向病人下保证，什么一个疗程或三个月包好之类，是不是太江湖气了呢？值得考虑。

医生不能强求病人坚持治疗，病人有权随时中止治疗。但弗洛伊德事先向病人明言，半途中止治疗是不会有成效的，有可能像外科手术只做一半那样置病人于狼狈的境地。

不少病人说，只要解决了他们的某个问题，例如头痛或某种特殊的恐惧，其他问题他们就可以自己对付了。弗洛伊德打了一个绝妙的比喻：精神分析家的本领就像男人的性功能一样。一个男人可以生育一个完整的婴孩，但他不能在女人体内只制造一个脑袋或一条腿。男人只能启动一个异常复杂的过程，这过程由遥远过去的许多事件所决定，其最终结局则是一个婴孩从女人体内产出。神经症同样具有完整的有机体的性质。它的各种表现并非彼此独立，它们互为条件、彼此制约。实际上，把症状区分为主次的病人，往往主要症状消失后，原来所谓次要症状又成为难以忍受的了。最受欢迎的病人是追求精神健康的病人，因此，心理治疗者有必要利用时机向病人透露这一观点。

关于心理治疗费用的问题这里不详细讨论，尽管它很重要。弗洛伊德认为，文明人对待金钱跟他们对待性欲的态度是一样的：反复无常，过分拘谨，假装正经。药商和江湖医生都懂得，大多数病人不相信便宜的药能治病。弗洛伊德本人免费治疗过病人，但效果都不好。从疗效的角度看，心理治疗似乎不宜于公费或免费。当然，收费太高也是不恰当的。

弗洛伊德采用的主要技术是自由联想。通俗地说，就是病人想到什么就说什么，无需字斟句酌，无需考虑前后是否连贯和合乎逻辑，也不用考虑有无意义和值不值得说。即使是偶然浮现的无关念头，甚至荒诞无稽的胡思乱想，也都把它说出来，那就最好。但一开始病人不习惯，做不到，但不要紧，也不必着急，慢慢就会好起来。在自由联想开始前，弗洛伊德对病人说："我必须对你有很多了解以后才能对你说些什么，所以先请你把你所知道的关于你自己的情况告诉我。"

自由联想对现代心理治疗有重大的实践意义和理论含义，即使无需原封不动地照搬。

心理治疗者（包括非分析性的）普遍奉行的倾听原则就脱胎于此。

心理治疗疗效不佳的重要原因之一，是病人未能畅所欲言，治疗者对病人的内心世界缺乏了解。当然，"无意识"的假设是不必要的，因为凡是语言的都是意识的，"无意识"不可能有什么语言。

即使是颇有耐心的心理治疗者，当他自认病人的所述已足够下诊断和掌握病人的心理症结的时候，他就开始运用自己的理论进行解释。若病人不接受或不大体会，治疗者便改换方式和内容再解释。总之，治疗者进行解释的耐心远远超过他倾听病人"啰嗦"、"重复"和"离题"的言语的耐心。弗洛伊德要求把这两种耐心颠倒过来：即使是"胡说八道"，也要认真仔细地听，而解释却必须在适当的时机（等时机成熟）说，并且话不必多。

我们可以想象（不少人有实际体会），两位恋人一天到晚窃窃私语，喃喃咕咕，而兴味尤浓，哪里来那么多重大事情要说？其实大多是些鸡毛蒜皮的话题！为什么两个人谈得那么津津有味呢？情有独钟，心由之系也。鸡毛蒜皮加爱情是世上最美的语言！我们对病人的言语也须抱类似恋人的态度。心理治疗要求治疗者对病人有投情的理解。如果治疗者只凭自己的价值观去听病人说话，我们认为有价值的话就仔细听，我们认为没有意义的话就左耳朵进右耳朵出，那又怎么谈得上投情的理解呢？

第一是倾听，第二是倾听，第三还是倾听。这就是弗洛伊德经典分析方法给我们上的最重要的一课。只有倾听才能真正理解病人，只有倾听才能发展治疗关系，也只有倾听才能克服阻力。如果病人想到什么就说什么，阻力也就减低了许多，这是需要耐心的。

初学者最容易犯的错误是急于求成，恨不得马上给病人帮个大忙，一下子把满脑袋的学问都应用于对病人的解释。然而，往往事与愿违，程咬金的三斧子不解决问题，治疗者信心受挫，最后只好归咎于病人不主动，缺乏动机，阻力太大，有人格障碍等等。

相反，经验愈多，治疗者愈体会到倾听的重要性，也就不会轻易向病人提出什么解释了。确实，我们对待解释简直太随便了：病人说了一大堆，我们归纳为一个解释，或者，病人说的一句话，我们也可以解释一大堆。

诚然，任何治疗者也无权要求病人一见如故，说话毫无保留。这并不只是一个信任问题，病人对自己压抑的逐渐放松，对自己理解的深入，都需要一个过程。

什么时候向病人进行解释？用弗洛伊德的原话："我们什么时候开始向病人作第一次沟通？"也就是说，把治疗者对病人的理解（病人对此缺乏自知之明）传达给病人？弗洛伊德认为，除非病人已经确立了有效的移情，否则不能这样做。因此，"治疗的第一个目标是使病人依附于治疗和医生这个人"。用非分析的语言来说，就是确立医生与病人之间一种新的建设性的关系。弗洛伊德坚持，"为了保证做到这一点，医生什么也无需做，而只是给病人时间。"但是，弗洛伊德的门徒早已打破了这条清规。现在，许多分析家都采取积极主动的态度去和病人发展关系，因为这样可以缩短疗程。即使是行为治疗，也没有谁说过，治疗者与病人的关系不论多么糟糕也不会妨碍疗效。可以说，弗洛伊德的移情概念第一次把治疗者与病人的关系提到了首要地位并加以理论上的考虑。

弗洛伊德指出，移情可以成为一种阻力，这值得注意。用非分析的语言来说，病人可以抱怨、嫉妒或敌视医生，也可以过分依赖医生，甚至对医生产生性爱。显然，这些关系都不是治疗性的。遗憾的是，不少心理治疗者扮演了病人的父母、配偶、老师等的角色还不自觉。可以说，只要医生病人关系重复着病人过去的任何一种人际关系，这就还没有真正开始心理治疗。因为，如果病人能够从已有的某种人际关系中解决他的心理冲突，心理治疗就是多余的。学习精神分析的技术，可以提高我们进行心理治疗的这种自觉，建立特殊关系的自觉。

弗洛伊德写道："向一位对精神分析信条毫无所知的陌生人进行解释，说他对母亲的依恋包含着乱伦关系，他表面上爱妻子内心深处却唯愿她死去，他隐藏着出卖上司的意图，等等，这需要多么强烈的自以为是和轻率才做得出来啊!"据作者所知，国内确实有这样的心理治疗者。弗洛伊德认为，这样的"解释"只能使自己在病人面前完全丧失信任，把治疗弄得不可收拾。作者发现，另一种情况并不少见，病人学会了一堆精神分析术语，用来"解释"他们的症状，说得似乎头头是道，可症状丝毫不见好转。这跟把症状说成是"大脑功能失调"、"已经成了条件反射"，其效应又有什么不同呢？只不过给自己涂上了一层保护色罢了。

对比之下，弗洛伊德对解释却是十分审慎的。他说，"只有当病人已经走近解释，只差一步他自己就可以抓住解释的时候，医生给病人来个画龙点睛，才是恰当的。"这很符合我国的古训："引而不发，跃如也。"（《孟子·尽心上》）正是这种一般性原理在精神分析中巧妙的运用，构成了心理治疗文献里一份宝贵的财富。

弗洛伊德和布洛伊尔（1895）合作研究歇斯底里症时，认为无意识的东西一旦变成意识的，症状就会消灭，弗洛伊德称此为他早期的理智主义的观点。后来，强调的重点已从"知道"移到了阻力："意识的知识，即使此后不再被驱出意识之外，对阻力也是无能为力的。"弗洛伊德喜欢用比喻。他把意识的知识对阻力之无能比喻如：中央司法部已经颁布法令，要求对少年犯实行宽大处理，但地方行政长官还没有接到文件，或者，他们不愿意遵循新的法令，宁愿按老规矩办事，这样一来，对少年犯的处理就不会有任何改变。

文章的后一部分，弗洛伊德讨论了治愈的动力学。

推动治疗进程的“原发性动机力量”，是病人的痛苦和痊愈的愿望。但这个力量还必须减去各种因素，这些因素可总称之为阻力，它只有在分析进行中才能逐一发现。贯穿全治疗过程的另一个负性因素是“患病的继发性获益”（这个术语是在此文中第一次提出，但它隐含的观念早在 1909 年关于“小汉斯”——一位恐惧症儿童——的分析报告里就已经明确），这只有在痊愈后才会完全消灭。病人每前进一步，继发性获益就减少一些。

只有想痊愈的动机是不够的，因为病人不知道走哪条路才能抵达目的地，并且病人还没有对抗阻力的足够力量。精神分析可以解决这两个问题，它把固定在移情里的力量变成活动的和可以利用的力量，同时在适当的时机向病人指明前进的道路。

“移情本身常足以消除症状，但只是短暂的，移情持续多久症状便消失多久。在这种情况下，治疗只不过是暗示，根本不是精神分析。只有在移情的力量已经用来克服阻力，才有资格叫做精神分析。”这一段话不仅揭示了暗示起作用的道理所在，也阐明了精神分析的特征。因此，精神分析技术的精髓可以用八个字表达：利用移情克服阻力。

弗洛伊德在“精神分析运动的历史”（1914，见英文标准版第 14 卷 1～66 页）一文里写道：“任何研究路线，只要它承认移情和阻力并且把它们作为工作的出发点，那么，它就有权自称为精神分析，即使得出了与我本人不同的结果。”

弗洛伊德并不排斥智力和理解力的作用，他认为这些对病人是有益的，但比起阻力来却相对无力，因阻力可使判断变得含糊不清。

二、移　情

1895 年，弗洛伊德首次使用移情（transference）这个术语。他企图使病人通过回忆和联想去发现当时的症状以及症状伴随的情感与过去经验之间的联系。他发现，此时病人对医生的态度发生了改变，病人以强烈的情绪对待医生，以至妨碍了治疗。后来，弗洛伊德认为移情是分析过程中一种有规律地发生的事情。

1912 年，弗洛伊德区分了正移情和负移情。正移情有的有利于治疗，有的则妨碍治疗。如果有利于治疗，分析者可以听之任之，不去理它，仍保持其固有的中性态度。如果妨碍治疗，则必须对它进行分析。负移情指对分析者的各种不友好甚至敌视的情感，这总是需要分析的。

1914—1920 年，“移情神经症”一语有了歧义。病人在分析过程中，神经症发生了变形，移情本身所包含的心理冲突取代了病人原来的神经症性表现，弗洛伊德称此为移情神经症，是分析过程中病人的一种表现。但与此同时，弗洛伊德又在另一不同意义下使用这个术语，指可以移情的那些神经症，包括歇斯底里、恐惧症和强迫症。所以最好不用移情神经症这个词。

应该指出，弗洛伊德的所谓“重复强迫”（repetition compulsion）是一个容易引起误解的术语，因为它跟作为精神科临床症状的强迫完全不是一回事。重复是人们很普遍的一种倾向，绝大多数与病态无关。“重复强迫”这个术语应该抛弃。

1925 年，弗洛伊德在他写的自传（标准版第 20 卷 1～74 页）写道：“移情是人类心理的一种普遍现象，它决定所有医学的成功，并且事实上支配着每个人与他的人类环境之间的整个联系。”实际上，早在 1909 年，在《精神分析五讲》（标准版第 11 卷）中，弗洛伊德就认为“移情是无所不在的”（the ubiquity of transference）。

弗洛伊德的女儿安娜（1936）区别了四种移情：①力比多冲动的移情；②防御的移情；③移情之动作显露；④外在化。

精神分析学派有扩大移情的强烈倾向，这可以至少部分地追溯出两种趋势：

（1）英国学派。以斯特拉奇（J. Strachey，1934）为代表，他认为，精神分析中唯一有效的解释是移情的解释，分析家应该尽可能地用移情概念去组织他们的解释，以提高疗效。

（2）克莱因（M. Klein，1932）学派。克莱因是位儿童精神分析家，她的学说影响深广。她把青少年和成年人的所有行为几乎全看做是婴儿期人际关系的重复。

举一个例子。格拉弗尔（E. Glover，1937）写道："移情之恰当的概念必须反映一个人发育的全部……病人转移到分析家身上的不只是他的情感和观念，而是在心理发育过程中学到的和忘掉了的一切。"

据桑德勒等人（L. Sandler，*et al*，1988）的综述，现在分析家们使用移情这个术语有以下五种不同的含义，同一分析家的所指可以是其中之一或多个含义：

（1）包括治疗同盟。

（2）病人以婴儿的情感态度对待分析者，这是弗洛伊德的主要含义。

（3）包括安娜·弗洛伊德的"防御的移情"和"外在化"。

（4）包括所有"不恰当的"思想、态度、幻想和情绪，这些都是过去的复活；表现在病人与分析家的关系之中，包括：来求治时最初的"不合理的"焦虑，对某些人的特殊态度，而这些态度已构成病人人格结构的一部分，并且这些态度也指向分析家。

（5）包括病人与分析家之间关系的一切方面，病人对分析家的所有语言的和非语言的表达都是移情，病人在分析治疗中的一切联想都涉及关于分析家的某种想法和情感。

移情这个概念的无限引申和膨胀当然有好处，它把神经症和心理治疗跟正常心理和各种人际关系联系了起来，实际上，神经症性心理冲突和正常心理之间并没有黑白分明的截然分界线，这有利于我们在人性的背景上来理解病人和心理治疗中发生的事情。但是，这样做也有明显的不利：心理治疗关系的特殊性消失了，神经症性心理冲突和正常心理被混在一起了，婴儿心理和成人心理被混为一谈了，移情这个概念的实践意义也就降低到了最低限度，它跟人际关系这个概念也就没有什么区别了。物极必反，信哉！

显然，要使移情这个概念在心理治疗中具有操作性，就必须将神经症性移情区别于健康的移情。

移情包括一个人在人际关系中的各种成分，如情感、欲望、观念、态度和防御等。移情可以是健康的或相对健康的，它是建设性的，即它有利于促进良好的新的人际关系或个人的成长发展，它也可以是非建设性的，但健康人知道这种新的反应或关系是如何转移来的，至少知道它是不恰当的，因而不让它过分以至导致严重而持久的适应不良。

神经症性移情有以下的特点：

（1）在关系或反应的性质上是不恰当的。

（2）情欲或态度是过分强烈的。

（3）在时间上或者来得很突然且变化莫测，或者持续时间太长久。

（4）病人弄不清楚自己为什么会有这样的人际关系或反应，自认在道理上讲不通或无法自圆其说。

（5）具有心理冲突性质或两价性，例如爱上某人却又自认不应该，对某人有崇敬却又感到不满，感到结识某人似乎有了靠山和可以信赖却又觉得对方靠不住，等。

当然，并非神经症性移情全都具备上述五个特点，但只要有两个以上的特点很明显，移情的神经症性质也就没有多大疑问了。

处理移情是心理治疗中一个重要的技术性课题。移情可以是治疗的有利因素，也可以成为妨碍治疗的阻力的一种形式（叫做移情阻力）。处理阻碍治疗的移情，首先是帮助病人澄清（clarification）他的心理事实和内心体验，然后是进行解释。

所谓反移情（counter-transference），指的是治疗者因病人言行而引起的妨碍有效治疗的反应，主要有：

（1）治疗者隐藏的或轻微的心理冲突被病人激活或尖锐化，妨碍了对自己和对病人的理解，以至妨碍治疗进行。

（2）治疗者对病人产生了移情，病人成了治疗者过去某位重要关系人的替身。

（3）由于治疗者与病人的关系引起了治疗者焦虑，妨碍了沟通。

(4) 治疗者的人格特点表现在治疗关系上，使治疗发生困难。这种移情具有千篇一律性，不会因为不同病人的不同表现而出现大的差异。

治疗者在内心世界里出现反移情，并不一定就会妨碍心理治疗的进行。关键在于治疗者必须对自己的反应时刻保持清楚的觉察，力图不使内心反应干扰了心理治疗的进行。

三、阻　　力

早在1896年，弗洛伊德讨论精神病（主要是慢性偏执性障碍）的防御机制时（标准版第3卷），就提到了阻力（resistance）。但本书只限于讨论神经症病人的阻力。

阻力系对心理治疗而言。凡是来自病人的和妨碍心理治疗进行的力量或因素，都叫做阻力。病人主动求助于心理治疗者，同时他又阻碍心理治疗的进行，这很明显是神经症性心理冲突的一种表现形式。我们在第四节里谈过，神经症病人无例外地都有过分的压抑，这也是阻力的来源，即过分的压抑妨碍病人觉察到他真实的体验和情欲。变形机制使心理冲突的常形被扭曲为变形(典型的神经症症状)，在这一变形过程中，病人的痛苦若有所缓解，困扰病人的常形在表面上得到了解决。深入的心理治疗要求病人重新觉察到他心理冲突的常形，这照例意味着情感的冲击和又一次体验病人已经忘却的痛苦经验，病人自然要反抗，阻力也就可以理解。变形给病人的好处叫做患病的原发性获益，主要是使病人免于个人耻感和违禁性罪感的痛苦。这些可以总称之为症状性阻力。

还有一种更深层的阻力，即性格阻力。例如有些病人从小就对父母亲有两价性依赖，既过分依赖父母，缺乏独立自主精神，同时又对父母有强烈的不满甚至厌恶和敌视心理，尽管后者往往是隐蔽的，病人也许完全不能清楚地觉察到。这种两价性依赖一旦构成病人性格的核心部分，病人在接受心理治疗时便会表现出性格阻力。病前有完美主义倾向，这也会成为一种性格阻力。

还有一种阻力可以叫做人性的阻力，这是每个人都有的，即每个人都有抵制变革的倾向，不管这种外来的变革力量企图改变的是我们内在或外在世界。人不是一团胶泥，不是谁想把它捏成什么样子就毫无抵抗地变成什么样子。我们每个人都有“三不主义”的倾向：不愿意公开内心的秘密，不愿意承认错误，不愿意改变自己。

格林森（R. R. Greenson，1967）认为，精神分析区别于所有其他心理治疗的地方，就在于它对付阻力的特殊方法。支持性心理治疗不去碰阻力甚至加强巩固病人的阻力（使之成为一种自我保护）。有些心理治疗采取回避阻力的策略，如暗示治疗，用认知和理性的道理帮助病人把心理冲突和阻力掩盖起来，把病人的注意和精力吸引到某种有意义的和建设性的活动中去，利用移情减轻病人的痛苦，用宣泄法缓解症状，等等。只有精神分析第一次设法帮助病人自己去克服阻力，通过逐渐揭示使病人觉察到阻力，对阻力的性质和来源进行分析和解释，尤其是利用移情克服阻力。

神经症性阻力有各式各样的表现，很难概括，也无法一一列举。当然，精神分析理论家意见虽然分歧却各有其相当系统的阻力分类，但这些分类不是现象学的，本书不取。

大体说来，神经症性阻力有下列最常见的和重要的表现：

（1）与医生保持一定距离，甚至相当客气，对医生的观点不置可否，或者谦虚地说不懂心理学，所以不大理解。

（2）为自己辩护，据理力争，反驳医生，甚至主动出击，先发制人。

（3）把自己内心世界的问题归咎于身体、大脑或者他人、环境条件甚至不合理的社会。

（4）否认事实，无论是客观的或心理的。

（5）回避谈论某些问题，或谈到一定程度就转移话题，扯到枝节问题上去，或沉默不语。

（6）重复。已经澄清了的事实和问题又一次提出，甚至反复重提。

（7）固定在某一段时间或某一件事上。

(8) 依赖，其表现形式之一为移情阻力。

(9) 被动，例如承诺了的事不做；除了诉述痛苦的症状外从不主动谈自己的心理或感受。

(10) 强调个人的独特性。可以明显地表现为直接宣称自己的病是世界上唯一罕见的怪病，他个人的经历是任何别人也没有过的等；也可以隐蔽地表现为独特的用语且经常重复，如“思维惰性”，“下意识的习惯”，“只可意会不可言传的特殊感觉”，“这也许又是我的偏见吧”等。

克服阻力是贯穿心理治疗全过程的任务。一般的说，处理阻力包含四个过程：辨认阻力，与病人对质（confrontation），澄清（clarification）阻力，对阻力进行解释（interpretation）。克服阻力的先决条件是，治疗者必须随时觉察到病人阻力在治疗者心中引起的相应阻力，避免个人情绪态度的干扰；和病人发展良好的治疗关系，没有确立良好的关系，克服阻力是不可能的。一旦遇到困难，就必须回到最基本的做法上去：启发病人说话，倾听病人。

克服阻力的原则是先易后难。先处理浅表的，后处理深层的；先处理个别孤立的，后处理有组织的或弥散性的；先处理症状阻力，后处理性格阻力；等等。

向病人直言不讳地说病人不合作，批评病人不主动，明言病人在抗拒心理治疗，甚至说病人不诚实、说谎骗人或回避要害问题等，都是没有用处的，很可能使阻力加强，也可能使关系破裂。

把各种阻力原则上视为人性的表现的观点是可取的。基于这种观点，治疗者用“我们”代替“你”，或者说“我和你也一样”。例如，“有关男女的事我们都羞于启齿”，往往可以减低阻力。只要病人沿着克服阻力的道路前进了一步，治疗者就应该敏感地发现它并加以肯定和赞许。

第九节　交往分析

交往分析（transactional analysis）是美国人伯恩（E. Berne）于1957年首先提出来的。此法于20世纪60年代开始推广，而到了70年代便在美国流行开来，影响颇大。

交往分析可以视为精神分析的通俗化，同时，它的概念构架和方法又具有很高的可操作性。因此，很值得心理治疗者学习。

一、理论构架

交往（transaction）是这种治疗的一个基本概念。英文transaction原义指业务上的交往，也就是谈生意或做交易的意思，这里它泛指人与人之间的各种交往。甲乙二人互道一声“你好”或“早安”是一次交往，二人一问一答也是一次交往。表情、姿态和手势都可以用来交往。但最重要的交往无疑是言语交往。因此，交往分析的重点是言语。交往分析把一次交往看作人类行为和心理活动的基本单位。这一观点对心理治疗十分有利，因为它易于辨认，又富于解释力，可接受性高。再者，交往不仅易于观察，又可以如实地加以记录（如果病人同意，可以录音或录像），这样，进行理论探讨既客观又有可重复性。

那么，如何对交往进行分析呢？这就需要借助于关于个人心理（意识、自我或人格）的若干概念。为了讨论的方便，我们先从这些概念谈起，然后再回到交往分析上来。

交往分析认为，一个人的意识或自我由三部分构成：儿童意识、父母意识、成人意识。

儿童意识和父母意识很早就开始出现，而成人意识则出现较晚。至于三者究竟各在什么年龄开始发生，似乎无需细究，实际上也不可能给出精确的答案。

儿童意识是在天赋倾向的指引和推动下发生的，后天的环境当然可以起刺激或阻碍的作用。也正是由于先天后天诸因素极为复杂，个人变异很大，儿童意识的内容和形式个人差异也很大。

父母意识是在后天生活中父母对个人的影响的直接产物，也可以说是父母灌输给每一个人的，奖惩在这里起了很大的作用。当然，模仿也是一种重要的机制。由于每个人的父母和父母代理人以及其他长辈千差万别，他们跟每个人的关系和相互作用也多种多样，父母意识的内容和形式个人差异也很大。

不论儿童意识还是父母意识，它们的发生和发展都有很大的自发性、盲目性和被动性。

成人意识是在儿童意识和父母意识相互作用的过程中自觉地发展起来的。当然，成人意识的发展也离不开个人与社会环境之间的相互作用。成人意识最根本的特点是自觉性。

不同的个人有不同的人格，人格的差异在于上述三个组成部分的内容和形式以及三者之间的关系各不相同。为了简化，我们先看不同的人们有些什么共同之处。

成人意识的主要特点有：对自己负责，对别人尊重，处理事情是理智的。对自己负责和自信其实是同一件事的两个不同的侧面。尊重别人与尊重自己显然是密切相联系并且互为条件或互为因果的。所谓理智，主要意味着探索性和客观性。倾向于或致力于弄清楚事情的真相、事物之间的联系和事物变化的规律性，这就是探索精神。客观性的精髓在于把自我客观化（站在别人的角度来审视自己）和历史化（从发展和变化的角度来对待自己），这也就是人们常说的反思能力。

儿童意识和父母意识都可以发展不充分，也可以是过分发展的。

成人意识可以发展不充分，也可以被儿童意识或父母意识污染。

儿童意识污染了成人意识的主要表现是：不负责任，只顾自己的享乐主义，玩世不恭的态度，依赖别人，自恋（沉溺于自我欣赏，不能对别人有利他主义的爱，甚至根本不关心别人），吸引别人的注意等。

父母意识污染了成人意识的主要表现是：过分指责别人，对别人强求，禁忌多，倾向于惩罚，对别人过分保护，恩赐观点，特权观念，看不起别人等。

儿童意识和父母意识像其他许多事物一样，具有两面性。如果一个人的人格能够吸取其精华和积极面，去掉它们的糟粕或消极面，便叫做整合。这是成人意识与儿童或父母意识之间关系的另一种形式，完全不同于污染。污染指把儿童或父母意识的糟粕或消极面带进了成人意识，而整合则是把儿童或父母意识的好的和积极因素吸收到了成人意识里。

儿童意识整合进了成人意识里的主要表现是：友好合作，灵活性，想象力和创造性，乐观精神等。

父母意识整合进了成人意识里的主要表现是：原则性，道德情操，关心爱护别人，服务精神和献身精神等。

除了污染和整合以外，三者之间的关系还有一种形式，叫做排斥。反社会人格是排斥父母意识的一种表现，强迫人格是排斥儿童意识的一种表现，而如果排斥了成人意识，那就是精神病状态（psychotic state）。

实际情况当然要比上述简化的描述要复杂得多。但是，从上述简化的讨论中，我们还是可以看出交往分析的人格理论的大致轮廓。

交往分析的人格理论受了精神分析学说的影响，这似乎是相当明显的。儿童意识由原我蜕变而来，父母意识由超我蜕变而来，成人意识由自我蜕变而来，其间的脉络是不难看出来的。

现在，让我们运用上述理论构架来进行实际交往分析。

二、夫妻关系的交往分析

以夫妻之间的交往作为模型进行交往分析最为方便，而且通俗易懂，也很富于启发性。没有心理治疗和精神病学临床经验的人可以从这里出发去理解和掌握交往分析的若干要领。

【例一】

夫：今天晚饭你打算吃什么？

妻：我想去吃一次肯德基，你不是也说过很想尝尝它的味道么？

这是一次互相以成人意识对成人意识的交往。丈夫的话是探索性的，也体现了对妻子意见和喜好的尊重。妻子的回答把丈夫的愿望和自己的意图统一了起来，既坦率地表达了自己的观点，也表达了对丈夫的体贴，丈夫过去说过的话妻子是记在心上的。这种交往是成功的，它对促进双方良好的关系起着积极作用。可图示如下：

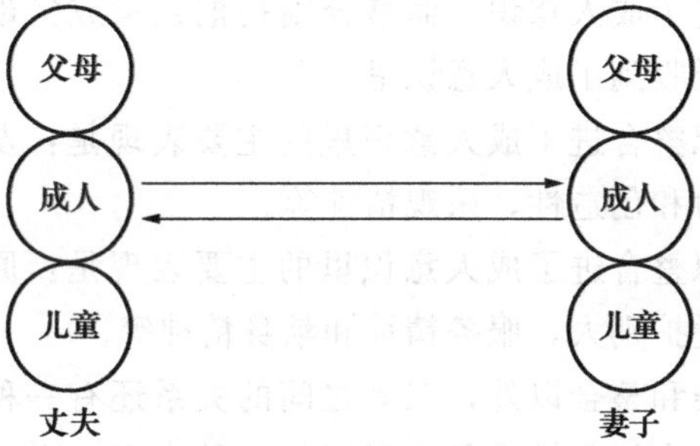

【例二】

夫：我的格子衬衣在什么地方？

妻：你呀，什么都不知道，就差一点儿要我喂饭给你吃了。

丈夫的话是探索性的，这来自成人意识。但妻子并不答复他的疑问，而只是指责，并且这种指责有点儿过分。从下图可以看出，丈夫的成人意识指向妻子的成人意识，而妻子的父母意识指向丈夫的儿童意识，二者交叉，这就不但使本次交往不成功，而且有可能妨碍下一步的交往。丈夫如果要使交往成功地继续下去，他也许不得不作检讨或者向妻子提出恳求，这就意味着以儿童意识指向妻子的父母意识。如果妻子首先告诉丈夫格子衬衣在什么地方，或者表示愿意帮助他寻找，或者说她现在正在忙于某件事，不能替他找，说声“对不起”，等等，妻子的反应也就同样是以成人意识对成人意识了。先作出这种反应以后，妻子当然可以对丈夫提出劝告或批评性建议，也还是成人意识的表现。

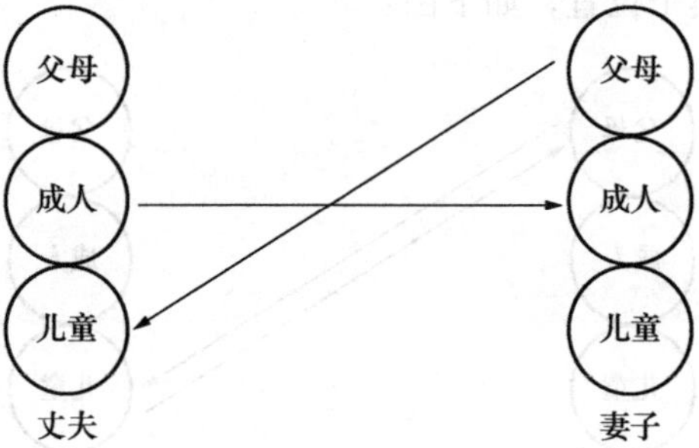

【例三】

夫：唉哟，我又头痛了，真难受……

妻：你也许是太紧张太累了，快躺下休息吧。我去拿点止痛药片给你吃。喝杯热茶也许会好一些，我这就去给你沏杯茶。亲爱的，别难过，一会儿会好起来的。

一般头痛并不是什么了不起的大病，作为一个成人是不必唉声叹气叫苦连天的。显然，丈夫在以儿童意识对待妻子，要求得到母亲式的关怀和照料。妻子以父母意识对待丈夫的儿童意识，正好满足了“儿童”的需要。只要是周瑜打黄盖，一个愿打，一个愿挨，交往便是成功的，双方都满足了心理上的需要。估计在我国，很多“良好的”夫妻关系都采取了这样的交往方式。所谓夫唱妇随，只不过是把上述夫妻的地位互相掉换了一下，也就是，丈夫扮演父母，妻子扮演儿童，丈夫对妻子进行指导，妻子接受丈夫的指导。严格地说，这并不是成人之间的健康的交往，至少不能说是高水平的交往，是有待于共同努力去提高的。如下图所示：

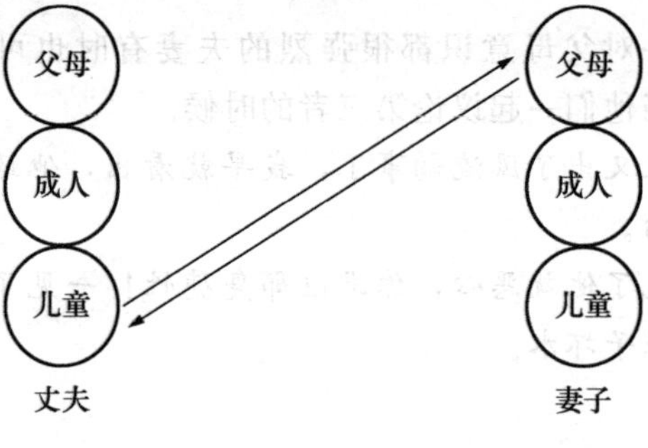

或者，换个位置，如下图：

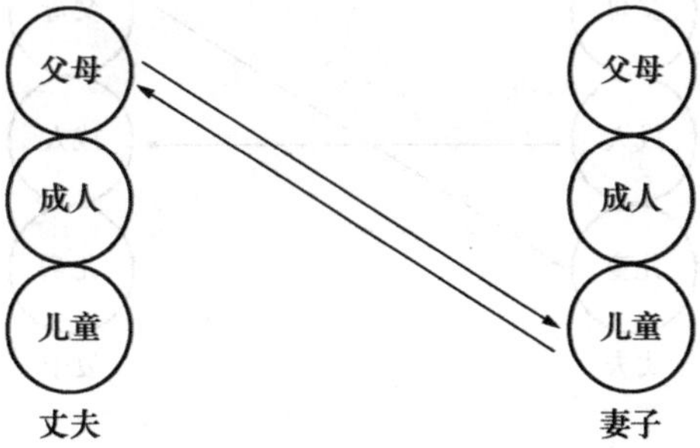

【例四】

有些夫妻几乎事无论大小都容易引起争吵，因为双方都以父母意识对待对方，把对方看做儿童，互相指责，都不服气。从下图可以看出，两个箭头是交叉的，这种交往是不成功的。每对话一次（一次交往）便交叉一次，也就是彼此总是话不投机。如下图：

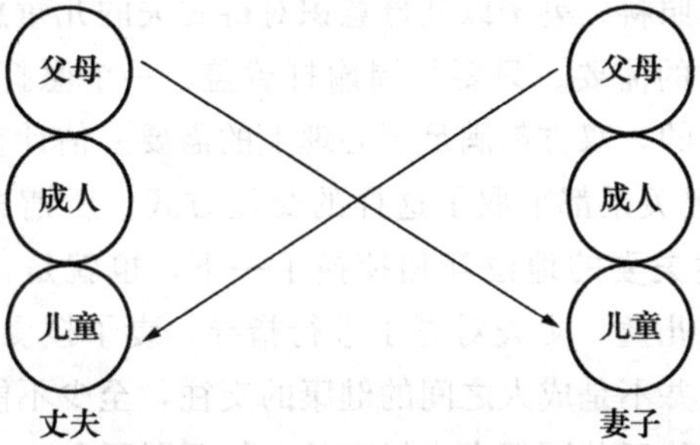

【例五】

但是，一对父母意识都很强烈的夫妻有时也可以谈得很投机，这就是当他们一起议论第三者的时候。

夫：老王又出了风流韵事了，我早就看出，他还会在男女关系上犯错误的。

妻：我见了他就恶心，你瞧他那臭德性！一见了女人就嬉皮笑脸的，一肚子坏水。

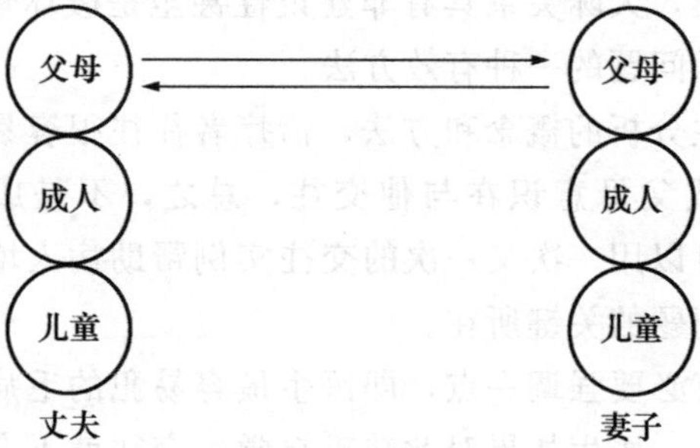

夫妻双方都以父母意识指责老王，可以聊一个晚上，“交谈是在融洽的气氛中进行的”。有人说，不少人实际上是“各人不扫门前雪，专管他人床上事。”从表面上看，夫妻之间的这种交往是成功的，但是，专门谈论第三者并不能解决双方之间存在的分歧和矛盾，也不能促进双方深入的相互理解。

【例六】

有些夫妻感情好，只不过是双方都以儿童意识对儿童意识，一起游戏，吃喝玩乐，如下图所示。除此以外，他们很少以成人意识对成人意识的交往，缺乏互相尊重和逐渐深入的理解。这种儿童式的交往不可能使人上升到高层次的精神生活上去。过了中年以后，夫妻的感情有可能冷淡下去，甚至分歧和争吵日益加剧，如果他们不改变交往方式的话。

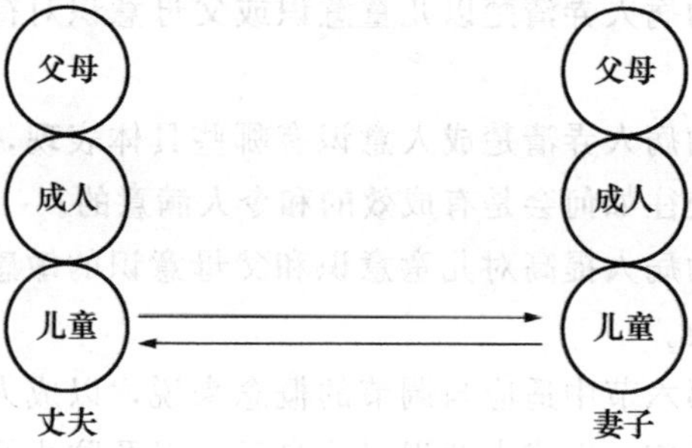

三、心理治疗中的应用

精神障碍总是表现为人际关系上存在着严重而持久的问题，

经常发生困难，人际关系具有非建设性甚至是破坏性。因此，交往分析是揭示问题的一种有效方法。

采用交往分析的概念和方法，治疗者往往很容易发现病人是用儿童意识或父母意识在与他交往，总之，不是成人式的。这样，治疗者可以用一次又一次的交往实例帮助病人增进对自己的理解，抓住问题的关键所在。

这里，有必要强调一点，即医生最容易犯的毛病就是以父母意识对待病人。医生如果对此缺乏自觉，交往就不会对病人有真正的好处，也许还会助长病人的依赖心理、自卑感等。医生的真诚应该体现在实事求是地对自己交往分析，做到了这一点，医生就能在与病人交往中不断提高自己，克服自己的毛病，从而对病人的帮助也愈来愈有效。

交往分析将医生和病人置于同等地位。医生和病人的交往便是治疗，但这交往又必须接受分析，也就是医生和病人一样，都要接受分析。尤其是把交谈录音后再放，医生的父母意识便会清楚地暴露出来，不允许医生掩饰或为自己辩解。这也许是交往分析的一个突出的优点。

初期的交往分析大致包含以下四个方面：

(1) 帮助病人弄清楚儿童意识和父母意识污染成人意识有哪些具体表现。

(2) 帮助病人弄清楚以儿童意识或父母意识对待别人如何会妨碍交往。

(3) 帮助病人弄清楚成人意识有哪些具体表现，以成人意识对待别人，交往如何会是有成效的和令人满意的。

(4) 帮助病人提高对儿童意识和父母意识的敏感性，从而改正和防止污染。

用本章第六节中适应与调节的概念来说，以成人意识对待别人是良好的适应；以成人意识对待自己，以及防止污染并把儿童和父母意识整合到成人意识里，是良好的调节。适应和调节互相促进，也就推动了成人意识的发展。交往分析的目的便是成人意识的发展。

在医生进行了讲解和多次实例的交往分析示教后，就要请病人自己来进行分析了，即把医生和病人交谈的一段录音由病人来分析。再进一步，还要请病人做家庭作业，即回到家里对病人与任何别人的交往进行分析。然后，医生对病人的家庭作业进行评定。病人一旦掌握了交往分析，他就可以在日常生活中得到提高。从这里可以看出，交往分析给病人发挥主动性提供了良好的条件和机会。

交往分析像其他矫正性治疗措施一样，也采取先易后难的循序渐进的方式。开始时，只分析相当明显和容易辨认的情况，或分析比较浅表的和容易改变的交往方式，以后再逐渐深入和推广。

交往分析像其他心理治疗一样，也必须重视病人的长处、成功和进步，绝不能只限于分析不成功的和不好的交往方式。

开始是学习方法，这时采取事后分析或对现成的交往记录的分析。如果病人的阻力比较大，开始时可以先分析别人的交往(病人未参与的交往)，一方面为了掌握方法，另一方面也可以减低阻力。

方法掌握得相当不错以后，病人的自觉性也有了增强，便可以进行预防性交往分析。例如，配偶说了某一句话，病人便不妨想一想，怎样作出应答便是儿童意识或父母意识，若要以成人意识作出反应，有些什么内容和形式的言语反应可供选择。

当然，交往分析要有重点。要防止病人不论什么鸡毛蒜皮都去分析。一般的说，解决一个重点问题，病人的交往能力或交往的成功率和满意度便会有明显的提高。例如，可以避免夫妻间无谓的争吵，增进谅解，改善关系，双方都感到满意。又例如，由于注意到不用父母意识去对待下属，与下属的矛盾便大大地缓和了。

交往分析不仅可以应用于实际的人际交往，还可以应用于分析自己的内心世界，这实在并不需要多高的想象和抽象能力。

显然，用交往分析的概念帮助病人提高对神经症性心理冲突的理解，是完全可行的。举例说，压抑意味着用父母意识对待自已的儿童意识。对自己强求，总是按“应该”办事，追求完美，也同样是过分发展的父母意识在起作用。内在的不安全感意味着儿童意识对父母意识的恐惧。怨天尤人既是父母意识过分指责的结果，也是儿童意识不负责任的表现。依赖无疑是儿童意识过分发展的一种表现。只顾一时痛快而大发脾气，是儿童意识在作怪，事后后悔不已则是父母意识又占了上风。自卑自责是父母意识过分发展的表现，而自高自大则是儿童意识的流露。总之，心理冲突可以说是父母意识与儿童意识之间的冲突，也可以说是成人意识受了儿童和父母意识污染而陷于自我冲突之中。

一个人在一生之中第一次体验到意志自由的时候，成人意识便开始萌芽。这种体验随着人际交往和个人能力的发展逐渐取得了理智的形式，便成为自觉性和对自己负责的精神。对于神经症性心理冲突者来说，首先而主要地是清除父母意识的污染，也就是从各种禁忌中解放出来。清除父母意识污染的过程，也就是增强自觉性的过程。在这一过程中，父母意识的积极因素有可能整合进成人意识里。如果病人的依赖心理明显而强烈，清除儿童意识对成人意识的污染就成为迫切的。在这一过程中，必须鼓励病人儿童意识中天赋的享乐倾向，并把它整合进成人意识里去，这也就意味着权利观念的发展。

对自己的理解跟对别人的理解是不可分割地联系在一起的。没有参与，不可能真正理解别人。不把别人的言语行为跟自己的反应联系起来，也不可能真正理解自己。因此，脱离开对实际交往的分析，所谓理解就会流于空洞和抽象甚至只是玩弄名词术语。这是我们最容易犯的毛病，神经症病人尤其如此。交往绝不只是词句和概念的传递，它总是伴有相应的情感体验和一定态度或行动倾向（目的性）的。交往分析之所以有效，就在于它是现实生活的分析，是活生生的“我”和活生生的“别人”的分析。神经症病人的智力和理性本身并没有问题，他们绝非思想懒汉，恰巧相反，他们照例是勤于思考的。毛病在于，他们的思考往往抽掉了交往的现实的体验，掩盖了交往的真实动机和目的，也就弄不清楚非建设性甚至破坏性交往时的体验和目的究竟何在。交往分析迫使我们面对内心的现实和客观的现实，使回避无计可施。因此，治疗者必须始终抓住交往这个实体，由言语、行为、情感、态度和目的等有机地组成的实体。否则，治疗便会蜕化为抽象的说教和单纯知识的灌输，那是注定要失败的。

四、生活态度

交往分析提出了四种生活态度，也很有启发性。这四种生活态度是：

（1）我不好，你好。

（2）我好，你不好。

（3）我不好，你不好。

（4）我好，你好。

这里，“好”和“不好”的原文是OK和NOT OK。OK的意思是：“对”、“正确”、“行”、“好”等，是口语中很常用的说法。OK意味着肯定的评价，而NOT OK则是一种否定的评价。

（1）可以说是儿童式的生活态度，这是父母不断的批评指责和纠正造成的。

（2）可以说是少年式的生活态度。少年人独立自主精神发展了，但他们还不善于把人己之间的冲突加以协调统一，他们多富于叛逆精神，因此把（1）给颠倒了过来。

（3）可以说是青年式的生活态度。青年人智力和理性的高度发展使他们不能不承认自己“不好”，但他们同时敏锐地看出别人也“不好”。

（4）可以说是成人式的生活态度。这是宽容精神和乐于接受的表现，既宽容和接受自己的弱点，也宽容和接受别人的弱点，也只有这样，才能既尊重别人，也尊重自己。如果把“我好，你好”的生活态度视为是非不分的老好先生，那是对原作者的误解。

上述四种生活态度之说是一种通俗易懂也相当深刻的概括，它对我们每一个人待人接物的得失是非都是富于解释力的，因为成年人也难免有时会有前三种生活态度的表现，这就提醒我们人格中尚有不成熟的地方。当然，对于神经症病人，它也可以作为一种解释框架而应用于心理治疗。

交往分析还将一个人如何渡过他的时间加以考察，提出了下述六种成分：

(1) 活动。指工作、生产、家务劳动等以及这些活动中所包含的交往。

(2) 消遣。包括各种游戏和娱乐。

(3) 退缩 (withdrawal)，主要指个人独处。人大概都需要有退缩的时间，不能一年四季一天到晚总是跟人家交往。

(4) 礼仪 (ritual)。社会生活中少不了各式各样的礼节和仪式。

(5) 博弈 (game)。这是交往的一种特殊形式，它在社会生活中反复发生且复杂多变，参加者各有个人的动机和计划但照例藏而不显，貌似合理而实际上包含着各种圈套和诡计，互相斗智。

(6) 亲密。指两个人亲密地相处，主要指夫妻或情人。

通过对上述六种生活成分的分析，我们可以了解一个人，尤其是病态的性质和严重程度。

对于活动，健康人重视效用，心理冲突者却追求完美；健康人看到效用可感到满意，心理冲突者却需要别人给予肯定的评价。

对于消遣，健康人只是为了愉快，心理冲突者却为了各式各样的目的，唯独忽视了愉快的体验。

对于退缩，健康人或者为了休息，或者为了宁静或阅读思考，心理冲突者却只是回避，为了减轻痛苦。

对于礼仪，健康人既表现为尊重别人，也维护了自尊，心理冲突者却为了安全。

对于博弈，健康人是一种适应性反应，心理冲突者却为了恢复内心的平衡，是一种代偿，且往往是过分的。

对于亲密，健康人是相互的和双向的，心理冲突者却往往是单向的，不是单纯为了别人，便是单纯为了自己；健康人出于爱，也体验着爱，心理冲突者却出于依赖，或者为了控制和占有对方，他们很难或不能体验爱的愉快和满足，总是处于爱的饥渴之中，尽管表面上看去关系是亲密的。

可见，分析上述六个方面有助于理解心理冲突者痛苦和困难之所在。

在评定时，我们可以采用四种尺度：

(1) 每一种成分花多少时间，各占多大的百分比。

(2) 每一种成分的客观效率如何。

(3) 权重，即个人心目中对这六种生活成分相对重要性的看法或评价。

(4) 满意的程度，指个人对每一种生活成分满意的程度和总体满意程度。

前二者是客观的，后二者是主观的。通过这四种尺度的评定，可以进一步了解我们的服务对象的性格、心理状态和心理卫生情况。

对于神经症病人，在这里特别强调的一点是生活的游戏性(playfulness)的一面。有人（见 J. Huizinga，1955）从人类文化的研究的角度指出了游戏行为的文化功能。确实，从所谓原始文化到现代人类文明生活，文化普遍地包含有游戏的要素。就个人与个人之间的关系来说，人际相互作用的每一种形式既有严肃的一面（例如被诗人和戏剧家所讴歌的爱情之神圣和忠诚不渝），也有相应的游戏性的一面（如打情骂俏）。如果一个人过于严肃而拙于游戏，那么，他或她的社交就会有缺陷，甚至发生严重的社交困难。用交往分析的观点看，神经症病人是“不会游戏的人”(T. A. Harris，1973)，或者说，他们的成人意识被父母意识所污染而儿童意识则几乎被完全排斥在成人意识之外。通过父母及其代理人，这种人从小一直接受惯了社会的命令，戴上了社会强加于他们的一副一本正经的精神面具，以至到了成年，僵化、刻板而严肃的生活风格已经成了他们性格的重要组成部分，完全排斥了游戏性。其实，时至今日，娱乐和消遣活动几乎都已经成了一部分人的专门职业。因此，工作和娱乐之分已经不能用生产和管理这个社会标准来区分，而在很大程度上要看一个人的态度。对所从事的职业很感兴趣的人，工作对他们未尝不是一种乐事和享受，而对于缺乏享乐能力的人来说，再美的风景和精彩的文艺演出也是味同嚼蜡。

在前面，我们不止一次提到，神经症病人过分关注人际世界，而忽视他们个人自己的世界。这表现在，与病人交谈时，他们往往渲染待人接物的艰难，人们如何在勾心斗角。伯恩（E. Berne，1964）把他研究人际关系心理学的著作以 *Games people Play*（直译为“人们所玩的游戏”）作为主标题，说明作者已经抓住了这一要害。社会生活中复杂的人际相互作用确实充满着利害冲突和明争暗斗，长于此道且乐此不疲者利用它，一般人适应它，而神经症病人想利用它来代偿内心的冲突却着着失利，终于陷在里面痛苦地挣扎，似乎看透了却苦于无法脱身。对此，交往分析不失为一种有效的观点和方法。

第十节 起作用的共同因素

夏特和斯特拉普（T. E. Schacht and H. H. Strupp，1985）对心理治疗如何评价的问题作了很好的评述。他们指出，迄今为止，还不能结论性地证明，某些类型的心理治疗对某些类型的问题有独特的疗效。同时，大量研究证明，多种不同的心理治疗是有效的，但总体疗效没有显著性差异。这就很自然地使人推断，不同心理治疗具有若干起作用的共同因素。

马然（A. R. Mahrer，1989）认为，起作用的共同因素有六个：①矫正性情绪体验；②从事新的有效行为；③提供可供选择的生活态度；④治疗者与病人之间的关系；⑤随时准备接受社会影响；⑥意识扩大性自我探索。马然指出，这六个因素并不能截然分开，它们互相之间有重叠，因为它们并不是在同一水平上的抽象产物。

在分别讨论这六个共同因素以前，作者愿意强调指出，治疗者个人是一切心理治疗起作用最重要的因素。这一点似乎很明显，因为采用一种治疗的两位医生在同一位病人身上所起的作用往往大不相同。医生的社会名望或权威性在这里起着作用，是很难否认的。但是，有时候我们会发现，从事专业不久的年轻医生疗效令人惊异地好。这可以从两个方面来解释。俗话说，初生的牛犊不怕虎。年轻医生还没有经历过严重挫折，因此，他们信心十足，不容易产生沮丧的心情。其次，刚从事一种职业不久，他们对工作有新鲜感，甚至充满好奇心，并且，一般的说，年轻人更富于热情。这些对心理治疗显然是起良好作用的因素。中老年医生不妨随时提醒自己：挫折和失败是否使我的信心有所下降？面对难治疗的病人我是否一开始就有些信心不足？多年的重复性常规工作是否使我的好奇心和热情下降了，甚至有些厌倦？如果有这些情况，那显然会妨碍疗效。湖南民间流传着“老医少道”的说法，因为年轻的道士阳气旺盛，足以吓退鬼邪，而医术主要靠经验的积累，所以医生年纪愈老愈容易得到病人的信任。医生的个人魅力在心理治疗中的作用是不容忽视的。我们不妨把医生的个人魅力大致分为两种，一种是浅表的，一种是深层的。前一种魅力往往一下子就能把病人吸引住，这也许主要来自医生的外貌、仪表、表情和举止，以及与陌生人交谈的技巧等。但这种魅力的作用难以持久。深层的个人魅力也许是病人一下子不容易感觉到的，但相处时间愈长，病人的体会也愈深。这种魅力来自医生的真诚，对病人内心世界的投入和理解，对病人无条件的尊重，在照顾病人此时心情的同时还考虑到他长远的利益，一句话，来自医生对人性之深刻的领悟。

现代医学教育还没有简捷的方法可以推断，什么样的青年人或医学生将来很可能或很少可能成为好的医生。对于培训心理治疗者，这个问题更加难以解决。

弗洛伊德的方法也许是迄今为止最可靠的，这就是，学习精神分析的唯一途径就是本人接受长期系统性的精神分析。从这里我们可以推导出一个要点：心理治疗者如果严重地缺乏自知之明，不能对自己进行反思，那么，他在工作中就难免出问题。因此，我们在每一次心理治疗时，要随时保持警觉，察觉到自己内心产生了什么反应，以防止个人偏性的干扰。一般的说，我们不妨对自己提出以下问题：

(1) 过去我有些什么心理冲突？是否留下了一碰就痛的疮疤？现在我还有什么隐藏着的心理冲突？我有没有过分使用某种防御机制的倾向？举例说，投射的病理程度愈高，投情的理解能力愈低。

(2) 马斯洛所说的基本需要我都满足了吗？举例说，有不安全感的治疗者倾向于强调技术的重要性，因为过分使用技术性措施可以使自我躲在它们后面，把不安全感隐藏起来。

(3) 我是弗洛姆所说的占有型的人吗？(见第七节)

(4) 我的心灵是开放的（open mind）还是封闭的（closed mind）？

开放的和封闭的心灵之分型是洛基奇（E. A. Rokeach, 1960）提出来的，作者基于心理治疗的实践需要对他的描述作了修改，简述如下：开放者感到周围的世界和处境通常是友好的，而封闭者常感到是威胁性的；对于权威，开放者并不一概而论，而是看权威的某一具体形式（人或组织）和他有无利害冲突，有无合作的可能，有哪些优点和缺点，封闭者倾向于把权威绝对化，不是崇拜或认同，便是反对；对立的社会意识形态（例如唯物主义和唯心主义，辩证法和形而上学，集体主义和个人主义，社会主义和资本主义，无神论和有神论等等）在开放者的心里是互相沟通的，而在封闭者的心里是彼此孤立和排斥的；对人的评价，开放者倾向着眼于具体的言语行为，他宁愿说某人的某一行为是好的或不好的，而不大愿意说某人是好人或坏人，封闭者倾向于对整个人作全盘的评价并且往往带有盖棺论定的性质；每个人心里都有许多对“相信—不相信”的信念子系统，开放者诸子系统之间的分歧小，而封闭者诸子系统之间的分歧大；开放者的时间观是宽阔而流动的，封闭者的时间观是狭窄而固定的；开放者不大用“非黑即白”或“非此即彼”的观点考察事情和待人接物，封闭者却经常用这种观点。一般的说，一个人的封闭性愈强，心理治疗的困难愈大，麻烦愈多。

一、矫正性情绪体验

不同的心理治疗都可以为病人提供这种情绪体验的条件。从消极的方面说，病人的焦虑、紧张、沮丧、自卑等心情可能减轻，而从积极的方面说，病人在与治疗者交谈中可能萌生希望甚至信心，感到轻松愉快，感到被理解和受尊重。弗兰克（J. Frank，1986，参看《心理治疗讲座》，刘平等译，天津科技翻译出版公司，1990）提出了精神崩溃假说（demoralization hypothesis），意思是说，神经症和其他精神障碍病人求助于心理治疗时有一共同之点，即他们感到沮丧，对自己的困境感到无能为力，各种心理治疗的方法虽异，但起作用都在于帮助病人摆脱沮丧和无能为力感。心理冲突者的典型体验是，他感到无法应付自认应该能够处理的问题。在人际关系上，病人觉得周围的人应该理解他，实际上他却感到人们对他充满误解。病人还认为，那些应该帮助他的人似乎不能或不愿意帮助他。这使病人感到被疏远、孤立，感到委屈甚至愤懑。病人的情绪和行为可使周围的人对他产生不满，这样便形成人际间的恶性循环，终于导致沮丧甚至绝望感。

过去一个时期，英美精神病学书刊都把神经症称之为情绪障碍。情绪障碍是一个不恰当和容易引起误解的术语，但它也描述了一个普遍的事实，即神经症病人都有扰乱的和不快的情绪。对于这种病人，江湖医生往往能够迅速取得明显的疗效，尽管疗效照例是不持久的。道理就在于，江湖医生善于迎合病人的情绪，“神奇”、“特效”、“妙手回春”和“祖传秘法”等，确实能使很多神经症病人精神为之一振，似乎抓住了救命的稻草，疗效也就在这里。

专业心理治疗者摒弃上述做法。这一点，弗洛伊德的态度尤其鲜明，他说：

“通常要使一位病人接受一种新方法的治疗时，医生往往夸张这种方法的轻便，好使病人相信它的效力。……但是要用精神分析治疗神经症病人的时候，我们的手续可就不同了。我们要告诉他这个方法如何困难，如何需要长久的时间，如何需要他本人的努力和牺牲；至于疗效如何，我们告诉他不敢预定，一切成功都靠他自己的努力、了解、适应和忍耐。”（参看高觉敷译《精神分析引论》，商务印书馆，1984，第3页）

布鲁克（H. Bruch，1974）认为，症状各异的病人有一个共同之点，他们的“重心”都不在自己身上，总是以某种方式放在别人身上。这就是本章在第二节以及其他章节反复提到的依赖心理，缺乏独立自主精神，倾向于把自己心理上的问题归咎于客观原因等心理冲突者的特征。正因为如此，布鲁克的话可以视为上面那一段弗洛伊德的话很好的注脚。如果我们迎合病人的依赖心理，医生似乎可以包打天下，无需病人的努力，神经症就一定会好，那只能强化病人的依赖性。这种移情可以使症状暂时减轻，但从长远来说，对病人却是弊多于利的。医生过甚其词和不负责任的保证，一旦被病人觉察到不能兑现，病人将陷于幻灭的苦痛甚至绝望之中。因此，布鲁克认为，心理治疗的任务在于帮助病人形成他自己的“重心”，也就是自信和自我支配，觉察到自我的真实存在，按自己的生活目标去寻求满足。要做到这一点绝非易事，也颇需时间，但这样的矫正性情绪体验，才是持久地逐渐深入地起作用的因素。

显然，不论病人的病情和个人特点如何，一概照搬弗洛伊德的那段话对每个病人说只能是有害的教条主义。一般的说，我们必须根据病人的焦虑水平、他的耐受性、理解和反思能力的水平等作不同的处理，既照顾到病人目前的情绪，也考虑到他深层的问题和将来比较彻底的解决。支持性心理治疗（如安慰、鼓励、简单肤浅的解释和适当的保证等）可以降低焦虑水平，而逐渐深入的意识扩大性自我探索可以提高焦虑水平，这两种技术需灵活掌握，有时需交替使用。贝克（A. T. Beck，1985）所提出的帮助病人监测自己焦虑紧张水平的技术是有用的。病人往往认为病情老不好，他们容易记住焦虑加重时的痛苦，而忽视焦虑减轻时的体验。事实上，焦虑紧张水平总是有波动的，不会老是维持在同一水平。如果病人认识到每次焦虑紧张发作一般都有开始—逐渐加重—高峰—逐渐减轻这样一个过程，他就能较成功地应付自己的焦虑。例如，在社会场合下，病人只要听其自然地等待焦虑的减退，事情就好办得多。

这里不妨重复一下在第七节里引用过的弗洛姆的话："精神分析中最重要的治疗因素是治疗者给病人以活力的品质。如果治疗气氛沉闷不活跃，使人感到无聊，那么，即使是最细致的开导也是不起作用的"。近几十年来的精神分析者多反对弗洛伊德所主张的"空镜"式的态度，而主张积极的参与或干预。以精神分析开始其职业生涯而后来背离了精神分析的许多心理治疗家就更是如此了。看来，在生活中积极进取而又富于幽默感的人比较容易使心理治疗交谈变得生动活泼，这无疑更有利于为病人提供矫正性情绪体验的条件。这意味着，在日常生活中学习"做人"是心理治疗者的一项"基本功"。

二、从事新的有效行为

启发、鼓励和支持病人从事新的有效行为，可以是公开的和直截了当的，包含明确的建议和具体的指导，也可以是含蓄的、间接的和暗示性的。如此说来，从事新的有效行为确实是多种不同心理治疗起作用的共同因素。

标准的行为治疗自不待言，它们的治疗技术主要着眼于病人的行为，例如，通过有计划、有步骤的自我训练，用面对现实的行为替代回避行为，矫正适应不良的行为。

贝克（1985）明言，他的认知治疗的"总体策略是言语性程序和行为矫正技术的混合。"梅琴鲍姆（D. H. Meichenbaum，1977）把他的治疗称作认知行为治疗。实际上，多种标准的行为治疗技术，如系统性脱敏、行为示范、厌恶条件化等，梅琴鲍姆都加以采用。他要求病人每天进行应付行为的"个人实验"（personal experiment）结合所谓内部对话（internal dialogue），更是治疗的一个重点。

艾利斯（A. Ellis，1962）的职业生涯是从婚姻家庭的一般性咨询工作开始的。很快他就转入经典的精神分析训练和实践，然而，不久他对精神分析感到不满，遂尝试应用巴甫洛夫学说于心理治疗，终于创立了他独特的合理情绪治疗。这种治疗的理论渊源不难看清，而在技术上或实践上可以视为认知行为治疗的一种，因为行为治疗的多种方法都围绕着认知和情绪的处理而加以应用。

作者认为，行为治疗技术与其他理论和技术都根本不同的心理治疗技术通常并不冲突，也就是说，即使你不相信行为治疗理论对人性的理解，它的治疗技术还是可以酌情加以应用的，道理很简单，这样做对病人有好处。坚持一定的理论观点是完全可以理解的，但由于门户之见而妨碍了心理治疗疗效的提高，却是不可取的。心理治疗者必须把病人的利益放在第一位，这个原则是很难反驳的。

作者从未采用过正规的行为治疗，但是，在条件许可的情况下，作者总是鼓励和支持适合于行为治疗的病人在接受作者治疗的同一时期里也接受行为治疗家的指导。

在日常心理治疗中，对于神经症病人，作者对从事有效行为这一点总是加以强调的。

作者对烦恼多的神经衰弱病人常提出以下的解释模式：

W 表示烦恼，D 表示欲望，B 表示满足欲望的有效行为，则 $W=\frac{D}{B}$。许多病人看到了烦恼与欲望成正比的关系，企图用“想开”、“看透”来压抑欲望，以达到无烦恼的境界，他们的亲友照例也这样劝他们，但实际上这是办不到的。黑格尔写道：“自我意识就是欲望之一般。”（见《精神现象学》，贺麟、王玖兴译，商务印书馆，1979，上卷第 116～117 页）企图消灭欲望等于企图消灭自我意识。显然，对于生活来说更重要的是上述公式的另一面，即烦恼跟导致欲望满足的有效行动成反比。人的欲望是没完没了的，永无完全满足之时，但只要我们采取导致欲望满足的有效行动，就会减少烦恼。读者不妨去调查了解几位烦恼少的人，就会发现，他们的生活态度是积极的，总是在采取有效行动去满足欲望。可见，一个人的烦恼，与其说取决于尚未满足的欲望的多少和大小，毋宁说取决于有无导致欲望满足的有效行动。压抑欲望的人，欲望并不消失，甚至欲望还反抗性地加强了，而压抑的直接结果倒是把有效行动扼杀在摇篮里了。愈是压抑欲望，烦恼愈甚，道理在此。更糟糕的是，压抑使欲望变得不明确，代之而起的却是一大堆"应该"，因此，病人一开口就是"我应该怎样"，而很少从"我喜欢"、"我想要"、"我愿意"出发。黑格尔写道："苦恼的意识就是那意识到自身是二元化的、分裂的、仅仅是矛盾着的东西。"（同上，第140页）通俗地说，苦恼的意识就是"应该"和欲望这两个对立面构成的心理冲突。

如果上述解释对病人发生了良好的作用，那么，效果的产生恐怕不只是来源于病人的领悟，随着自我意识这个"欲望之一般"的领悟，一定会促使病人从事有效的行动。

人的肠道活动全都不受意志的支配，唯一的例外是肛门括约肌。泌尿系统的活动全都不受意志的支配，唯一的例外是膀胱括约肌。这些事实意味深长。

肠道的活动，不论是肠道的蠕动还是消化腺的分泌，都与社会无直接利害关系，因此社会不管它。泌尿系统分泌和储存尿液，同样也与社会无直接利害关系，因此，社会也不管它。凡是社会不管的个体机能，个人不可能对它有随意的控制。粪便和尿液又脏又臭，危害公共卫生，社会不能不管。因此，社会要求个人控制排便。社会一要求，个人也就发展了相应的能力。我们每个人都能随意控制肛门括约肌和膀胱括约肌，使大小便排在适当的地方而不致有碍公共卫生。

人的思想活动和内心体验本身与社会并无直接利害关系。我们都明白，任何人也无法直接知道别人心里在想些什么，我们只能根据一个人的言语、表情和行为去推断他的内心世界。因此，社会想直接干预我们的思想也办不到。神经症病人有一种错误的观点，总以为直接控制自己的思想情欲是容易和成功的。其实不然，最有效的办法是，通过控制我们的行为去间接地改变我们的思想情欲，这也就是有效行为的一个重要含义。神经症的要害，不在于病人控制不住自己的思想情欲，而在于病人不通过有效行为去改变或满足自己的思想情欲。病人的典型表现是，整天苦思冥想，为苦恼而苦恼，却很少有效行为。

即使我们能够有条件地直接控制自己的思想情欲，这也绝不是个好办法。习惯于控制思想情欲的人患神经症的可能性比一般不这样做的人要大得多。控制思想情欲难，控制行为易，我们为什么不选容易做的呢？其实这就是生活的实践的观点。神经症病人完全可以成为精神健康的人，只要他敢于面对现实并勇于实践。除了客观世界以外，这里现实还指个人的内心世界，这就有赖于意识扩大性自我探索了。

三、提供可供选择的生活态度

无论不同的心理治疗采取什么样的治疗策略，提供可供病人选择的生活态度被许多理论家公认为是促进治疗性改变的一个共同因素。戈尔弗里德（M. R. Goldfried，1982，转引自 A. R. Mahrer 1989）写道："所有不同形式的治疗都有共同的临床策略，即为病人提供另一种看待他们自己、他们的行为以及周围世界的方式。"

供病人选择的另一种生活态度，可以隐含在治疗者的言谈举止和职业态度之中，也可以明确地体现在治疗者与病人对问题的讨论之中。一句话，在整个治疗过程中，治疗者的生活态度活生生地呈现在病人面前，这当然会影响病人，促进病人的改变。

长期接受弗洛伊德的精神分析，很难想象，病人会不受弗洛伊德对待自己和病人，对待性欲、本能以及欲望一般的态度的影响。

即使是行为治疗家，他们并不和病人侈谈什么生活态度，他们自己认真的生活态度、重实践的精神、对病人耐心的指导和热情的帮助，等等，也会给病人留下不可磨灭的影响，而不会只限于教会病人一些行为矫正的技术。

弗兰科（V. Frankl，转引自《成长心理学》，舒尔兹著，李文湉译，三联书店，1988）37 岁时（1942）被押送进了杀人魔窟——奥斯维辛集中营，在那里度过了三年极其严酷、痛苦、饥饿和寒冷的生活。到 1942 年这一年，这个有组织的、高效率的杀人世界已经毁灭了六百万犹太人的生命。弗兰科是极少数幸存者之一。他的父亲、母亲、兄弟、妻子几乎所有家庭成员都在大屠杀中被害了，只有他本人和姐妹中的一个幸免。弗兰科经受了极严峻的考验，活了下来。他这样描写他的俘虏伙伴："灾难使他在他的生活中再也看不出意义，没有了目标，没有了目的，因而也就没有坚持下去的意义。不久他就死去了。"尼采说过，"懂得为什么活着的人，无论什么样的生活他都能忍受。"弗兰科对此有深刻的体会，他认为，在一切情况下，包括痛苦和死亡在内，都能够发现意义；忍受痛苦是为了活下去，只有在受苦中也能发现某种意义，才可能活下去。战争结束后，弗兰科回到维也纳，继续担任精神病学教授和临床主任。他重新开始工作，研究关于意义意志对人的存在的重要性，他把他的心理治疗叫做意义治疗（logotherapy），他的人性学说建筑在意志自由、意义意志和生活的意义三个支柱之上。不难想象，像弗兰科这样的人，对生活的意义有如此深刻体会的治疗者，他的生活态度对病人会有多大的震撼力量。

当然，这绝不是说，只有经历过死亡严峻考验的治疗者才会对病人的生活态度产生重大影响。皮尔斯（F. Perls）自称他原来是一个"平庸的"精神分析者，后来对精神分析产生怀疑，终于抛弃了原来的信念。他下定决心，不要他自身以外的任何来源的支持，从此，他获得了这样的认识："我必须对我自己的存在承担一切责任。"他的格式塔治疗（Gestalt therapy）就以此为基本观点。从马斯洛的评论以及皮尔斯的传记作者谢佩尔德的描述看来，皮尔斯是位放荡不羁的人，但是，他也极端忠实于自己，"从不为隐藏他的任何一个方面而伤脑筋，他似乎是和蔼、高尚、热情、圣洁和下流、粗鲁、色情而古怪之奇妙的混合物。"1970 年，皮尔斯住进芝加哥医院时，警察不得不命令围在医院周围成群乱转的、焦躁不安的忠诚信徒走开。他们等在那里一连六天之久，直至皮尔斯死去。不论人们怎样议论皮尔斯，议论者们都不能否认他的追随者对他的忠诚，对皮尔斯以及他的原则的信奉。

据舒尔兹说，这种情况在他写书的 1977 年，比 1970 年很可能更强烈了。

从上面的介绍可以看出一位心理治疗者对他服务的对象影响之深。也许，这是美国的情况。在中国，人们对一位心理治疗者似乎不大可能产生这样的狂热信奉。然而，巫婆和巫师在我国农村大行其道，十几年前自称“上帝的女儿”和讲“宇宙语”的张香玉也曾在大城市里刮过一阵妖风。从这些事实看来，问题似乎不在于中国人毫无“狂热”，而在于中国的心理治疗者如何适应中国这块特殊的文化土壤。

四、治疗者与病人的关系

这个因素即使不是所有心理治疗的特征，也是在多种心理治疗中经常被强调的一个共同因素。不同的治疗有不同的说法：移情关系，帮助关系，工作或治疗同盟，促进关系，真实关系，遭遇关系，亲密关系，特殊的建设性关系，双方卷入的关系，等等。

对治疗者与病人关系的作用大体上有两种不同的解释。一种把关系只看做是媒介或手段，借助于它，各种治疗技术才得以发挥作用。另一种把关系本身看作起作用的治疗因素，不仅是媒介或手段。作者倾向于后一观点。

精神障碍总是表现为人际关系困难或带有破坏性。各种心理治疗都意味着治疗者与病人之间建立和发展特殊的建设性关系。前面不止一次提到过，正是这种关系的特殊性使专业心理治疗区别于其他各种人际关系。

许多事实表明，治疗者与病人的良好关系本身可以缓解甚至消除症状。同时，在病人亲自参与建立和发展这种关系的过程中，病人也就学到了如何与别人发展关系的实际知识和技术，同时也体验到了建设性关系对他的意义。显然，建设性关系使病人摆脱了孤立状态。

多种心理治疗有一个共同的假设性前提：即使问题源于早年的创伤性和混乱的生活经验，也可以通过某种全新的亲密的人际关系而得到矫正和解决。

在1988年和1990年两次中德心理治疗讲习班上，不少同行提出了自己的病例和治疗经过的报告，在教员的指导下进行小组讨论。开始时，两位德国教员都感到有些意外，为什么中国心理治疗者只字不提治疗者与病人之间关系的建立和发展问题。按德国教员的理解，不论这种关系发展遇到了困难还是进展得顺利，理所当然会是报告者谈论和小组成员讨论的中心问题之一。后来，德国教员才明白，原来我们的心理治疗基本上还停留在非专业的水平，我们既不善于倾听，也不善于探索或商讨性地提问，似乎根本没有什么情感卷入，而只是急于根据起病诱因的生活事件作肤浅的解释，对病人的症状作肤浅的解释，一旦病人未能接受或表面上接受而病情并不见好转，我们便感到很棘手了。再者，我们的治疗一般地次数太少且时间太短，即使治疗者关心体贴病人，真正建设性的亲密关系还是谈不上。看来，提高我们心理治疗的水平，这是一个值得大家特别重视的关键性问题。

五、随时准备接受社会影响

病人求助于心理治疗者，这本身就意味着准备接受社会影响。但是，一般的说，仅有初步的求治动机，那是远远不够的。很多病人求治于精神科医生，只是认为精神科这种专科的医生可能治好他的特殊的病，去掉他的症状，而谈到社会影响，病人也许并没有任何明确的观念，也没有过切身的体会，因为在病人的生活经历中，周围人对他的影响总的说是使他们不快的。这种情况绝不限于中国，在美国也很普遍。据拉泽尔等（A. Lazare *et al*，1972，转引自B. L. Bloom，1981）对15年门诊病人的研究总结，发现超过50%的病人经第一次治疗性交谈后便脱失了（不再求治）。可见，求治的病人大多数并没有接受社会影响的准备。

因此，心理治疗者的首要任务之一，是培养病人随时准备接受社会影响的能力和自觉。当然，这跟与病人发展关系是密切联系的，很难划分清楚的。但是，培养接受社会影响的能力和自觉，更多的集中于关于人际关系问题的讨论，帮助病人弄清楚某些与病人最关紧要的社会影响机制，例如吸引、喜欢、爱、厌恶、憎恨、攻击等的机制，如何处理从众、顺从、服从和保持独立自主性这类问题，等等。当然，心理治疗不能流于一般的清谈，而是通过讨论病人的具体人际关系经历来促进病人的理解。

总之，个别心理治疗主要限于给病人接受其他社会影响提供示范性经验。

只有在各种集体或小组心理治疗中，社会影响才特别突出。在对青少年进行个别心理治疗的过程中，有时可以请重要关系人参加。

六、意识扩大性自我探索

这里，关键是病人的自我探索。尽管需要治疗者的启发和帮助，但不能代替病人思考而采取灌输的方式，因为灌输很可能遇到阻力，即使病人接受了，也作用不大。精神健康者在生活实践中不断进行自我探索，病人完全可以学会这种本领。用灌输的方式，即使解决了眼前的问题，如果病人不会自我探索，下次遇到问题仍需求助于治疗者。

自我探索使意识扩大，过去觉察不到的内心世界逐渐呈现，人们对自己的理解得以提高或深入。

不同观点的治疗家对这一过程有不同的解释。咨客中心治疗认为这是对自己的内在感受的挖掘或开发。精神分析家认为这是对“无意识”的洞察或领悟。存在主义者认为这是对亲在（我这个存在）的觉察。格式塔治疗认为这是对心理之格式塔（亦译完形）的觉察。不论各家看法多么不同，共同因素都是通过探索使意识得以扩大的过程。

认知治疗也有类似的情况，只是解释不同罢了。例如，通过认知治疗，病人认识到在诱发反应的刺激或生活事件和反应或结果之间还有自己的认识情感活动在起着中间环节的作用，这就是所谓填空（filling the blank）。换言之，原来对病人来说是毫无所知的一块空白，现在有了意识的内容，也就是意识扩大了。

弗兰科的意义治疗同样包含这个共同因素。按这种理论，经过治疗，病人发现和体验到了自我存在的意义、生活的意义，也就是丰富了意识的内容，当然可以理解为意识扩大了。

比较特殊的是行为治疗。自我训练和行为矫正过程本身似乎没有意识扩大性自我探索。其实并不尽然。关键在于病人是否开动脑筋积极地参与行为治疗，如果是的话，估计这个过程也包含有意识扩大性自我探索。尤其是新的有效行为意味着丰富了病人的行为储备，必然伴有意识扩大，那是无可怀疑的。成功的行为治疗使病人自信心增强，行为的自觉性和责任感也增强了，这里蕴含着实践过程中的自我探索，用人本主义的术语说，这是一条走向自我实现的道路，必然伴有意识扩大。再者，在行为治疗过程中，照例要求病人按一定的规格或量表对自己进行评定，这也是一种自我探索的过程。

因此，可以说，意识扩大性自我探索是多种心理治疗起作用的共同因素。

当代心理治疗实践有强烈的整合倾向。将上述共同因素加以整合，根据病人的情况以及治疗者理论和实践上的考虑加以灵活运用，看来是整合性心理治疗的一种可行的策略。

第十一节　治疗技术杂谈

一、修养与技术

作为一种伦理信条，心理治疗者应该为病人服务，把病人的利益放在第一位，是无可争议的。但是，这话说起来容易，做起来却难，有时甚至很难。大家都知道，我们对待病人的情感和态度应该是：接受、信任、关心、尊重、稳定、热情、自然而舒适、有兴趣、卷入等；而我们应该避免的是：冷淡、发怒、傲慢、不耐烦、指责、不安全、对触及内心痛处的言词过敏、自我中心等。但是，如果病人敷衍回避、玩弄词句、不说真心话、把疗效不佳归咎于治疗者，等等，总之，当治疗进行不顺利时，我们便很容易产生不良反应，这就有可能使治疗陷入僵局，甚至使病人与治疗者的关系像病人与父母的关系一样形成恶性循环。从技术上说，我们忽略了治疗关系中的微妙变化，未能掌握病人言语的某些可以积极利用的关键，不知道如何作出有效的反应，可能是我们感到挫折的根源。挫折感使我们的虚荣心受伤，不安全感和自卑心理被搅了起来，生气不满、傲慢和指责等防御性反应也就跟着出笼。如果我们考虑的是，病人的情感和态度意味着什么，针对它们什么才是有效的干预，下一步该如何做，等等，不良的情感和态度就被积极的考虑和反应所替代了。心理治疗者当然免不了人格不够健康甚至相当不健康，但我们不能被动地防御，我们不要害怕把人格的弱点暴露出来，因为心理治疗对病人的要求正是如此，对治疗者也不例外。否则，我们无异于跟罗杰斯唱反调，提倡一种以治疗者为中心的“心理治疗”！我们个人的内心反应当然要加以觉察和理解，防止干扰，但心理治疗的主要内容或目标却是理解病人，如何以较好的方法去帮助病人。

像精神病学检查一样，心理治疗也有定式的（structured）和非定式的（unstructured）之分。上述不良情感和态度最容易在非定式心理治疗中出现，而在定式治疗中，由于治疗者感到胸有成竹，知道怎样一步一步地往前走，不良反应也就不大容易出现。一般的说，心理治疗的定式结构来自治疗者的训练老师，是一定理论和实践的结晶，是治疗策略的具体化和图式化。可惜，有幸受过这种专门训练的心理治疗者在我国目前只是极少数。有一定理论素养和实践经验的心理治疗者，一般都会发展他们个人的（具有个人风格的）半定式心理治疗，这是走向成熟的心理治疗者的一个标志，也是我们努力的方向。

举一个例子。病人男性，23岁，大学毕业，未婚，参加工作半年，任技术员。病人的主诉是，半年来工作、恋爱以及与父母关系不和三大问题使他极度焦躁不安，感到简直无路可走，失眠、头痛、看不了书、记忆坏极了，等等。病人从小受着父母的过分保护和过分控制，他从初中起开始对父母不满：“父亲冷冰冰的，母亲叨唠没完。”不满情绪在高中时进一步加剧。进大学后情况有所缓解，因为这四年病人一直住校，只在寒暑假才回家。毕业参加工作后，对一女孩产生了爱慕，主动与她交往；开始时女方很乐意，但经过一个多月五六次约会（每次 2～3 小时）后，女方态度变得冷淡，病人感到“受了严重的打击”，他的“病”遂从此开始。显然，工作上的困难系继发于恋爱受挫。病人把他的困境归咎于父母：“问题发生在我身上，根子在父母。”但病人只是模糊笼统地说自己性格不好，谈不具体。第一次治疗的开始部分了解到的情况大致如此。那么，治疗者下一步如何走呢？

如果治疗者企图通过很少几次交谈改变病人对待困境的根本态度以及他与父母的关系，那恐怕是不切实际的。这样的治疗目标很可能会导致挫折感。很难想象，病人从小与父母发展的关系会在短时间内（几次治疗性交谈）得到彻底解决。也许，先从恋爱问题的分析入手，容易使病人体会到治疗者对他切身问题的关心，遇到的阻力也会小一些。如果治疗的步骤这样定了下来，交谈便比较容易进行下去。这个初步计划意味着我们的理解可以图解如下：恋爱失败，导致性格弱点的暴露，使病人萌发了自卑感，于是归咎于父母。治疗者不妨说，能够在一个多月的时期内约会五六次，每次亲切交谈 2～3 小时，表明女方对病人开始的印象是不坏的，甚至是很好的。治疗者还可以根据病人的叙述肯定：女方对病人的工作性质和职务、学历和才干、外貌等是满意的，对病人的家庭也没有不满。那么，女方的态度从乐意交往变成冷淡，究竟是怎么回事？这样的探索性询问可以帮助病人弄清楚，问题很可能发生在病人不善于与人沟通，不善于设身处地去关心体贴人，而过多地想急于与女方结成夫妻。病人怪罪父母，说明病人缺乏独立自主精神，缺乏对自己负责的精神。这一点，治疗者可以从现在女孩子心目中所谓真正的男子汉或男子汉气概等出发，启发病人。这样，也许可以帮助病人进一步弄清楚他的性格究竟有哪些有待改善的地方。

上面的分析提出了两个问题，一个是病人与父母的关系问题，一个是病人的恋爱问题。显然，两价性依赖是根本性的，也是较难解决的。后者是病人当前的现实问题，也是病人焦虑的中心。诚然，若不解决亲子关系问题，即使结了婚，病人也很容易出现夫妻关系困难。但是，由浅入深，先易后难，是一般的程序。如果次序颠倒，为病人服务之心便容易落空，治疗中遇到的阻力会增大，也容易由于治疗者的不良反应而使病人受害。

“从你受欢迎的地方开始”（Driscoll，1984），看来是一条很适用的原则。

第一次治疗性交谈取得进展后，如何保持治疗同盟，如何保持病人对治疗者的信任，如何进一步发展治疗关系，如何深入一步进行干预或帮助，这些问题就提上日程了。

这里，等距离的立场是很重要的。拿上述例子来说，如果治疗者完全集中和局限在病人的独立自主和对自己负责的精神这一点上，很可能会遇到病人愈来愈强烈的阻力，终于会危害信任和关系，阻碍治疗性交谈的深入。因此，不妨启发病人思考：恋爱是双方的事，问题不会完全在病人一方，那么，女方有什么问题呢？女方似乎并没有主动地爱病人，而只是要求得到病人更多的爱。如果女方也主动地爱病人，理解病人真正爱她的心，也就不会苛求，即超越病人性格的局限性过多地在表达爱的方式上要求病人。这意味着，治疗者对病人和他的女友二者之间取等距离的立场。这样一来，病人的阻力有可能降低，也就有利于促使病人对自己的心理冲突有进一步的理解。

再举一例。一位母亲为儿子脾气不好，学习不用功等而十分苦恼。她焦急地问医生：“我想知道，孩子的这些问题的原因是不是在我身上，我应该怎样改？”治疗者恰当的观点是：并非孩子的一切问题都应该由母亲负责，现在的青少年把自己的心理困难都往父母身上推的情况相当普遍，因此，母亲的主要责任是启发孩子对自己负责，培养孩子的独立精神。治疗者持这种观点与病人交谈，比较容易和病人建立互相理解和沟通，也有利于帮助病人深入地理解她体现在亲子关系中的心理冲突，因为正是母亲本人的心理冲突阻碍了她用尊重和培养独立负责精神的原则去指导她与孩子的关系。如果治疗者愿意，也可以顺便谈谈自己在这方面遇到过的困难和经验教训，这样，交谈也许会更加自然和随便一些。

心理治疗是一种合作。合作的双方对任何一方的困难都有责任，这叫做共同负责。因此，为病人服务在相当程度上变成了：治疗者怎样对病人的心理困难负责？不错，病人普遍有推卸责任的倾向。既然如此，治疗者是否可以考虑：我怎样才能和病人一起把他的责任共同负担起来？这个概念明确了还不够，还必须有技术。前面提到过，江湖医生把病人的责任完全揽过来：包好，去根！实际上，任何心理治疗者也不能把病人的责任完全拿过来，这是不可能的。然而，另一个极端是，没有江湖气的医生倾向于把病人的责任完全看成是病人个人的事，不愿意和病人分担责任，这是心理治疗者还没有投情和卷入的表现。如果治疗者对病人的精神痛苦和心理冲突困境有感同身受的体验，帮助病人的各种治疗技术便可以发挥威力了。

共同负责意味着把病人的困难看成自己的困难，共同商讨对策，对治疗的结果负责。共同负责要求心理治疗者采取积极参与的态度，但绝不是包办代替。包办代替的企图一旦失败，不是责怪病人，就是感到内疚。共同负责意味着治疗者尽一切努力去唤起病人的责任感，在这一点上做得不够，我们是有责任的。我们把共同负责看做有效的合作的一个指导原则，而责任是在实践的具体情况的基础上加以考虑的。

二、促使病人发挥潜力

尽管看得不深刻或者不具体，绝大多数病人对他们的思想混乱、性格的弱点和失误是看到了的。但是，病人往往看不清自己的长处和优点，尤其看不见自己的潜力，这和他们的困难或症状是并肩存在的。

不论是自我改变，还是帮助病人改变自己，建设性转变的起点只能是病人的优点、长处和潜力。医生容易被病人的病状和性格缺陷弄得视力模糊，以至看不清病人的优点和长处。这是发展治疗关系的一大阻碍，也是治疗困难的一个根本原因。一个人的优点和缺陷是内在地联系在一起的，因为人格不是一堆特性的混合物，而是一个有机的组织结构。一旦人格代偿失调或发生了神经症，原来的优点和长处也不起作用了，甚至跟着缺点和症状转，起着火上加油的作用。病人的沮丧心情和无能为力感正是与此相联系的。例如，积极进取和不甘心失败是可贵的品质，但在病人却成了使其焦虑紧张加剧的因素。又例如，坦诚相见和直言不讳是好的，但由于病人不看对象、不看场合、不讲究交谈的艺术，得罪了人，导致人际关系困难，以至得出了错误的经验总结：对人不能说实话，只能口是心非。

因此，肯定病人的优点和长处，帮助病人发挥他们的潜力，是心理治疗很重要的战略性技术。

用辩证的观点看病人，我们会发现，即使是一句明显错误的话也有它正确和积极的方面。当然，病人的言谈绝不缺少对自己和对处境的恰当甚至深刻的评判，这就需要治疗者给予肯定。首先加以肯定，才可能发挥潜力。

举一个例子。一位男病人抱怨他的妻子对他关心不够，没有满足他的合理需要。病人尽管也承认，妻子在多方面给了他很多关心和照料，但他认为这些都没有什么价值和实际意义。病人不能体会到妻子对他的照料倾注了妻子对他的爱，这显然是个大错。但是，如果治疗者首先立即指出这一点，病人势必会争辩。因此，恰当的方式是从肯定入手。对妻子的关心感到不满足，强烈地希望从妻子那里得到更多的关怀，这表明病人是爱妻子的，因为对于一个他所不爱的女人，他根本不会有这样的要求。病人对妻子的爱，治疗者加以肯定，病人对妻子有更多更高的要求，治疗者也加以肯定。接着，治疗者便可以提出探索性询问，并和病人一起商量：除了抱怨以外，还有没有较好的方式表达他对妻子的爱？不采取抱怨的方式，而是先肯定妻子的成绩再提出进一步的希望，是不是可以较好地促使妻子满足病人更多更高的要求？一句话，首先把病人的抱怨的积极含义加以肯定，然后再和病人商讨如何用较好的方式替代抱怨。这种男人往往有一位“恨铁不成钢”的母亲，他对妻子的抱怨只是母亲抱怨他的翻版。如果情况确实如此，心理治疗便可以从夫妻关系上的困难追溯到他母子关系中的问题。然而，这里如果缺少了对病人的肯定，阻力便难以克服，商量有可能蜕化成争辩。同理，对于“恨铁不成钢”的父母，首先也必须肯定，然后才能有效地帮助父母看清他们的问题所在。对待子女的强求，作为一种行为模式，照例是父母人格中冲突特性的产物，但这需要多次治疗才能使病人看清楚，并且需要反复的肯定。

神经症病人往往很轻易得出这样的结论：凡是错误的都是不能接受的、不能容忍的和不可原谅的，甚至必须严厉谴责，加以排斥和消灭。心理治疗者只有反复多次把病人说的一句又一句错误的话、一个又一个错误的观点变成可以接受的、可以理解的和可以宽容的，才能最后动摇病人作出上述结论的倾向。

很多病人痛苦地感到他们不为别人所接受，不受欢迎，甚至受歧视和蔑视。仅仅指出这是病人自卑的投射，是不起作用的。病人承认自卑也不解决问题，因为他们没有办法不自卑。因此，必须在心理治疗过程中把病人具体的言语、观念和情绪反应变成可以接受的。

这里有若干技术性措施可供选用：

首先，心理治疗者本人要感到随便、自在和舒适，这样才能使病人也有同样的感受。

表达病人的思想感情要选择病人可以接受的措词。例如，“你总是认为父母不好”，这话很可能引起病人反驳，如果改成“你总是希望父母对你更好一些”，就比较容易为病人所接受。

强调和突出病人言语思想的积极面而淡化消极面，会使病人感到自己似乎不像自己所说的那样不能接受和不能容忍。

不少病人喜欢强调自己特殊，“不正常”，他们看不见正常人也总有不正常的地方。因此，心理治疗者有必要给病人提供所谓正常是什么样子的实际知识。治疗者可以谈自己，也可以谈他所熟悉的亲友和同事。

鼓励病人接受自己是心理治疗的一个重要目标，但所用的策略和方法因学派不同而有很大差异。精神分析强调时机，即只有时机成熟才能向病人进行解释。罗杰斯强调治疗者的热情、真诚和投情。交往分析采用通俗易懂的名词（父母意识、儿童意识、成人意识等），通过具体的一次又一次的交往分析，使病人容易接受。认知行为治疗教会病人不说自我贬值的话。合理情绪治疗肯定病人是有理性的，而不是没有理性的。美国流行的所谓重构(reframing)广泛用之于调整家庭成员之间的关系，它意味着对一个行为或一句话要重新描述，重新标题和重新解释，例如，把指责性的话变成鼓励性的话，总之，极力挖掘行为言语的积极含义。森田治疗强调听其自然，以达到自我接受。

三、评 定

没有正确的诊断，便没有恰当的治疗。这话对于生物学治疗来说当然是对的。但是，对于主动求助于心理治疗者的病人来说，这种先诊断后治疗的做法却是大有商量余地的。医学生临床训练的第一课是采集病史，并且要求全面详细，没有遗漏，按照一定的格式，逐项逐条地询问病人，像审讯一样，不给病人多少表达自己的自由，这对于心理治疗是不恰当的。它过分强调了诊断的重要性，忽视了病人的需要，也破坏了医生作为心理治疗者的感情。再者，学院式的诊断对心理治疗帮助不大。例如，简单给予单纯一个“焦虑神经症”的诊断对心理治疗是很不够的。因此，在心理治疗过程中逐渐确定诊断和对病人的心理进行评定，看来是可取的。我们要记住，采集病史和语言的治疗性应用是同时开始的。采集病史的目的绝不只是为了搜集关于疾病的资料和确定诊断，这里必须包含对病人作为一个人的理解、尊重和关心，也就是说必须把心理治疗融合进去。

只评定那些对于心理治疗有意义的事情，这应该是一条原则，也是评定的目的。例如，病人根本没有见过面的祖辈人物的情况，完全没有必要进行评定。另一方面，和幼年时的病人有过密切接触的保姆却不能忽视。

经典的精神分析不要求对病人谈到的人物进行客观的评定，这是有道理的。个别心理治疗，一般的说，也是如此。某人在客观上是个什么样的人，这并不重要，而重要的是，某人在病人心里留下的印象是什么，病人认为某人对他怎样。总之，病人关于某人的看法、情感和态度在心理冲突中所占据的地位才是真正重要的。

核心问题是对病人现状的评定，病人的症状和痛苦，病人的困难，病人的心理冲突和人格，他的长处、潜力和缺陷。病人自然会谈到起病的原因和别人对他的影响，这些都是病人对事情的理解和解释，正是从这些理解和解释中我们可以看到病人的困难所在。

关键因素都是现在的因素，因为心理治疗者和病人的努力都只能通过现在的因素而引起改变。所谓过时的和失效的怨恨与其说是一种现在的因素，不如说是病人精神现状的一部分，症状的一部分。

心理治疗本身并不是生物学的干预，但是，近来精神活性药物广泛应用，往往迫使心理治疗者对药物治疗是否恰当、产生了什么副作用、目前是否适于继续服用等进行评定。

心理治疗企图改变病人，这主要是改变他们如何看待事物和他们的所作所为，因此，必须对这些方面的特殊情节加以评定。我们不仅要弄清楚病人行为的客观效应（别人的反应），还要弄清楚病人在行为过程中的体验，病人为什么选择这种行为，对行为有什么样的期待，病人的预见性如何。

盲目追求详细和全面是弊多利少的，因为对无关事情和人物的评定会把病人引入歧途。

评定不只是心理治疗者的事。把评定与心理治疗结合起来，这意味着治疗者和病人共同进行评定，通过讨论得出一致的评定，也就等于病人和治疗者有了共同的看法和理解。

心理治疗者要避免使用专门术语和行话，而要使用日常生活语言和概念。病人如果问及专业概念，如他究竟是不是有精神分裂症之类，治疗者也要用日常语言向病人解释。当然，要使解释符合病人的要求，我们需了解，例如精神分裂症，对于病人意味着什么，这可能因人而异，十分多种多样：长期服药，需要住院，丧失理智，什么也不懂，不能痊愈，最后变成痴呆，等等。

病人描述自己时所用的词都必须一一弄清楚它们的确切含义，如敏感、怀疑、内向等。通过这种交谈，治疗者和病人可以获得许多共同语言，而共同语言标志着相互理解。

评定病人目前的处境是必要的，这包括病人的职业生活（或学校生活）和家庭生活的处境。处境的评定涉及病人最重要的人际关系和社会功能。既要评定功能水平，也要评定病人的满意程度。如果存在困难，要弄清它们的性质和严重程度，以及病人对它们的理解。心理治疗性帮助和这种评定是密切相联系的。

对于病人所作的决定和他准备采取的行动进行评定，是心理治疗不可少的组成部分。要评定的项目有：经过一些什么考虑，遇到了一些什么困难，决定是在哪些可能的行动方案中作出的选择，病人是否认为是最优方案，他是完全自愿的还是不得已被迫作出的决定，还有无未考虑到的可能选择，有没有所谓认知预演，病人究竟为了什么，期望达到什么目标，对行动的得失是怎样估计的，等等。对于行动来说，所谓目标系是重要的，这就是说，第一步、第二步等等的目标都是什么，至少近期目标和长远目标是什么，应该帮助病人弄明确。涉及决定和行动，心理治疗者应该是明智而积极的参谋，病人本人是决策者、指挥员和执行人。治疗者既要避免越俎代庖也不要怕承担积极参与的责任。

四、澄 清

所谓澄清（clarification），是指弄清楚病人心理的事实，他的体验、情绪、思想、态度等等。性急而草率从事的心理治疗者在还远没有澄清以前就向病人提出解释和建议，那是几乎不起作用的，且可能会坏事。

神经症性歪曲是个有用的概念。对神经症病人进行心理治疗要时刻记住这个概念。例如，病人说，她的主要问题是想通过英文考试从而晋升职称，至于她的丈夫对她不好则似乎是无关紧要的问题。在澄清过程中，我们得知，病人与丈夫感情不和，使她心情不快，家庭不幸福使她把“生活的意义”完全放在“事业”上，也就是追求职称。但是，压抑情欲造成她“神经衰弱”，以至英文单词老记不住，而她在结婚前记忆很好，学生时代学习成绩是拔尖的。这是一种典型的神经症性歪曲，即病人对两件事大小主次的评价刚好是颠倒的。事实也可以证明这一点。病人结婚已七年，在头几年里，病人几乎从来不念英文，眼睁睁地把学生时代学的英文给荒废了。那时她追求的是什么呢？用病人自己的话说，在结婚前她对夫妻生活和小家庭的“幸福”充满着幻想。婚后的“现实把我的幻想打得粉碎”，病人“苦恼极了”，曾经“作了很大的努力”，包括“牺牲学习和工作”，企图改善夫妻关系，但是失败了，她“终于觉悟了”，“结婚也就是那么回事”，遂把精力转移到学习和工作上来，“决心做一个自信、自尊、自强的现代妇女”。事实上，改弦更张的决心和她的“神经衰弱”是几乎同时发生的。这难道还不够清楚吗？然而，澄清并非易事，因为它不只是治疗者弄清楚事情的真相，这是澄清比较不重要的方面，更重要的方面是帮助病人澄清她本人心理的事实。显然，这要遇到阻力，而克服阻力有赖于治疗者与病人之间双方卷入的特殊关系。

在澄清过程中，我们要强调病人的理解，加以肯定，不但不要强调病人的误解，反而要巧妙地加以淡化。这一技术很重要。

在澄清病人的观念时，要逐渐使病人因压抑而弱化了的观念(在上例中是对良好夫妻生活的追求）重新明朗化。例如，青年人的“幻想”不是错误，更不是坏事，它是热情和向往美好生活的产物，这有利于重新点燃生活的热情。

澄清意味着清理混乱的概念，最后解开心理冲突的恶性循环。拿上面的例子来说，病人的恶性循环之一是，病人把“神经衰弱”这一心理冲突的表现或产物说成是她困难的根源：正是由于“神经衰弱”，英文才学不进去，而愈为“神经衰弱”着急，“神经衰弱”反而愈严重。

所谓混乱的概念，可以举几个例子：把痛苦视为爱情的表征，把婚姻视为陷阱，把成功视为将自己出卖给机关或领导。以婚姻为例，合理的概念是：有些婚姻是陷阱，另外有一些婚姻却不是。混乱的概念意味着一个人把所有的婚姻都视为陷阱，也就看不见世界上还有并非陷阱的婚姻，而面对这一歪曲的现实，病人只好逃避。

澄清还意味着弄清楚情绪的现实基础。这里，现实基础既指别人的行为，也指一个人自己的行为、认知以及态度。情绪的现实基础一旦澄清，病人就会相信，改变自己的认知、态度和行为，情绪也会发生改变。

心理治疗者要能听到病人的潜台词或弦外之音。这有多种不同的情况。一种是病人自以为毫无疑问而无需明言的前提，例如，凡人都是自私自利的观念。一种是明显地打了埋伏的说法，例如，病人说，“总的来说，我的爱人是爱我的，我也很爱他。”有些病人说得更妙：“我们夫妻关系一般。”夫妻关系有困难或不和谐，并非总是跟神经症有关，不是的，实际情况远非如此。关键在于，健康人能够面对现实，对不尽如人意的现实有清醒的估计，也能作相应的努力去补救它，但不抱不切实际的过高的期望，也不把明明与自己意义重大的事自欺地视为无关紧要。神经症性心理冲突并不在于存在着夫妻不和的事实，而在于病人明明因此而苦恼，却偏把它说成无关紧要。或者，对配偶有强求，病人不愿意对婚姻不和谐承担责任，而把责任完全推到配偶身上，这就给恶性循环拧了发条，使它愈来愈紧。假如婚姻不和的责任完全在配偶，似乎病人是一位理想的人物，无可挑剔，那么，离婚自然是最好的解决办法。

行为的目的必须澄清。所谓身不由己，只是一种借口（精神分析称之为合理化），因为没有意志的决定，便不会有相应的行为。这首先要使病人看到，那个决定和行为绝不是唯一的可能性，还存在着其他可能的选择。决定意味着摒弃不能同时采用的其他选择。其次是澄清目的本身，这意味着帮助病人弄清楚目的究竟是什么。例如，很多母亲说她们的某一行为只是为了孩子，她们看不见，除了为孩子的目的外，还有为自己的目的，如满足自己感情的需要；使孩子为自己增光，至少不连累自己；养儿防老，等等。

双方卷入的建设性关系一旦确立，心理治疗就成为一种很特殊的处境：世界上似乎只有两个人，一切都被治疗室的墙壁隔断在外，治疗者完全可以信任，病人不论说什么都不用担心。病人对此处境的印象愈深，他在离开治疗者以后就愈有可能独立地澄清自己，也就可以采取建设性的态度和行动去处理自己的问题。这意味着把澄清的即时治疗效应延续下去（carry over）。

最后，应该说明一下。弗洛伊德谈到分析，着重于阻力和移情，他并没有把分析明确而细致地分为若干过程并一一加以定义。澄清，作为分析过程一个重要环节的概念，是精神动力性治疗家们提出来的（R. R. Greenson，1967）。分析可区分为四个过程。澄清和对质实际上很难区分，二者往往混在一起。除此以外，分析还包括解释和修通（working-through）。作者认为，澄清在分析性心理治疗中处于核心地位。澄清（据 Greenson）指的是，把要分析的现象放在焦点上，对它的细节看得很清楚，同时又把它跟其他现象分离开来。在本书的这一节里，澄清并非严格的精神动力学概念，而是一个比较广义的现象学的概念，不涉及“无意识”。

与澄清这一概念相对应，在现象学心理治疗中占核心地位的是理解（understanding）。理解有两个含义：一是指对个别现象的理解。例如，婴儿一觉醒来，见母亲不在眼前，马上哇哇地哭起来，母亲闻声而至，赶快把婴儿抱进怀里。母亲对婴儿有投情的理解，理解婴儿在见不到她时感到孤立无援和害怕，她理解婴儿的需要。实际上，母亲一抱进怀里，婴儿很快就不哭了。另一含义指对现象与现象之间联系的理解，对现象与既往经历以及人格之间联系的理解。但这种联系不是指决定论的和因果之间的联系，而是指意义的联系、目的的联系、意志的联系。例如，一个人把亲子关系的某些重要特点带进夫妻关系里来，是完全可以理解的。但这不是客观地必然的，而是取决于当事人对亲子关系和夫妻关系的意义的理解，取决于当事人的意志和目的。理解别人和理解自己是一枚硬币的两面。神经症病人对别人有歪曲的理解，对自己也有相应的歪曲的理解，两者同样是一枚硬币的两面。因此，心理治疗者把他对病人的理解传达给病人，使病人对自己同时也对治疗者产生理解，治疗效应遂伴随着而产生。可以说，人有理解别人的需要，也有被别人理解的需要。误解只是理解的一种形式，心理治疗者力图使理解超过误解。把理解用语言表达出来便是解释。实际上，理解和本节所讨论的澄清，所涉及的大体上是一回事。

五、认知技术

本节内容摘自贝克（A. T. Beck，1985）对认知治疗的概略性介绍。

和其他治疗一样，治疗者和病人的关系在认知治疗中也很重要，它为促使病人进步提供了媒介。心理治疗者的作用主要有二：①作为向导，帮助病人获得有助于较好地应付问题之理解，这叫做指导下的发现过程；②作为触媒（催化剂），促进治疗外的某些矫正性经验，这些经验能提高病人的适应性技巧。心理治疗者的风格表现为真诚的热情和非评判性接受，这跟罗杰斯的治疗类似。跟罗杰斯的治疗以及精神分析成鲜明对比的是，认知治疗者在帮助病人的多方面起主动积极作用，如准确地弄清楚问题，集中于重要的领域，提出并协助病人进行特殊的认知预演，以及行为治疗技术等。

贝克强调，治疗者的大多数言语陈述都以疑问句的形式提出，这反映了基本的经验的取向，以及近期目标在于将病人的封闭信念系统改变成开放信念系统。

治疗的一个重要战略方法是问题还原或减少（problem reduction），因为许多病人的症状或问题多得数不清，如果逐个解决，势必永远也解决不完。这要求治疗者找出问题的“公分母”或共同特性。当然，这样做也同时解决某些特殊问题。例如，有一位妇女害怕电梯、隧道、上山、封闭处所、坐敞篷车、坐飞机、游泳、跑步或疾行、大风和闷热天气。经过细究，发现共同之点是害怕窒息。病人觉察到，只要她想到自己在上述处境下时，她也感到窒息。这样，认知技术就可以对她有帮助了。

自动思想（automatic thoughts）是一个重要概念。自动思想的特征是：当病人体验着某种病理状态时，大部分自动思想反映了该综合征的主题内容；这些思想来得快，一般处于意识的边缘上；通常它们走在情绪（如恐惧、焦虑等）前面且与情绪相一致；病人视这些思想似乎很有道理，不假思索便认定它们正确；最后，这些思想带有命令性质，即使病人想阻拦，它们也反复出现。因此，帮助病人辨认自动思想（可以是言语的，也可以是形象的）是治疗的一个重要步骤。大多数病人并不曾清楚地觉察到他们的自动思想，他们总以为外在事件或刺激和他们的情绪行为反应是直接相连接的。一旦病人辨认清楚了自动思想，他们的病态情绪行为反应就成为容易理解的。治疗者往往建议病人对他们的自动思想进行现实检验。若通过现实证伪，自动思想便得到矫正。

贝克列举了六种常见的认知错误，而矫正这些错误可使病情得到改善：

（1）任意的推断。没有证据或有相反的证据时病人作出的推断性结论。如某病人在街上看见一位老朋友正横过人行道，他便想："他不想看见我。"

（2）选择性抽象。病人只集中注意于某些细节，而忽视处境中更突出的特征，并用所注意到的细节作为整个处境经验之概括的基础。例如，一位教员发现有两个学生表现不耐烦的神情，他作出结论说："所有的学生都厌烦了。"

（3）过分概括。从个别事件作出揽括一切处境的一般性结论。某人与父母意见不合，他说："我的意见跟谁也合不来。"

（4）放大和缩小。这是就特殊事件相对重要性的评价而言的。某人一看考卷的题目便说："这些问题根本无法回答。"而对他自己的能力则说："这方面我什么也不知道。"

（5）个人化。指把外在事件跟自己关联起来的倾向，而实际上并没有这种联系。

（6）二分法思维。指病人在理解时喜欢用"非此即彼"、"非黑即白"的思维方式。

认知治疗常与行为矫正技术相结合。贝克列举了六种常用的行为技术：①指定家庭作业；②制定活动时间表；③安排从易到难的一系列任务；④对把握和愉快的评分；⑤认知预演；⑥假设的检验。

认知预演常用于行为规划和实施之中，但它本身只是一种认知活动而不包括行为。例如，有两种可供选择的行动方案，在作出决定前，要求行为者对每一行动方案从头到尾每一步骤都在认知上预演一遍，充分考虑到每一步骤在实践中的有利和不利因素，得失利弊，以及可能的风险等。经过认知预演后作出的选择是一种审慎的决定。

认知治疗常着重于病人个人特殊的或习惯性的认知错误，因为这些错误对病人危害大，且病人常不自觉。例如，病人常把“我认为或觉得这世界怎样”变成“这世界是怎样”而不自觉，以至反复碰钉子还不知道自己错在哪里。

认知治疗要求集中讨论具体问题，避免和病人谈论抽象的道理。根据病人的情况，治疗者常提出特定的问题，鼓励病人谈论他自己。一般的说，涉及事件和处境的谈话是病人的浅层问题，而涉及关于“我”的断言则是深层的问题。讨论可以由浅入深。

治疗的目标是认知结构的重建；这包括解释个人生活经验和预测未来之系统性偏差的矫正。

六、病人的选择

求治的病人并不都适合于系统的和逐渐深入的心理治疗，这涉及很多因素。这里只讨论病人本人这个因素，也就是说，病人本人必须满足哪些条件（符合哪几条标准）才能进行系统深入的心理治疗。精神动力学治疗家们公认，领悟治疗（insight psychotherapy）要求病人符合四条标准（P. E. Sifneos and J. C. Nemiah，1983），这同样是现象学的心理治疗所要求的。四条标准如下：

（1）心理学头脑。这是一条最起码的要求。所谓心理学头脑并非要求病人有什么心理学知识，而是说，病人必须能把心理活动和心理属性跟血肉之躯的物质在概念上区分开来。有些老头老太太几乎不能描述自己的情绪体验，而只是指着自己的胸部或上腹说："这里面堵得慌。"这种病人只适合于支持性心理治疗，也就是给予温暖、关心、安慰、鼓励等，告诉他们"这病不碍事"、"能治好"、"请放心"之类。也许，这种病人中有一部分经过一段时期的准备，他们能逐渐懂得他们的病实际上是心理问题，但这段时期要多长，很难说，确切地说，病人能够把自己的情绪体验和想象用语言表达出来，对心理治疗是必要的。至于有些知识分子把自己精神上的痛苦说成是大脑有病，那只是病人的一种解释，而大脑是可以看得见、摸得着的一块物质，喜怒哀乐和思想则否，这一点他们还是明确的，这也就够了。

(2) 忍受不快情感的冲击。任何深入的心理治疗都不可避免地要使病人体验某些不快的情绪，因此，病人必须能够忍受。有些病人坚持各种防御措施，使自己体验不到耻感和罪感。如果治疗者单刀直入而不是循循善诱，一旦防御被突破，病人有可能陷于急性焦虑和抑郁的严重状态，甚至可以达到精神病的程度。若干年前，一位青年未婚男子手淫频繁，他常因焦虑和恐惧而要和母亲同床睡，在与母亲身体接触的同时进行手淫。治疗者对病人说，他的问题是对母亲有性爱，可又认为这不应该。听了这话，病人马上出现急性焦虑发作，发作后大骂医生，兴奋不已。病人的急性状态虽然很快被药物控制，但心理治疗却不得不中止。一般的说，病人不仅要能够忍受痛苦的情绪，还要不严重妨碍日常生活、工作和人际交往，否则，心理治疗便无法继续进行。

(3) 发展人际关系的能力。如果病人只能从治疗者的温暖、同情和支持中得到好处，不能超出儿童式依赖的人际关系水平，深入的心理治疗便很难进行下去。精神分析文献上谈得很多的所谓自恋性依附（narcissistic attachment），被认为不适于精神分析。其实，自恋倾向严重的人，任何一种心理治疗也不能深入下去。

(4) 改变自己的动机。这是关键的一条。即使其他一切条件都具备，只要病人缺乏改变自己的动机，深入的心理治疗就无法进行，勉强继续下去也是无效的。因此，评定病人的这一动机至关紧要。大致说起来，可以从以下几方面来评定病人的动机。第一，愿意花费金钱和时间，包括远道来治疗往返的麻烦、排队挂号和候诊等。第二，愿意忍受把自己放在求助于人的劣势地位。尼采说过，骄傲的人不找医生。第三，愿意放弃走捷径的幻想，愿意为了长远利益而放弃暂时的好处，愿意忍受不快体验。第四，愿意放弃病人角色的好处，即弗洛伊德所谓的继发性获益。

一位著名的心理治疗家说过：动机是一朵娇嫩的花。不少病人开始时抱着改变自己的动机求助于心理治疗者，但由于受了一些挫折，动机之花便凋谢了。因此，心理治疗者应该注意培养它。

顺便提一下，有些情况不适合于深入的心理治疗，医生称之为禁忌证。这主要有三种情况：①冲动性。这种人对驱使或本能的控制很差，需立即得到满足，不能等待。一种突出的表现是，倾向于突然发生攻击行为，甚至实施暴力，伤害别人的身体。②分裂人格。这种人一般不会主动求治。如果由家属领来，治疗者并不难发现。③戏剧性人格。没有经验的医生可能被这种病人表面的热情所蒙蔽。这种人适合于生活指导和行为矫正。

七、澄清目的举例

在讨论澄清那一节里，我们强调行为的目的必须澄清。但是，有些不大明显的行为，我们往往看不清它们的目的。本节以自我批评为例作简短的讨论（Driscoll，1984）。

建设性的自我批评是一种恰当的自我评价，它使我们较好地理解自己的局限性，同时，它也是一种自我督促和激励，可以推动我们在克服错误和缺点中前进。

非建设性的自我批评常见于神经症病人和其他精神障碍者，是心理治疗中必须澄清的重要现象之一。

在自我批评中，“我”被分成批评者和接受批评者两个方面。这里，关键在于抓住作为批评者的“我”而提问：批评是为了什么？一切苛求的、粗暴的自我批评和敷衍的、欺人的自我批评的目的便都可以澄清。

非建设性的自我批评可以有下述10种不同的目的：

（1）为了保持对自己的良好评价，因为自我批评告诉自己，自己具有虚心认错的美德。

（2）为了用受苦表示悔过和赎罪，实际上当事人对自己的“罪”缺乏理解。

（3）为了有效地压抑情欲和自我约束，归根到底还是由于害怕惩罚。

（4）为了避免可能的失望，对自己期望过高的人只要有一点儿错就可能痛苦地感到失望（对自己失望），自我批评好像打预防针一样。

（5）为了免于遭别人攻击，自己先发制人。

（6）为了引起别人同情，表现可怜的样子。

（7）为了逃避责任，把自己说成一无是处，什么也不会。

（8）为了使别人难过甚至痛苦，这种自我批评是一种伪装的敌意。

（9）为了向别人表忠心，表示归顺。

（10）为了重新肯定自己的见解，对抗别人的不同见解，实际上是一种争辩。

以上只是一个提纲，在实践中，我们需根据病人的体验、观念等作具体分析。

八、现实治疗

这是本书的一个附录，现在权且把它放在讨论治疗技术的这一节的末尾。

现实治疗（reality therapy）是格拉塞（W. Glasser，Harper & Row，1965）提出来的一种心理治疗。

格拉塞对传统治疗的反对意见可归纳为以下六点：①传统的精神障碍分类以及针对这些类别所作的治疗努力是没有用处的；②探索过去以便获得对现在的行为的领悟是没有什么成果的；③在移情处境中重新生活于过去是很少有治疗价值的；④对无意识冲突的领悟和理解并不导致行为改变；⑤传统精神病学极力回

避道德问题；⑥传统精神病学未能教给病人以较好的行为，它把希望寄托在领悟和理解上，希望能因此而引起行为改变。

在现实治疗中，道德和责任是两个关键的概念。

格拉塞的基本前提是，所有需要心理治疗的人都否认现实，都不能满足他们的基本需要。与精神健康有密切关系的基本需要是：爱别人和被别人爱的需要，别人和本人认为自己是个有价值的人的需要。责任的定义是，以不剥夺别人得以满足他们需要的方式满足自己需要的能力。精神障碍者是没有学会或丧失了这种能力的人，他们不能过一种负责任的生活。这样，“负责任”和“精神健康”、“不负责任”和“精神障碍”便成了同义语。

现实治疗的技术是通过爱和纪律教给病人负责任的能力。在某些重要方面，现实治疗者与父母、教师并无不同，只是更富于人性和敏感，他们以身作则，通过示范进行教育。

格拉塞强调治疗性卷入的重要性。要做到这一点可能要花费相当长的时间。病人一旦相信，治疗者和他已经共同卷入，病人就会对自己的行为负责，自我价值感与病人对行为的责任感是同时发展的。

治疗的目标不是幸福，而是接受现实并且愿意以负责任的方式处理生活中的各种现实问题。

作者在本章一开始就说过，心理治疗跟政治道德工作根本是两码事。就作者的知识所及，现实治疗是上述断言的唯一例外。这并不难理解，因为格拉塞的现实治疗是在教育和训练少年犯的实践中发展起来的。少年犯是有违法行为的人，他们的行为之不道德，是昭然若揭的。这一点清楚地反映在格拉塞关于责任这一概念的定义之中。如果我们把现实治疗和从电影电视中所看到的我国对少年犯的教育改造工作相比较，就会发现二者之间存在着惊人的相似。这种做法是否适用于神经症病人的心理治疗，是大可怀疑的。

德育工作的特征是，德育教员有鲜明而明确的道德观点，他们具有疾恶如仇、从善如流和爱憎分明的品质，并且，他们把自己的道德观念和情感反复明示给受教育者，不论是言传还是身教，德育教员总是力图按自己的道德观去塑造受教育者。

神经症病人的言语和行为当然不可能毫无任何道德含义，但典型的神经症性言语和行为的道德含义是藏而不露的，并且总是蕴涵着势均力敌的两个对立的价值观的互相冲突。正因为如此，心理治疗者避免使用带有明显道德教训的语言，否则，不论心理治疗者持何种道德观点，都会遇到不可克服的阻力。也许，人们会说，心理治疗回避道德只是出于技术上的考虑，或者，说得更干脆些，心理治疗是一种回避道德的技术。确实是这样，但是如果把技术抽掉，心理治疗也就只剩下一堆理论而不再是心理治疗了。正是作为一种技术，心理治疗和德育是根本不同的。从目标上说，心理治疗并不企图把病人塑造成具有任何一种确定的道德观的人。心理治疗的最一般的目标是治愈精神障碍，至于治愈以后一个人持什么样的道德观点，完全在心理治疗考虑的范围之外。这跟德育也是根本不同的。

参 考 文 献

Adler, A. (1929) *The practice and theory of the individual psychology*, New York: Harcourt Brace Jovanovich

Adler, A. (1927) Understanding Human Nature, New York: Greenberg

Adler, A. (1929) The Practice and Theory of Individual Psychology, New York: Harcourt Brace Jovanovich

Agras, WS (1985): Panic, Facing Fears, Phobias and Anxiety, New York: Freeman

Agras, WS et al (1969) The epidemiology of common fears and phobias, Comprehensive Psychiatry, 10: 151～156

Akiskal, HS et al (1978) The nosological status of neurotic depression, Arch. Gen Psychiat 37: 756～766

Alvarez, WC (1951) The Neuroses, Philadelphia: WB Saunders

Ananth, J. et al (1981) Double blind comparative study of clomipramine and amitriptyline in obsessive neurosis, Prog Neuropharmacol 5: 257～264

Anderson, NC et al (1982) The classification of depression, Am J Psychiat, 139: 45～52

Angyal, A (1965) Neurosis and Treatment, ed. Hanfmann, E et al, New York: Joan Wiley and Sons

Angyal, A. (1965) *Neurosis and treatment*, New York: John Wiley and Sons

Annesley, PT (1969) Nardil response in a chronic obsessive compulsive, Brit J Psychiat 15: 748

A. P. A. (1980) DSM-Ⅲ, Washington, A. P. A.

A. P. A. (1986) DSH-Ⅲ-R, Washington. A. P. A.

Asberg, M et al (1982) Clomipramine treatment of obsessive disorder: biochemical and clinical aspects, Psychopharmacol Bull, 18: 13～21

Aschaffenberg, G (1911) Handbuch der Psychiatrie, Liepzig, Wien

Bandura, A et al (1962) Social Learning and Imitation, New York: Holt Rinehart and Winston

Bandura, A. (1962) *Social learning and imitation*, New York: Holt, Reinhart and Winston

Barnett, S. A. (1964) *Social stress, in Viewpoints in biology, vol.* 3, p170~218, *eds.* JD Carthy and CL Duddington, London: Butterworths

Barsky, AJ et al (1983) Overview: Hypochondriasis, bodily complaint and somatic styles, Am J Psychiat, 140: 273~283

Baslev-Olesen, T et al (1959) The prognosis of obsessive-compulsive neurosis, Acta Psychiat Scan, Suppl 136, 34: 232~241

Beard, GM (1869) Neurasthenia or nervous exhaustion, Boston Med Surg Journal, 3: 217~220

Beck, AT (1976) *Cognitive therapy and the emotional disorders*, New York: International university Press

Beck, AT (1985) *Cognitive therapy, in Comprehensive Textbook of Psychiarty*, ed's Kaplan HI and Sadock BJ, fourth edition, vol 2, Baltimore: Williams and Wilkins

Beck, AT (1967) Depression: clinical, experimental and theoretical aspects, London: Staples Press

Beech, HR (1974) Obsessional States, London: Methuen

Beech, HR (1971) Ritualistic activity in obsessional patients, J Psychosomatic Res, 15: 417~422

Bergmann, K (1971) The neurosis in old age, in Recent Development in Psychogeriatrics, ed. Kay, DWK et al, Kent: Headley Brothers

Berman, L (1942) Obsessive-compulsive neurosis in children, J Nerv Ment Dis, 95: 26~39

Berne, E. (1964) *Games people play: The psychology of human relationships*, New York: Grove

Black, A (1974) The natural history of obsessional neurosis, in Obsessional States, ed. Beech HR,

Bloom, BL (1981) *Focused single-session therapy: initial development and evaluation, in forms of brief therapy*, ed Budman, SH New York: The Guilford Press

Bratfos, O (1970) Transition of neurosis and other minor mental disorders into psychoses, Acta Psychiat Scan, 46: 35~49

Bronish, T et al (1985) Depressive neurosis, Acta Psychiat Scan, 71: 237~248

Brown, F (1936) The bodily complaint: a study of hypochondriasis, J Ment

Sci, 82: 295～300
Brown, GW et al (1978) Social origins of depression: a study of psychiatric disorder in women, London: Tavistock
Bruch, H. (1974) *Learning psychotherapy, Rationale and ground rules*, Harvard University Press
Buglass, D et al (1977) A study of agoraphobic housewives, Psychol Med, 7: 73～86
Bumke, O (1929) Lehrbuch der Geisteskrankheiten, München
Campbell, JD (1949) Everyday Psychiatry, Philadelphia: Lippincott
Carey, G et al (1981) Twin and family studies of anxiety, phobic and obsessive disorders, in Klein, DF et al (eds) Anxiety: New Research and Changing Concepts, New York: Raven Press
Cattell, RB et al (1958) The nature of anxiety, Psychol Rep, 4: 351
Cawley, R. (1974) Psychotherapy and obsessional disorder, in Obsessional states, ed. Beech, HR, London: Methuen
Challman, A (1974) The empirical nature of worry, Am J Psychiat, 131: 1140～1141
Chatel, JC et al (1970) A centennial review of neurasthenia, Am J Psychiat, 126: 10
Chodoff, P (1972) The depressive personality, Arch Gen Psychiat, 27: 666
Clancy, J et al (1978) Secondary depression in anxiety neurosis, J Nerv Ment Dis, 166: 846～850
Clarke, JC et al (1985) *Agoraphobia*, p58. New York: Pergamon
Cobb, S (1948) Borderlands of Psychiatry, Cambridge: Harvard University Press
Cofer, CN et al (1964) Motivation: Theory and Research, New York: Wiley
Coryell, W (1981) Obsessive compulsive disorder and primary unipolar depression, J Nerv Ment Dis 169: 220～224
Davidson, HA (1958) The semantics of psychotherapy, Am J Psychiat, 115: 410～413
Dejerine, J et al (1915) The Psychoneuroses and their treatment, Philadelphia: Lippincott
Dewsbury, AR (1973) Disease claiming behaviour, JR Coll Gen Practitioner, 23: 379～383

Dobson, CB (1982) Stress, the Hidden Adversary, Lancaster: MTP Press

Dolan, RJ et al (1985) Life events, depression and hypothalamic-pituitary-adrenal axis function, Brit J Psychiat, 147: 429～433

Dollard, J and Miller NE (1950) Personality and Psychopathology, New York: Mc Graw-Hill

Downing, RW et al (1974) Mixed anxiety-depression, Arch Gen Psychiat, 30: 312～320

Driscoll, R. (1984) *Pragmatic psychotherapy*, New York: Van Nostrand Reinhold

Dunbar F (1947) Emotions and Bodily Changes, New York: Columbia University Press, third ed. p63～65

D'Elia, GV et al (1974) Nonpsychotic depressive disorders: A ten-year follow-up, Acta Psychiat Scan, Suppl. 225: 173～186

Eitiger, L (1955) Studies in neurosis, Acta psychiat Scan. Suppl 101

Elliott, MH (1924) The effect of hunger on variability of performance, Am J Psychol 16: 107～112

Ellis, A. (1962) *Reason and emotion in psychotherapy*, New York: Lyle stuart

Engel, GL (1980) The clinical application of the biopsychosocial model, Am J Psychiat, 137: 535～544

Extein, I et al (1986) Depression in drug addicts and alcholics, in Exteia (ed): Medical Mimics of Psychiatric Disorders, p 131～162, Washington: American Psychiatric Press

Eysenck, HJ (1952) The effects of psychotherapy: an evaluation, J Consult Psychol, 16: 319～324

Eysenck, HJ (1961) Handbook of Abnormal Psychology, New York: Basic Books

Eysenck, HJ et al (1965) The causes and cures of Neurosis, London: Routledge and Kegan Paul

Freedman, AM et al (1981) Comprehensive Psychiat 21(1): 44

Freud, Anna (1985) *The ego and the mechanisms of defense*, London: Hogarth, first published in German in 1936

Freud, Anna (1936) The Ego and the Mechanisms of Defence, English translation, London: Hogarth Press, 1986

Freud, Anna (1966) Normality and Pathology in Childhood: Assessment and Development, London, Hogarth Press

Freud, Anna (1972) Child analysis as a sub-specialty of psychoanalysis, Int J Psychoanal, 53: 151～156

Freud, S. The Standard Edition of the Complete Psychological Works of Sigmund Freud, London: Hogarth Press and the Institute of Psychoanalysis, 1974

Frommer EA (1968) Depression in childhood, in Recent Development in Affective Disorders, eds Coopen, A et al, Brit J Psychiat Special Publications, No. 2, Ashford: Headley Brothers

Fromm-Reichman, F (1960) Psychiatric aspects of anxiety, in Identity and Anxiety, eds Stein MR et al. New York: Free Press

Garssen, B et al (1983) Behavior Research and Therapy, 21: 643～649

Gelder, M et al (1983) Oxford Textbook of Psychiatry, Oxford University Press

Gittleson, N (1966) The fate of obsession in depressive psychosis, Brit J Psychiat, 112: 705～708

Glasser, W. Reality Therapy, Harper & Row, 1965

Glover, E. (1937) *The theory of the therapeutic results of psychoanalysis*, *Int J. Psychoanalysis*, 18: 125～132

Goode, WJ (1960) A theory of role strain, Am Sociological Rev., 25: 483～496

Goode, WJ (1982) The Family, Prentice-Hall

Goodwin, D. et al (1969) Follow-up studies in obsessional neurosis, Arch Gen Psychiat, 20: 182～187

Gottschalk, L et al (1972) Compreh. Psychiat, 13: 519～527

Gray, JA (1982) The neuropsychology of anxiety, p3～14, Oxford University Press

Gray, M (1978) Neuroses, New York: Van Nostrand Reinhold

Greenacre, P (1923) A study of mechanism of obsessive-compulsive conditions, Am J Psychiat, 79: 527～538

Greenson, RR (1967) *The technique and practice of psychoanalysis*, *vol. I.* New York: International University Press

Grimshaw, L (1965) The outcome of obsessional disorder, a follow-up study of 100 cases, Brit J Psychiat, 111: 1051~1056

Haan, N (1977) Coping and defending processes of self environment organization, New York: Academic Press

Hamilton, M (1978): Fish's Outline of Psychiatry, Bristol: Wright

Hammond, EC (1964) Am J Public Health, 54: 11~23

Harlow, HF (1962) *Social deprivation in monkeys*, *Scientific American*, 207: 473~482

Harris, TA (1973) *I am ok*, *You are ok*, New York: Avon

Hay, GG (1970) Dysmorphophobia, Brit J Psychiat, 116: 399~406

Hebb, DC (1947), Psychosomatic Medicine, 9: 3~16

Henderson, AS et al (1981) Neurosis and the Social Environment, Sidney: Academic Press

Herink, R (1980) The Psychotherapy Handbook, New York: New American Library

Hess, EH (1973) *Imprinting*, New York: Van Nostrand Reinhold

Hollingsworth, C et al (1980) Long-term outcome of obsessive-compulsive disorders in childhood, J Am Acad Child Psychiat, 19: 134~144

Hollister, LE (1979) Prudent use of antianxiety drugs in medical practice, in Clinical Anxiety Tension in Primary Medicine, ed Brown, BS, p51~67, Princeton: Excerpta Medica

Holmes, TH and Rahe, RH (1967) The social readjustment rating scale, J Psychosomatic. Research, 11: 213~218

Horney, K (1950) Neurosis and Human Growth, New York: Norton

Horney, K (1937) The Neurotic personality of our time, New York: Norton

Horney, K. (1945) Our inner conflict, New York: Norton

Huizinga, J (1955) Homo ludens: *A study of the play elements in culture*, Boston: Bcacon

Hull, CL (1943) Principles of behavior, New York: Appleton-Century-Crofts

Hussain, A. (1963) The results of behavior therapy in 105 cases, in Wolpe, J. et al (eds): Conditioning therapies, New York: Holt, Reinhart and Winston

Ingrain, IM (1961) The obsessional personality and obsessional illness, Am J Psychiat, 117: 1016~1019

Ingram, IM (1961) Obsessional illness in mental hospital patients, J Ment

Sci, 107: 382～402
Insel, TR (1983) Obsessive-compulsive disorder: a double-blind trial of clomipramine and cloragyline, Arch Gen Psychiat, 40: 605～612
Insel, TR (1984) Obsessive-compulsive disorder: the clinical picture, in Obsessive-compulsive Disorder, ed. Insel, TR, p2～22, Washington: American Psychiatric Press
Insel, TR et al (1984) The psychopharmacological treatment of obsessive-compulsive disorder. p72～88
Jacobson, E. (1974) Talk at the concluding discussion, in Depression in Everyday Practice, ed. Kielholz, P., p. 315, Bern: Hans Huber Publisher
Jain, VK et al (1970) Phenelzine in obsessional neurosis, Brit J Psychiat, 117: 237～238
Janet, P (1925): Psychological Healing, London: Allen and Unwin
Janet, P. (1903) Obsessions and Psychasthenia, Paris: Bailliere, quoted from Clinical Psychiatry by Mayer-Gross, W et al (1955) London: Cassell
Janis, I. (1971) *Stress and frustration*, New York: Harcourt Brace Jovanovich
Janis, IL (1971) Stress and Frustration, New York: Harcourt Brace Jovanovich
Jaspers, K. (1963) *General Psychopathology*, The University of Chicago Press
Jones, MC (1924) The elimination of children's fear, J Exp Psychol, 7: 382～390
Judd, LL (1965) Obsessive-compulsive neurosis in Children, Arch Gen Psychiat, 12: 136～143
Kahn, E (1936) The psychopathic personality, in The Oxford Medicine, vol. vll, ed. Christian, HA, p. 239～255, London: Oxford University Press
Kahn, E (1975) The depressive character, Folia Psychiatrica Neurologia Jap. 27: 292
Kales. A et al (1984) Evaluation and Treatment of Insomnia, New York: Oxford University Press
Kanner, L (1957) Child Psychiatry, third ed., Springfield: Thomas
Katschnig, H. (ed.) (1986) Life events and Psychiatric Disorders: Contraversial Issues, Cambridge: Cambridge University Press
Kaylon, L. et al (1967) Birth order and obsessive compulsive character, Arch Gen Psychiat 17: 751

Kendell, RE (1968) The classification of depressive illness, Inst. Psychiat Maudsley Monogr, No. 18, London: Oxford University Press

Kendell, RE et al (1970) Obsessional symptoms and obsessional personality traits in patients with depressive illness, Psychol Med, 1: 65～72

Kenyon, FE (1964) Hypochondriasis, a clinical study, Brit J Psychiat, 110: 478～488

Kenyon, FE (1976) Hypochondriacal states, Brit J Psychiat, 129: 1～14

Kiekegaard, S (1954) Fear and Trembling and the Sickness into Death, New York: Doubleday

Kielholz, P et al (1982) Masked Depression, Deutcher Arzte Verlag

Kiloh, LG et al (1974) The influence of diagnosis on the treatment of depressed patients, in Depression in Everyday Practice, ed kielholz p. 190, Bern: Hans Huber Publisher

Klein, M (1932) The psychoanalysis of children, New York: Groove Press

Kleinman, AM (1981) Neurasthenia and depression, Social Psychiat, 16: 117

Klerman, GL (1980) Dysthymic disorder, in Comprehensive Textbook of Psychiatry, third ed. Vol. Ⅱ, p. 1332

Kraepelin, E. (1927) Psychiatric, Neunte Auflage, Band Ⅱ, Leipzig

Kräupl-Taylor, F (1966) Psychopathology: its causes and symptoms, London: Butterworth

Kringlen, E. (1965) Obsessional neurosis in longterm follow-up, Brit J Psychiat, 111: 709～722

Lader, MH and Marks, IM (1971) Clinical Anxiety, London: Heinemann

Laughlin, HP (1956) The Neuroses in Clinical Practice, Philadelphia: WB Saunders

Lazarus, RS (1966) Psychological Stress and Coping Process, New York: Mc Graw-Hill

Lazarus, RS (1978) Patterns of Adjustment, New York: Mc Graw-Hill

Leary, MR (1983) Understanding Social Anxiety: Social, Personality and Clinical Perspectives, California: Sage Beverly Hills

Leary, MR et al (1986) Social Psychology and Dysfunctional Behavior, New York: Springer Verlag

Lenz, H (1980) Loss the basic syndrome of depression, in Psychopathology of Depression, eds. Achte, K. et al, p149～151, Helsinki: Psychiatria

Fennica Supplementum
Lewis, A (1934) Melancholia, a clinical survey of depressive states, J Meat Sci, 80: 277～278, reprinted in Inquiries in Psychiatry, London: Routledge and Kegan Paul, 1967
Lewis, A (1936) Problems of obsessional illness, Proc Roy Soc Med, 29: 325～336
Lewis, A (1967) Problems presented by the ambiguous word anxiety as used in psychopathology, in Later Papers of Sir Aubrey Lewis, p72～88, Oxford University Press, 1979
Lin, TY (1953) A study of the incidence of mental disorder in Chinese culture, Psychiatry, 16: 313～336
LO, WH (1967) A follow-up study of obsessional neurotics in Hongkong Chinese, Brit J Psychiat, 113: 828～832
Lopez Pinero, JM (1983) Historical Origins of the Concept of Neurosis, translated by Berrios, D., Cambridge: Cambridge University Press
Lowy, FH (1975) Management of the persistent somatizer, Int J Psychol Med, 6: 227～239
Maddi, SR (1067) The existential neurosis, J Abnormal Psychol, 72: 311～325
Mahrer, AR (1989) The Integration of Psychotherapies, New York: Human Sciences
Malan, DH et al (1975) Psychodynamic changes in untreated neurotic patients. 11 apparently genuine improvements, Arch Gen Psychiat, 32: 110～126
Marks, IM (1969) Fears and Phobias, London: Heinemann
Marks, IM (1986) Genetics of fear and anxiety disorders, Brit J Psychiat, 149: 406～418
Marks, IM et al (1965) A controlled retrospective study of behaviour therapy in phobic patients, Brit J Psychiat, 111: 561～573
Marks, IM et al (1966) Different age of onset in varieties of phobia, Am J Psychiat, 123: 218～221
Marks, IM et al (1980) Clomipramine and exposure for obsessive compulsive rituals, Brit J Psychiat, 136: 1～25
Marts, IM (1970) The classification of phobic disorders, Brit J Psychiat,

116：379～380

Maslow，AH（1954）Motivation and Personality，New York：Harper and Row

May. Rollo（editor）（1958）：*Existence*，New York：Simon and Schuster

Mayer-Gross，W. et al（1955）Clinical psychiatry，London：Cassell

Mayou，R.（1976）The nature of bodily symptoms，Brit J Psychiat，129：55～60

Mechanic，D et al（1960）Illness behavior and medical diagnosis，J Health Human Behavior，1：86～94

Mechanic，D et al（1961）Stress，illness behavior and the sick role，Am Social Rev，26：51～58

Meichenbaum，D et al（1975）The nature of coping with stress，in Stress and Anxiety，eds Sarason，IG et al，Vol. Ⅱ，p337～358，New York：Wiley

Meichenbaum，DH（1977）*Cognitive-behavior modification：an integrative approach*，New York：Plenum

Mendels，J et al（1972）The relationship between anxiety and depression，Arch Gen Psychiat，27：649～653

Miller，WR et al（1975）Depression and learned helplessness in man，J Abn Psychol，84：228～238

Montgomery，SA（1980）Clomipramine in obsessional neurosis，a placebo controlled trial，Pharmaceutical Medicine，1：189～192

Mowrer，OH（1965）Learning theory and behavior therapy，in Handbook of Clinical Psychology，ed. Wolman，B，New York：Mc Graw-Hill

Mowrer，OH（1950）Learning Theory and Personality Dynamics，New York：Ronald Press

Muncie，W（1939）Psychobiology and psychiatry，p543～611，St. Louis：CV Mosby

Munro，A（1978）Two cases of delusion of worm infestation，Am J Psychiat，135：234～235

Nemiah，JC（1980）Hypochondriacal neurosis；Somatization disorders，in Comprehensive Textbook of Psychiatry，eds Kaplan et al，third ed. vol II，Baltimore，Williams & Wilkins

Ofman，W. V.（1985）*Existential psychotherapy，in Comprehensive Textbook of Psychiatry，eds. Kaptan HI and Sadock BJ，fourth edition， vol.* 2, Baltimore: Williams and Wilkins

Parker, G. (1983) *Parental overprotection*, New York: Grune and Stratton

Parsons, T (1951) Illness and the role of the physician: a sociological perspective, Am J Orthopsychiatry-21: 452～460

Pavlov, IP (1927) Conditioned Reflexes, London: Oxford University Press

Paykel, ES (1971) Classification of depressed patients, a cluster analysis, Brit J Psychiat, 118: 275～288

Pearlin LI (1975) Sex roles and depression, in Life Span Developmental Psychology, ed. Datan, N et al, p191～207, New York: Academic press

Pearlin, LI (1983) Role strain and personal stress, in Psychosocial Stress, ed. Kaplan, HB, p3～32, New York: Academic Press

Pilowsky, I (1967) Dimensions of hypochondriasis, Brit J Psychiat, 113: 89～93

Pilowsky, I (1970) Primary and secondary hypochondriasis, Acta Psychiat Scan, 46: 273～289

Платонов, КИ (1957) Слово как Фиэиологический И Лечебньгй Фактор СТР. 251, Москва: Медгиэ

Pöldinger, W (1974) Enquiries on depression in everyday practice, in Depression in Everyday Practice, ed. kielholz, P, p. 121, Bern: Hans Huber Publisher

Pollitt, J (1956) Discussion: obsessive-compulsive states, Proc Roy Soc Med, 49: 842～845

Pollitt, J (1972) The relationship between genetic and precipitating factors in depressive illness, Brit J Psychiat, 121: 67～70

Pollitt, J et al (1971) Anxiety state or masked depression? Brit J Psychiat, 119: 143～149

Pollitt, J. (1957) Natural history of obsessional states, Brit Med J, 1: 194～198

Post, F (1965) The Clinical Psychiatry of Late Life, Oxford: Pergamon

Prusoff, B et al (1974) Differentiating depressed from anxious neurotic patients, Arch Gen Psychiat, 30: 302～309

Raimy, V. C. (1950) *Training in Clinical Psychology*, New Jersey: Prentice Hall

Raimy, V. C. (1975) *Misunderstandings of the self*, San Francisco Jossey-

Bass

Rank, O (1929) The Trauma of Birth, New York: Harcourt Brace

Ray, SD (1964) Obsessional states observed in New Delhi, Brit J Psychiat, 110: 181～182

Redlich, FC et al (1966) The theory and practice of psychiatry, London: Basic Books

Reed, G. (1972) The Psychology of Anomalous experience, a cognitive approach, London: Hutchinson

Richter, D (1960) Some current usages of the word "stress" in different fields, in Stress and Psychiatric Disorder, ed. Tanner, JM, p31～33, London: Blackwell Scientific Publications

Rockville, MD (1970) Selected symptoms of psychological distress, US Department of HEW

Rogers, CR (1985) *Client-centered psychotherapy, in Comprehensive Textbook of Psychiatry, eds Kaplan HI and Sadock BJ. fourth edition, vol. 2*, Baltimore: Williams and Wilkins

Rogers, CR (1961) On Becoming a Person, Boston: Houghton Mifflin

Rokeach, EA (1960) *The open and closed mind, New York: Basic Books, cited from The Paranoid Process*, by Meissner, W. W. New York: Jason Aronson, 1978

Rosen, I (1957) The clinical significance of obsessions in schizophrenia, J Ment Sci, 103: 773～786

Ross, TA (1936) Psychoneurosis, in The Oxford Medicine, ed. Christian, HA, vol. vll, p567～634, Oxford University Press

Rusmussen, SA et al (1984) The epidemiology of obsessive compulsive disorder, J Clin Psychiat, 45: 450～457

Rutter, M (1984) Child and Adolescent Psychiatry; Modern Approaches, second ed. Oxford: Blackwell Scientific Publications

Rycroft, C (1978) Anxiety and Neurosis, London: Pelican

Salmons, PH et al (1981) Smoking profiles of patients admitted for neurosis, Brit J Psychiat, 139: 43～46

Sandler, J. et al (1988) *The patient and the analyst*, London: Maresfield Library

Sandler, J. et al (1988) The patient and the analyst, London: Karnac

Sartorius, N (1974) Depressive illness as a worldwide problem, in Depression in Everyday Practice, ed. Kielholz, P, p. 18, Bern: HansHuber Publishers

Schacht, TE and Strupp HH (1985) *Evaluation of psychotherapy, in Comprehensive Textbook of Psychiatry, eds Kaplan HI and Sadock, BJ. fourth edition, vol.* 2, Baltimore: Williams and Wilkins

Schapira, K et al (1972) The prognosis of affective disorders: the differentiation of anxiety states from depressive illness, Brit J Psychiat, 121: 175～181

Schneider, K (1950) Clinical Psychopathology, New York: Grune and Stratton

Schneider, K. (1958) Psychopathic Personality, London: Cassell

Selye, H. (1956) The Stress of Life, New York: Mc Graw-Hill

Shader, RI et al (1979) The treatment of anxiety, a brief historical perspective, in Clinical Anxiety-Tension in Primary Medicine, ed. Brown, BS, p14～23, Princeton: Excerpta Medica

Shapiro, D (1965) The Neurotic Styles, New York: Basic Books

Sherif, CW et al (1965) Attitude and Attitude Change, Philadelphia: WB Saunders

Sifneos, PE and Nemiah, JC (1983) *Assessing the suitability of patients with character disorder for insight psychotherapy, in Character Pathology, ed Zales, MR.* New York: Brunner/Mazel

Sifneos, PE et al (1984) Assessing the suitability of patients with character disorders for insight psychotherapy, in Character Pathology, ed. Zales, MR, New York: Brunner-Mazel

Sims, A (1975) Factors predictive of outcome in Neurosis, Brit J Psychiat, 127: 54～62

Sims, A (1983) Neurosis in Society, London: McMillan

Sims, A et al (1978) The pattern of mortality in severe neuroses, Brit J Psychiat, 133: 299～305

Siomopoulos, V (1971) Hysterical psychosis, psychopathological aspects, Brit J Med Psychol, 44: 95～100

Skinner BF (1953) Science and human behavior, New York: Mc Millan

Skoog, G (1965) Onset of anankastic conditions, a clinical study, Acta Psychiat Scan, Suppl. 184

Slater, E (1943) The Neurotic constitution, J Neurol Neurosurg Psychiat, 6:1

Slater, E et al (1969) Genetic aspects of anxiety, in studies of anxiety, ed. Lader, MH, Brit J Psychiat Special Publication No. 3, Headley Brothers

Slater, E et al (1971) The Genetics of Mental Disorder London: Oxford University Press

Smith, D (1982) Trends in counseling and psychotherapy Am. Psychologist, 37: 802～809

Snaith, RP (1981) Clinical Neurosis, Oxford University Press

Solyom, L et al (1974) Some etiological factors in phobic neurosis, Canadian Psychiat Assoc Journal, 19: 69～78

Solyom, L. et al (1971) Aversion relief treatment of obsessive neurosis, in Advances in Behavior Therapy, ed. Rubin et al, London: Academic Press

Sommer, R (1894) Diagnostik der Geisteskrankheiten, Leipzig: Urban und Schwarzenberg

Spicer, CC et al (1973) Neurotic and psychotic forms of depressive illness: evidence from age influence, Brit J Psychiat, 123: 535～541

Spielberger, CD (1966) Theory and research on anxiety, in Anxiety and Behavior, ed. Spielberger, CD, New York: Academic Press

Standage, KF (1979) The use of Schneider's typology for the diagnosis of personality disorder, Brit J Psychiat, 135: 238～242

Stengel, E (1945) A study on clinical aspects of the relationship between obsessional neurosis and psychotic reaction types, J Ment Sci, 91: 166～187

Sternberg, M. (1974) Physical treatments in obsessional disorders, in Obsessional States, ed. Beech, HR, London: Methuen

Strachey, J. (1934) *The nature of the therapeutic action in Psychoanalysis*, *Int J Psychoanalysis*, 15: 127～159

Strupp, HH. and Blackwood, GL (1985) *Recent methods in Psychotherapy*, *in Comprehensive Textbook of Psychiatry*, *eds. Kaplan HI and Sadock*, *BJ*, *Fourth edition*, *vol.* 2 Baltimore: Williams and Wilkins

Sullivan, HS (1953) Interpersonal theory of psychiatry, New York: Norton

Terhune, WB (1949) The phobic syndrome, Arch Gen Psychiat, 62: 162～172

Thomas, KB (1974) Temporaily dependent patient, Brit Med J, 1: 625～626

Thoren, P et al (1980) Clomipramine treatment of obsessive compulsive disorder, a controlled clinical trial, Arck Gen Psychiat, 37: 1281～1289

Tinbergen, N. (1953) *Social behaviour in animals, London: Methuen, Cited from An Introduction to Animal Behaviour, by Manning, A. second edition*, 1972, London: Edward Arnold

Tseng, WS et al (1981) Culture, Mind and Therapy, New York: Brunner-Mazel

Tyrer, P et al (1973) A study of clinical effects of phenelzine and placebo in the treatment of phobic anxiety, Psychopharmacologia, 32: 237～254

Tyrer, P et al (1983) Relationship between neurosis and personality disorder, Brit J Psychiat, 142: 404～408

Van Praag, HM (1976) Research in Neurosis, Utrecht: Bohn, Schetema and Holkema

Vaughan, M (1976) The relationship between obsessional personality, obsession in depression and symptoms of depression, Brit J Psychiat, 129: 36～39

Videbech, T (1975) The psychopathology of anankastic endogenous depression, Acta Psychiat Scan, 52: 336～373

Walker, L (1957) The prognosis of affective illness with overt anxiety, J Neurol Neurosurg Psychiat, 22: 338～341

Walker, VJ et al (1969) Mood states and the ritualistic behavior of obsessional patients, Brit J Psychiat, 115: 1261～1268

Walton, D (1960) The relevance of learning theory to the treatment of an obsessive-compulsive state, in Behavior Therapy and Neuroses, ed Eysenck, HJ, Oxford: Pergamon

Weisman, M et al (1978) Psychiatric disorders in a US urban community 1975～1976, Am J Psychiat, 135: 459～462

Welner, A et al (1976) Obsessive compulsive neurosis: record, family and follow-up studies, Comprehensive Psychiatry, 17: 527～539

Westphal, C (1872) Die Agoraphobia, quoted from Clinical Neurosis, by Snaith, RP, p. 10, Oxford University Press, 1981

WHO (1981) Current state of diagnosis and classification in the mental health field, Geneva

WHO (1986, 1987, 1988, 1989, 1990) ICD-10 drafts of chapter V: Clinical descriptions and diagnostic guidelines, Geneva

WHO: (1978) ICD-9, Mental Disorders, Geneva

Wolpe, J (1958) Psychotherapy by reciprocal inhibition, Stanford: Stanford University Press

Wolpe, J et al (1964) A fear survey schedule for use in behavior therapy, Behav Res Ther, 2: 27～30

Wolpe, J (1964) Behavior therapy in complex neurotic states, Brit J Psychiat, 110: 28～34

Wolpe, J (1978) The practice of behavior therapy, New York: Pergamon

Woodruff, R et al (1964) Monozygotic twins with obsessional illness, Am J Psychiat, 120: 1075～1080

Wortis, J. (1984) *Fragments of an analysis with Freud*, New York: Jason Aronson

Wynne-Edwards, VC (1962) Animal dispersion in relation to social behaviour, London: Oliver and Boyd

Young, JPR et al (1971) The inheritance of neurotic traits: a twin study of the Middlesex Hospital questionaire, Brit J Psychlat, 119: 393～398

Zales, MR (ed) (1984) Character Pathology, New York: Brunner-Mazel

Zubin, J (1979) Discussion, Part IV and over-view, in Stress and Mental Disorder, ed. Barret, JE et al. p279～289, New York: Raven Press

